FINISSECULARIDADE

P. E. Coelho da Rocha

FINISSECULARIDADE

**CONTOS
DE FORMAÇÃO**

Labrador

© P. E. Coelho da Rocha, 2025
Todos os direitos desta edição reservados à Editora Labrador.

Coordenação editorial Pamela J. Oliveira
Assistência editorial Vanessa Nagayoshi, Leticia Oliveira
Projeto gráfico e capa Amanda Chagas
Diagramação Dayane Germani
Preparação de texto Dalila Jora
Revisão Maurício Katayama

Dados Internacionais de Catalogação na Publicação (CIP)
Jéssica de Oliveira Molinari - CRB-8/9852

Rocha, P. E. Coelho da
  Finissecularidade / P. E. Coelho da Rocha.
São Paulo : Labrador, 2025.
368 p.

ISBN 978-65-5625-783-9

1. Ficção brasileira 2. Contos brasileiros I. Título

24-5677
CDD B869.3

Índice para catálogo sistemático:
1. Ficção brasileira

Labrador

Diretor-geral Daniel Pinsky
Rua Dr. José Elias, 520, sala 1
Alto da Lapa | 05083-030 | São Paulo | SP
contato@editoralabrador.com.br | (11) 3641-7446
editoralabrador.com.br

A reprodução de qualquer parte desta obra é ilegal e configura uma
apropriação indevida dos direitos intelectuais e patrimoniais do autor.
A editora não é responsável pelo conteúdo deste livro.
Esta é uma obra de ficção. Qualquer semelhança com nomes, pessoas,
fatos ou situações da vida real será mera coincidência.

SUMÁRIO

Psicomaquia
9

Encontros de contas
31

Impedimento
71

O primeiro show
116

Gatismo
136

Mocidade viva
168

Estrela do Sul
217

O chefe da família
242

Missiva do exílio
280

Abalo sísmico
307

Quimera
359

— *Tudo que nos acontece deixa rastros em nós, tudo contribui imperceptivelmente para nossa formação.*

O abade (em *Anos de aprendizado de Wilhelm Meister*)

PSICOMAQUIA

Traíam-lhe os vincos na fronte a profunda angústia e a indecisão. Tentou aliviar-se das excitações que lhe zimbravam a mente. Sequências de imagens desconexas antolhavam-se-lhe à consciência, camadas de ruídos bizarros zuniam-lhe pelos tímpanos. Respirou fundo no esforço de mortificar os choques de sinapses frenéticas que se descarregavam em seu cérebro. A embriaguez dissolvia suas potências intelectivas, impedindo-o de orientar seu pensamento. Sentia-se extenuado e a ponto de desmaiar.

De súbito, um hiato de silêncio. Por que o som se tinha interrompido? Um CD arranhado? Uma pane dos amplificadores? Mas logo outra música estrondou pelas caixas de som. My Bloody Valentine. Ele adorava aquela banda. Lentamente, pôde concentrar-se de novo em seu problema: ele amava Renata e aquele era o dia de tomar uma atitude.

A festa ocorria no Porão, uma boate localizada no subsolo de um prédio na avenida Nossa Senhora de Copacabana, na altura do Posto 6. Com acesso por dentro da galeria de lojas que atravessava o térreo do edifício, o Porão se resumia a uma pista de dança, um pequeno *lounge* e um bar: três exíguos ambientes inteiramente pintados de negro e acoplados sob o teto rebaixado que lhes comprimia a atmosfera inevitavelmente túrbida nos dias de eventos, inevitavelmente tóxica com a fumaça dos cigarros a serpentear agônica pelo suspiráculo à procura de um escape. O Porão era o destino roqueiro da cidade, o hipogeu litúrgico das guitarras distorcidas, para onde peregrinavam em romaria noctâmbula grupos de jovens, ou nem tão jovens, de diversas designações: punks de cabelos moicanos, calçando pesados coturnos; góticos atratos, de faces macilentas; fãs do *rockabilly*, ostentando volumosos topetes; *shoegazers* anglófilos, de postura reservada, vestindo camisetas listradas; e o pessoal da incipiente cena do *grunge*, com suas camisas de flanela e barbas de três dias.

No início do primeiro colegial – já fazia mais de um ano – Gustavo e seus três amigos roqueiros, Saulo, Plínio e Felipe, passaram a frequentar o lugar. Por vezes entravam no Porão logo que a casa abria, e era quando Gustavo podia olfatar algum cheiro no local, o fedor reminiscente de alcatrão fumígeno e de vômito alcoólico – rastros dos excessos cometidos que o esfregão de panos clorofomizados não podia eliminar completamente. De regra, porém, chegavam os quatro companheiros por volta das onze da noite e só entravam depois de tomarem algumas cervejas em algum dos bares dos arredores ou no balcão do boteco que compunha a fachada da galeria – exceto Gustavo, o abstêmio do grupo.

Para Gustavo foi um choque adentrar pela primeira vez aquela vicinalidade salobra e definhada, invadida à noite por travestis de nádegas volumosas, homossexuais de olhares inquietos, prostitutas em microsshortinhos cavados, tipos mafiosos com trejeitos de malandragem, valdevinos entorpecidos, com dentições trincadas, e povoada de modo geral – Gustavo deduzia-o principalmente pelas marcas dos cigarros e pelas fragrâncias das colônias – por noctívagos empobrecidos, descidos do Pavão e do Cantagalo, oriundos talvez de cantões mais distantes, da Zona Norte ou mesmo da Baixada, decerto trabalhadores na folga da semana, celetistas de salário mínimo, que haviam travado a árdua batalha do expediente, acondicionados na botoadura de seus uniformes, compenetrados no exercício de suas funções, e que então, à noite, depois das horas extras, descansavam sua bruta resiliência na cerveja e na cachaça. Certamente Gustavo jamais haveria de frequentar aquela cercania se lá não estivesse o Porão e se ao inferninho imundo não houvessem trazido às sextas-feiras a única festa dançante onde se podia escutar o rock independente. Na ordem natural das coisas, seu destino de sextas-feiras não deveria desbordar dos bares da rua Conde de Bernadotte e do Resumo da Ópera, naquele restrito perímetro onde se presumiam seguras as perambulações noturnas, locais que no fundo não passavam de extensões mais barulhentas da sala de aula do colégio.

A princípio Gustavo não se desarmou daquela prevenção, mas aos poucos passou a sentir-se misteriosamente seduzido, temerariamente atraído, pelo Posto 6. Experimentava uma espécie de encantamento mórbido pela oxidação daquela vizinhança lúgubre, bem colada na entrada de Ipanema, a murmurar ameaças sobre o território livre da cidade. Talvez durante o dia o Posto 6 fosse um lugar ordinário naquele istmo da velha Copacabana. À noite, contudo, o local se revelava por suas feições absconsas como o contérmino de dois universos, como o limiar urbano de uma psicomaquia. Ao transpor aquela fronteira – e Gustavo a transpunha timidamente, tal qual um forasteiro –, sentia-se desafiado na sua inteligência primitiva, um instinto de adaptação despertava e se punha a orientá-lo em meio àquele mundo de adultos, ambiente rebarbativo, de fisionomia esgrouviada, domínio de libertinos e de contraventores, onde grassavam ilicitudes inauditas e promiscuidades aberrantes, urdidas nas reentrâncias lucífugas das muradas, nos recessos almofadados das uisquerias, nos leitos alquebrados de quitinetes inabitáveis. Tudo aquilo suscitava em Gustavo oscilações anímicas de medo e atração, de repugnância e desejo, de obediência e liberdade.

Essa dissonância hipnótica, Gustavo a experimentava nitidamente ao contemplar a prostituta da minissaia branca que costumava aparecer na galeria – às vezes só, às vezes acompanhada de outras moças – ocupando um banco de ferro do lado oposto à entrada do Porão. Era uma morena de vinte e poucos anos, longos cabelos de azeviche perolizados com *Henna*, olhos repuxados de índia, quadril fino e ancas largas. Toda sexta à noite ela surgia no banco, hirta e fagueira, a exibir a tumescência dos seios semiocultos e a ostentar a hipertrofia suave das pernas com panturrilhas adornadas por laços que subiam, ziguezagueando, das sandálias de salto, e cujo bronze tônico fazia valer o contraste duma indefectível minissaia branca. Gustavo a fitava taciturno e não sabia dizer se aquele ar de irreverência era uma espécie de beleza ou se era outra coisa que naquela meretriz lhe capturava a atenção. Uma espessa barreira de ingenuidade se interpunha entre ambos e uma voz subconsciente percutia, sussurrando a Gustavo que permanecesse longe daquela mulher, enquanto ela, do outro lado da galeria, o requisitava com suas mexidas no cabelo, com os gestos maviosos de sua cintura, com a linguagem fescenina de suas coxas bronzeadas; requisitava-o malignamente como se gritasse em silêncio pelo seu nome. O conhecimento de Gustavo acerca da prostituição era muito rarefeito. Quando criança ele ouvira falar da Vila Mimosa, "lá perto do canal do mangue", um lugar famoso que na sua mente passou a figurar como o Hades lúbrico e venéreo do subúrbio carioca. Mais tarde o fenômeno se tornou mais concreto, embora não menos digno de temor. Foi na época em que Gustavo se iniciou na blasonaria dos dois garanhões do colégio, o Jaime e o Túlio, que eram mais velhos e nada condescendentes. Na hora do recreio, Jaime e Túlio contavam histórias de audácia e sordidez que entravam pelos ouvidos de Gustavo envoltas numa cerração de incertezas e incoerências amedrontadoras. Ficou muito impressionado certa vez quando ambos lhe relataram a visita que haviam feito a um prostíbulo próximo à praça do Lido. Em narração plena de detalhes, disseram que levaram uma mulher para o quarto do bordel e dividiram o tempo com ela. Marcaram no cronômetro do relógio: trinta minutos para cada um. Falaram que ela era "muito gata" e tão bonita que "podia até passar por namorada", e que "f... muito bem". A Gustavo aquela partilha se afigurara tão proibida quanto uma profanação, mas bem menos indigna e temerária do que a façanha que os dois marmanjos se propuseram, com solércia nos lábios: "na próxima vez a gente vai pegar duas pra fazer um *ménage*". Jaime e Túlio não explicaram a Gustavo o que seria um *ménage*, e Gustavo não ousou perguntar. Mas perguntou-lhes se a prostituta tinha um beijo bom, ao que os dois colegas responderam com altas gargalhadas que o deixaram ruborizado:

— Seu prego! Puta não se beija na boca!

Gustavo olhou para a pista de dança. Entre clarões de fosforescências e nimbos de nicotina turbinantes, que imprimiam às figuras humanas um contorno indeciso, tornando-as como que decalcadas em *fumage* surrealista, Gustavo divisou a silhueta de Renata, que dançava no meio de um troço de ébrios caprinos, epileptizados pelo rock. Com dois dedos das mãos pressionou as têmporas. *Talvez não seja ela*, pensou. No esgazeado das penumbras era impossível ter certeza. Olhou mais à esquerda e ao fundo na melania de um recanto, por trás do lusco-fusco oftalmizante dos canhões de luz policromada, pensou ter visto outra menina bem parecida, volteando fundas fictícias acima da cabeça. Mas tinha os cabelos muito lisos. Acho que não é ela, suspirou Gustavo, resignado.

Renata tinha um rosto fino, de uma beleza precisa, euclidiana. O nariz era pequeno e o cerúleo cristal da íris lhe resplandecia nos olhos, repercutindo uma luminosidade balsâmica. Gustavo enxergava volúpia em sua compleição: o olhar ligeiramente cismático, o sorriso tímido, a circunspecção sedutora, o jeito de segurar as bordas rendadas da saia quando o vento batia. Renata estudava piano clássico e prognosticava carreira de instrumentista. Revelara talento precoce e, à época em que se conheceram, já tinha vencido dois concursos em sua categoria. Seu compositor preferido era Schumann, supremo pináculo do seu panteão particular, de quem ela podia tocar algumas peças sem partitura, e ante quem todos os outros grandes nomes se deviam dobrar com humildade. Andando lado a lado pelo pátio do colégio, Renata oferecia os fones do seu *Walkman* a Gustavo: "Escuta isso!", exigia ela, e, juntando as mãos ao peito, exclamava, jubilosa: "*Schumann is God*!". Ela manifestara desde cedo na sua paixão pelo piano essa espécie de adoração exclusivista, de fetichismo absolutista, tal como Gustavo em relação às bandas de rock independente. A primeira obsessão de Renata fora Chopin, no início da sua aprendizagem; depois, o trono viria a ser ocupado por Beethoven. Para Renata, a música clássica possuía uma essência, e somente a um único artista era dado incorporá-la integralmente. Gustavo não sabia dizer se aquelas deidades a quem Renata prestava culto eram realmente importantes; ele a ouvia tocar peças ao piano com admiração, mas não supunha compreender-lhes toda a profundidade. Ele conhecia as preferências entre as outras garotas da escola: parte delas escutava samba e bossa nova; outras apreciavam o repertório *mainstream* da Transamérica e do horário nobre da MTV; outras ainda – e estas provavelmente eram a maioria – entretinham-se com música baiana e *house music*. Talvez por isso Renata exercesse em Gustavo uma atração incomum. Ele gostava de pensar que ambos se irmanavam na singularidade dos seus gostos musicais. Renata não era uma garota anormal. Assim como a maioria, ela também amava as aulas de arte e odiava as de física, também adorava flanar pela feira *hippie* e também se envaidecia ao vestir as roupas da *Cantão 4* e da *Cribb Dancing*. Mas, assim como Gustavo se diferenciava por cultuar todas aquelas bandas do rock independente, desconhecidas de quase todo mundo, Renata tinha esse quê de peculiar em sua devoção à música clássica, e, embora Gustavo ainda não tivesse vivenciado relação íntima com menina alguma, formara convicção de que as fãs de música erudita eram singulares e mais que singulares, eram genuínas, especiais.

Fazia mais de três anos que Gustavo se prendera no encantamento de Renata. Fora no início da sétima série, ela e mais duas meninas haviam sido transferidas de outra turma para a sua. A princípio os dois se amigaram, mas rapidamente Gustavo sucumbiu à beleza retraída da garota. Todo o seu pensamento se voltara para a nova colega de classe, e gradativamente a perspectiva de namorá-la lhe foi demandando mais e mais energias. Diariamente, ao chegar em casa do colégio, e depois de recusar metade do almoço preparado pela cozinheira, Gustavo punha o vinil de Hatful of Hollow para girar na vitrola, com o volume no máximo, deitava-se no chão da sala de estar e passava horas a fitar o teto branco, num êxtase fantasioso, a imaginar-se lado a lado com Renata, caminhando ao redor da Lagoa, de mãos dadas, até a altura da curva do Calombo, para admirar a Casuarina de que ela tanto gostava; e depois indo até o Arpoador, onde ela mergulharia seus cabelos castanhos no mar, para um refresco; e então dirigindo-se pelo calçadão até o Pontal, onde, sentados na pedra, beijar-se-iam pela primeira vez.

Um acontecimento inesperado, entretanto, impediu que ele a pedisse em namoro, quando tudo parecia encaminhar-se suavemente para esse fim. Os dois já estavam muito amigos, trocavam anotações de aulas, lanchavam juntos no recreio – Gustavo abdicando, por isso, de jogar suas partidas de vôlei – e se reuniam às vezes para estudar na biblioteca do terceiro andar antes das provas. Nas festas de aniversário, que a maioria dos colegas celebravam na boate Mikonos, Gustavo a convidava para dançar música lenta e ela aquiescia. No dia da apresentação de fim de semestre na Musiarte, em que Renata tocaria uma peça de Schumann, treinada por meses a fio, Gustavo foi o primeiro a tomar assento no auditório para prestigiá-la. E quando, ao fim do primeiro dia de aula, logo após o fim das férias de julho, ele a chamou para tomar um sorvete no Caetano, ela aceitou. Àquela altura Gustavo se convencera de que era chegado o momento, de que haviam atingido um grau de intimidade suficiente para que ele pudesse dar o passo seguinte.

Foi então que certo dia Gustavo decidiu permanecer em sala durante o recreio para completar exercícios de matemática que não tinha conseguido fazer em casa. Quando a sineta anunciou o fim do descanso, Gustavo saía da sala para tomar um gole d'água no bebedouro, com intenção de logo voltar para sua carteira. Neste momento, Saulo, seu colega, surgiu pelo corredor com um ar esbaforido e um olhar de incredulidade, agarrando-lhe pelo braço e rogando que viesse com ele porque tinha algo a lhe mostrar. Saulo conduziu Gustavo através do pátio em direção ao ginásio coberto enquanto balbuciava algumas palavras aflitas, alguma preocupação acerca de Renata, que Gustavo não chegou a compreender, embora pressentisse que algo de extraordinário ocorrera. Perguntou-se o que poderia estar acontecendo no ginásio coberto, já que lá a quadra poliesportiva havia sido interditada para reformas. Subiram ofegantes as escadas que levavam ao local e, ao se aproximarem da entrada, Saulo acenou para que reduzissem o passo.

Ao olhar para a quadra, Gustavo viu ao fundo um casal de alunos sentados no primeiro degrau da arquibancada de cimento. Eram Sandro, um colega da outra turma, e Renata, abraçados e absortos num longo beijo.

Gustavo quedou-se inerte por um instante, a sentir o jato de adrenalina que revelia por suas artérias. Sua biologia se comportou como se atacada por organismos nocivos, seu corpo se endureceu diante duma ameaça física iminente. Então, virou-se de súbito, sem despedir-se de Saulo, desceu as escadas, cruzou a largos passos o pátio, buscou sua mochila na sala de aula e saiu portão afora do colégio.

Voltou andando para casa com o golpe sísmico daquela cena em sua mente, sem força de assimilá-la. Certezas se deliam, deliberações perdiam a validade. Seus pensamentos entraram em convulsão, numa ataxia de desesperado. Gustavo não chorou naquela tarde; adormeceu no sofá depois do almoço, mas desta vez teve o cuidado de desligar a televisão. Queria só descansar.

No dia seguinte, ao chegar mais cedo na sala de aula, Gustavo escolheu uma carteira diferente, encostada na parede ao fundo, bem afastada daquela que costumava ocupar na primeira fileira. Sentia o ânimo plúmbeo de um completo exaurimento físico e mental. Aguardou quieto.

Ela chegou, enfim. Quase todos os alunos já haviam tomado assento quando Renata entrou na sala. Gustavo experimentou uma palpitação súbita. Fitou-a de longe, estudando-lhe as expressões da face, com gana secreta de flagrar-lhe um rubor de arrependimento, um olhar penitencial, um gesto de autoflagelação. Mas não lhe notou diferença alguma. Ela adentrou a sala desprevenida e radiante: cumprimentou alguns colegas de classe com os dois beijinhos habituais e se acomodou em sua carteira cativa, localizada na segunda fileira. Anunciada pela sineta a hora do recreio, os alunos se encaminharam para o pátio, e foi quando Renata alcançou Gustavo no corredor para lhe sugerir que fossem juntos pegar um misto-quente na lanchonete, ao que Gustavo instintivamente rebateu:

— Seu namorado não vai ficar com ciúmes?

Gustavo fitou a colega com um olhar ríspido, inquisitorial, que segregava tristeza e rancor, embora se quisesse passar por curiosidade prudencial. Renata surpreendeu-se a princípio com aquela reação, estacando repentinamente com um ar de perplexidade sincera que confundiu Gustavo. Ele esperava dela um semblante contrito, que evidenciasse remordimento da consciência. Ele se preparara até mesmo para um rosto tranquilo e assertivo, talvez um pouco comiserado, que prenunciasse a confissão de seu amor por Sandro e o pedido – a que Gustavo haveria de se resignar – para que continuassem bons amigos. Mas Renata não demonstrou contrição e muito menos comiseração; contraveio de modo brusco e algo irônico, a exprimir o atônito de um imprevisto, algum tipo de surpresa incompreensível para Gustavo:

— Eu não estou namorando ninguém!

Gustavo concentrou-se nas vibrações das guitarras distorcidas do My Bloody Valentine. Refocilou as forças para se levantar. A tonteira já talvez se atenuasse. Aprumou as mangas da camisa, esticou os braços, levantou o queixo, equilibrou-se num pé só. Sentia a música percutindo no peito. Ganhara coragem. Pegou sua latinha de Belco e engoliu um resto de cerveja morna. Mas que atitude tomaria? Ele ainda hesitava. Com Renata ele não poderia errar, se ela houvesse de lhe dar uma chance. Imaginava seus lábios juntos aos dela e cuidava em desenhar mentalmente os movimentos certos, calculava o tempo apropriado, a força que deveria imprimir aos músculos faciais. Quantas e quantas vezes não havia treinado aquele beijo... E o que iria dizer-lhe? Puxá-la-ia pelo braço? *Não*, pensou Gustavo, jamais faria isso, jamais se rebaixaria ao nível de suplicar sua atenção e afeto. Ela deveria corresponder espontaneamente, ou não seria atração mútua, seria um favor, uma liberalidade, e ele não pretendia servir-se de sua filantropia.

Olhou para a pista de dança, coruscante das emissões coloridas, e identificou sob o globo difrativo algumas silhuetas conhecidas, agitando-se ao ritmo da música, no rebojo albente da fumaça. Enxergou o Adriano, um conhecido da noite, tecladista duma banda de *kraut*; a Larissa e a Paula, duas roqueiras, estudantes do Sion, amigas de Saulo; e o Nilton, jornalista da Bizz, com dois companheiros mais velhos. Divisou ainda naquela chusma o Reginaldo, um colega de Ibeu, sacudindo-se em frente duma menina de quem Gustavo não sabia o nome, mas cuja fisionomia lhe era familiar, uma frequentadora assídua do Porão. Reginaldo segurava-lhe as mãos e o casal dançava com torções de joelhos e saltinhos curtos, truanescos, como num *twist*. *Devem estar namorando*, pensou Gustavo. Girou seu olhar para o outro lado. *Aquela lá no fundo, acho que é ela*. Era bem parecida com Renata, chacoalhando as mechas de cabelo num caprídeo vai e vem. Parou a visão sobre a moça: tinha ombros menos angulosos e linhas mais roliças. Não, não é ela, concluiu Gustavo. Contudo, ele não iria desistir. Não demoraria a encontrá-la. *Sim*, pensou Gustavo, era hoje que ele tomaria uma atitude. Mas não já. Pensou no Plínio: onde andaria o companheiro de noite quando ele mais precisava?

Foi até o outro lado da pista de dança à procura do amigo, passando ao largo de um círculo de moças que pulavam convulsivamente. Nenhum sinal dele. Dirigiu-se, pois, ao bar, onde um grupo de pessoas apinhadas cobriam a vista do balcão, e entreviu a figura de Plínio, que comprava uma latinha de Belco. Gustavo se aproximou, agarrou-o pelo braço, conduziu-o até o corredor e perguntou no seu ouvido:

— Você tem um cigarro de maconha pra mim?

Gustavo não sabia muito bem o que eram as drogas até começar a frequentar o Posto 6. Ao longo de sua infância e pré-adolescência, seus pais foram especialmente ciosos do perigo. Puseram-no em permanente sentinela, instaram-no a não aceitar nada "na saída do colégio", advertiram-no quanto a sujeitos mal-encarados "no pé das favelas", recomendaram-lhe distância de vizinhanças ímpias, como a Lapa.

O quadro íncubo que seus pais pintaram das drogas, dos seus efeitos na saúde e no desempenho escolar, deixou Gustavo precavido. Evitou todas as ocasiões daquele pecado e apenas ouvia os rumores que surdiam aqui e ali de que pessoas conhecidas subiam o morro para buscar "bagulho na boca", cheiravam "Brizola", bebiam chá de cogumelo em viagens ao Sana. Quando lhe contaram que o Jaime e o Túlio matavam aula para "dar um tapa", escondidos no depósito embaixo da sala de artes, Gustavo creditou isso à fantasia de seus colegas.

Até que numa sexta-feira à noite Gustavo chegou ao Posto 6 com seus três amigos roqueiros e, enquanto conversavam no boteco da fachada da galeria, viu Plínio sacar do bolso, discretamente, um cigarro de maconha. Soube instantaneamente que se tratava de entorpecente porque Plínio olhou para Felipe de relance, com o sorriso específico da ilicitude, antes de se encaminhar para o banheiro. Gustavo pensou em dizer alguma coisa, mas preferiu emudecer; continuou a beber do seu guaraná, ouvindo a conversa dos outros companheiros, como se nada houvesse ocorrido. Jamais suspeitara de Plínio, nem de Felipe e menos ainda de Saulo; que eles fumassem e não lhe contassem parecia-lhe algo severamente condenável, considerando-se que eram seus amigos de infância, e Gustavo não supunha ter com eles muitos segredos a guardar. Mas Gustavo silenciou, e ao fim e ao cabo sentiu-se aliviado.

— Você tem um cigarro de maconha pra mim?

Plínio arregalou os olhos e sorriu, com um esgar difidente. Gustavo insistiu, numa ofegância de flagrante delito, tartamudeando justificativas de que naquela noite resolvera entregar-se a todos os excessos. Plínio aquiesceu. Calmamente, retirou sua carteira do bolso, pinçou dela uma pequena lâmina de papel, em cor púrpura e formato de selo, e deu a Gustavo, dizendo, com um olhar de mistagogo e um ricto de malícia nos lábios:

— Você me chamou na hora certa, brôu. Tenho uma parada maneira pra você. Bota isso debaixo da língua e deixa ficar. Depois me diz se curtiu...

Com o lisérgico a derreter-se-lhe na boca, Gustavo se recordou imediatamente do que lhe contara certa vez um rapaz mais velho, estudante de filosofia no IFCS. Fora na festa de aniversário de sua colega Sônia, em seu apartamento no alto Sacopan, que Gustavo topara com ele, uma figura franzina, com *dreadlocks* no cabelo, vestindo uma camisa indiana, calças brancas de capoeirista e sandálias japonesas. Sentado numa poltrona, de pernas cruzadas, no canto da ampla sala do apartamento de Sônia, com um ar sério, uma loquacidade amena e uma linguagem esotérica, narrou-lhe o rapaz uma "viagem de ácido" que fizera certa vez numa fazenda em Mauá; relatou com basta riqueza de detalhes sua "onda" no meio do mato, enfatizando que aquela experiência lhe havia franqueado um novo universo de "mentalizações" até então vedadas pela sobriedade. Depois, passou a protestar, dizendo que não suportava a "caretice" de um sistema repressivo burguês – ele marcava o sotaque carioca ao dizer "burguêish" –, antiquado, hipócrita, que criminalizava o autoconhecimento, contrariamente ao "ideal socrático", pois o ácido não lhe poderia causar nada senão uma saudável exumação do seu próprio inconsciente. Indagava-se, agora, Gustavo, com o lisérgico debaixo da língua, sobre as informações que poderiam esconder-se no seu inconsciente. Quais seriam? Isso supondo que um inconsciente pudesse realmente existir, pois Gustavo duvidava. Desde a primeira vez em que ouvira falar de Freud, sua reação fora de repúdio, de rejeição enérgica, tão esdrúxulas lhe pareceram todas aquelas ideias. Na sua convicção, pelo menos no seu caso pessoal, o cérebro não podia conter nada de desconhecido, mesmo os instintos mais rudimentares lhe pareciam bem nítidos, tinha certeza de que os reconhecia bem. Jamais se dera a desconfiar dos seus próprios desejos, jamais imaginou que pudesse flagrar motivações insuspeitas para suas próprias escolhas.

Olhou para a pista e identificou o vulto ventripotente de Conrado, outro condiscípulo ginasial. Dançava com Priscila, uma amiga de Felipe, frequentadora assídua do Porão. Devem estar namorando, imaginou Gustavo. Talvez Conrado pudesse ajudá-lo, talvez fosse o caso de pedir-lhe que sondasse Renata sobre suas chances com ela. Mas pode ser inútil, obtemperou Gustavo, indeciso. Havia algum tempo, Gustavo perdera a intimidade com seu colega. Até meados da oitava série, foram amigos muito próximos, embora Conrado fosse três anos mais velho – tendo repetido dois anos letivos. Como gozasse do prestígio de moço experimentado entre os alunos da classe, a Conrado coubera por um tempo organizar os saraus musicais do colégio, em que ele próprio se destacava como exímio guitarrista. Gustavo visitava-o frequentemente em seu apartamento de cobertura no Horto, com vista para a Lagoa, junto com mais alguns colegas. A certa altura, porém, sucedeu que Gustavo se foi gradativamente aproximando do irmão mais novo da família, Lourenço, que raramente saía do ar-condicionado de seu quarto, onde passava horas a preencher revistas de palavras cruzadas e testes de QI. Naquela fase, Conrado passara a alugar um equipamento de som e a organizar festas mensais na cobertura, regadas a muita cerveja e tequila, frequentada por alguns conhecidos e muitos penetras. Gustavo a princípio tentou integrar-se, mas sentia-se um tanto deslocado naquelas noitadas e preferia a companhia solitária do irmão caçula, que, além das palavras cruzadas e dos testes de QI, cuidava da vasta coleção de selos herdada do avô.

Não, pensou Gustavo, provavelmente Conrado não haveria de se comover com sua situação em relação a Renata, e muito menos Priscila, a quem pouco conhecia. Não seria prudente expor-se a pessoas em quem não depositava plena confiança. Que fariam, diante da sua apreensão e dos seus sentimentos?

Foi neste instante que Gustavo experimentou uma implacável ânsia de retirar-se daquele lugar. Pronto se lhe impôs na memória, solidamente, a feérica imagem da prostituta da minissaia branca. Encaminhou-se a passos trôpegos pelo corredor apinhado de gente em direção à porta de saída do Porão e pediu ao segurança licença de sair para tomar um ar, que não estava passando bem. Abriu a porta num tropeço e se projetou para fora da boate como se fosse expelido do olho de um furacão.

Ao girar para a esquerda, identificou a moça, com sua minissaia branca e sua sandália de laços, sentada no banco da galeria, de pernas cruzadas, debicando em uma latinha de Belco. Não havia quase ninguém na galeria. Da porta fechada do Porão provinha um som abafado de baixos percussivos. Os demais estabelecimentos que costumavam abrir durante a noite já estavam cerrados, e apenas uma tépida luz, emanando da lâmpada de mercúrio do teto, incidia sobre a atmosfera baça e melancólica da passagem. Gustavo se aproximou da prostituta e olfatou o aroma cítrico dum perfume familiar, o mesmo que sua empregada borrifava ao sair do banho e se despedir para a folga do fim de semana.

— Posso me sentar?

A prostituta apenas sorriu, e Gustavo notou-lhe um reflexo lacrimal nos olhos realçados de rímel. *Ela é gata*, pensou, mais do que a princípio julgara, e de perto agora se lhe desvelava o brilho aveludado da pele do colo. Seus longos cabelos negros cobriam dois brincos de argola rutilantes. A carnalidade das pernas parecia arfar sob a epiderme bronzeada. Gustavo assombrou-se de incredulidade: uma mulher tão jovem e atraente fazendo ponto num lugar como aquele. Fitou-a por um instante em silêncio, tentando achar palavras por onde iniciar uma conversa. Tinha uma curiosidade para saciar, mas não queria ser impertinente. Também ela permaneceu muda, embora seus gestos não denunciassem timidez alguma. Certamente estava alcoolizada.

A prostituta, então, se levantou, num suave descruzar das pernas, e, com aquele olhar de irreverência que repercutiu na alma de Gustavo como uma requisição peremptória, puxou-o suavemente pela mão e o conduziu para fora da galeria. Gustavo deixava-se levar, pela primeira vez, sem impedimento algum da sua inteligência. Andava a passos seguros e irrevogáveis. Chegaram a um prédio da rua Francisco Sá, subiram no elevador e entraram numa quitinete. Na parede, ao fundo, um cortinado róseo cobria o que talvez fosse uma janela. A parca luz contra zenital do ambiente provinha unicamente dum pequenino abajur que jazia no chão ao lado da cama, onde logo se sentou. Isso foi tudo quanto do quarto Gustavo pôde notar antes que a prostituta se pusesse nua à sua frente, oferecendo-se como um ídolo de perversidade a seu olhar de veneração.

Naquele momento Gustavo se acreditou perfeitamente sóbrio, a despeito de tudo o que havia ingerido. Algo havia sublimado por todas aquelas poções venenosas que lhe tinham propinado. Teve certeza de não ser mais um forasteiro, sentia-se incorporado à realidade daquele território. Tinha tomado plena posse do Posto 6.

Com um espasmo do braço, Gustavo, que em sonho cortava uma bola de vôlei, acordou dando uma pancadinha na parede. Ao seu lado, a prostituta dormia. Gustavo se levantou e vestiu a roupa, silenciosamente. Tentou lembrar-se em vão do que ocorrera ali naquele quartinho, quis em vão reviver o êxtase atormentado daquela aurora. Que teriam dito um ao outro? Que teriam combinado para que amanhecessem ali naquela cama? Sua cabeça doía e ele não se recordava de ter-lhe dito palavra alguma, nem de ter escutado alguma palavra dela.

Uma fresta de sol invadia o cômodo por entre as bolorentas cortinas rosas da janela. Gustavo olhou através do vidro. Entreviu o trânsito intenso dos carros na esquina da rua Francisco Sá e os passos dos pedestres na calçada da avenida Nossa Senhora de Copacabana. Afastou-se da janela, fechando a fresta entre as cortinas. Agachou-se ao lado da cama para contemplar mais de perto o belo rosto daquela mulher, cujo sono parecia infenso a qualquer distúrbio. Sua respiração era regular e tranquila. Suas pálpebras, envoltas em pesada maquiagem, descansavam calmamente sobre os olhos. Naquele instante Gustavo sentiu um ímpeto. Aproximou-se devagar e pousou seus lábios delicadamente nos lábios da morena. Ela se virou, insensível, fazendo um leve movimento dos braços sob o lençol. Gustavo recuou. Levantou-se vagarosamente, retirou da carteira o resto de dinheiro que ainda possuía e o colocou sobre o criado-mudo, embaixo dum frasco de colônia. Girou cuidadosamente a maçaneta da porta da quitinete e se foi.

ENCONTROS DE CONTAS

Não gosto de fazer mudança. A chateação é imensa, não tenho jeito nem paciência para essa faina. Gasto excessivas horas arrumando em caixas e caixotes coisas que precisarão ser novamente arrumadas em armários, estantes, mesas, gavetas, e me aborreço com decisões que preciso tomar: isto fica, aquilo vai, isto levo, aquilo jogo no lixo. Aos quarenta e cinco anos de idade, passei a valorizar mais a permanência, a constância. Por mais que em Petrópolis a casa seja ampla, por mais que Úrsula esteja vibrante com a perspectiva de ter um galpão só pra ela, com espaço de sobra para suas esculturas, não me alegro em abandonar este apartamento – entre todos o que por mais tempo habitei, desde a volta do exílio.

Com a mente nessas divagações, Silvio aguardava a chegada do zelador, enquanto dedilhava notas aleatórias em seu violão. O sol da manhã incidia através da ampla janela da sala. Alguns sabiás trinavam sobre os fios da rede elétrica, suspensos quase à altura do parapeito. Alguém lá embaixo varria a calçada na frente do prédio. O amolador de facas anunciava sua chegada pela esquina do quarteirão.

Silvio não atentava para os sons vindos da rua nem para o das cordas que ele mesmo percutia; mantinha um olhar opaco sobre a enorme estante de madeira, totalmente esvaziada, sobre a qual jazia um único objeto, um disco de vinil – uma gravação da oitava sinfonia de Schubert – que Silvio havia acabado de encontrar coberto de poeira atrás do móvel, um álbum que ele se lembrou de ter escutado algumas vezes, muito embora já houvesse decorrido anos sem que desse por sua falta. Silvio havia empacotado todos os LPs cuja audição ainda o entretinha no lazer de casa e os havia enviado no caminhão da mudança. Seria inimaginável para Silvio desfazer-se dos Noel Rosa, dos Moreira da Silva, dos Nelson Barbosa, dos Chico Buarque. Quanto aos de música clássica, Silvio preservara uma parte – a música de câmara, basicamente –, doando o restante a sua prima que viera morar no Rio depois de o pai vender a estância da família em Mato Grosso a um empresário da soja. Silvio sempre se resignara a uma apreciação moderada de música erudita, a despeito da enorme admiração que nutria por sua complexidade e sofisticação, desde seu ingresso na Escola de Música aos dezenove anos. Úrsula, mulher de Silvio – que se havia entregado aos excessos de sua adolescência ao som de Janis Joplin e da Tropicália –, também se inclinava mais para o lado da música popular, muito embora pedisse para escutar Mozart nos meses em que esteve acamada. Silvio punha alternadamente seus três álbuns com sinfonias do austríaco para tocar nas tardes em que ela reclamava dos gritos da garotada a jogar basquete na quadra do condomínio. "Essa gritaria tá me infernizando", reclamava Úrsula, e Silvio então fechava os vidros da janela do quarto e colocava um concerto na vitrola. De sua parte, Silvio não se incomodava senão com o ruído da sinaleira de um prédio da rua detrás, ou pelo suposto ruído que Silvio afirmava vir da sinaleira na rua detrás, porque Úrsula jamais escutara ruído algum. "Você não tá ouvindo esse phiiiiiiiiiiii phiiiiiiiiiiii phiiiiiiiiiii bem agudo?", perguntava Silvio, e Úrsula respondia, com lábios de amuada: "Ou eu tô ficando surda ou você tá ficando biruta".

Esse vinil também fica de presente pra Lígia, pensou Silvio, ao somar mentalmente os itens que havia deixado de fora da mudança, e que sua afilhada, ao vir morar no apartamento, haveria de herdar: além da estante da sala, receberia também a geladeira, a mesa da cozinha e o fogão de quatro bocas, este particularmente combalido, enferrujado nas extremidades, e que Silvio cogitou a princípio atirar ao lixo. Mas isto forçaria Lígia a gastar dinheiro com outro fogão, e não se esperaria de alguém como Lígia – universitária cheia de energia, com a cabeça a mil, ávida de vivenciar o mundo – que fizesse questão de eletrodomésticos novos em folha. Estudantes não despendem seu tempo à frente de frigideiras e panelas. *Se ela quiser, que jogue esse fora e compre outro*, pensou Silvio.

Alguém saiu do elevador e andava pelo corredor. Talvez já fosse o zelador. Silvio se ergueu, cruzou a sala, fechou as janelas, passou em revista as trancas dos quartos e da cozinha. No percurso, lembrou-se do almoço do domingo anterior na casa de Fernando, seu meio-irmão e pai de Lígia. Rememorou a conversa que então tivera com a moça, aluna do último ano de biologia e recentemente recrutada pela WWE, uma ONG internacional. A afilhada mencionara seu envolvimento em um projeto de despoluição da Baía de Guanabara e a participação em uma equipe que desenvolvia programas de educação ambiental em comunidades ribeirinhas. Manifestara um misto de euforia e de sofreguidão ao relatar os preparativos para a cimeira da Rio-92. Mexendo irrequieta em suas tranças encaracoladas, falou dos debates a respeito do *Relatório Meadows*, da preocupação com a "globalização das empresas", da necessidade de "impor limites ao crescimento econômico" e de se reduzir o "uso de recursos não renováveis", da inclusão da ecologia como matéria nos currículos escolares. Mais do que um trabalho, Lígia imbuíra-se de uma missão – lutar pelo meio ambiente "da nossa aldeia global".

Aldeia global. Silvio conhecia a expressão. Entretanto, inquietara-se ao escutá-la pela boca de sua afilhada. Soou-lhe uma esquisitice. Talvez Lígia quisesse referir-se a uma espécie de revolução, distinta daquelas do passado, uma revolução pacífica e consensual. Talvez a aldeia global fosse o internacionalismo possível, o projeto que os revolucionários de outubro de 1917 quiseram, mas não lograram realizar, uma nova camaradagem entre os seres humanos. Não seria a Internacional dos proletários. *Lígia não fala em proletários*, Silvio pensou. Daquilo que Silvio depreendera de seu discurso, podia supor que era chegada a época dos acordos diplomáticos, dos tratados transnacionais, da concórdia mundial, em que tudo se haveria de resolver por assentimentos mútuos. *Poderia ser talvez uma nova "cidadania"*, pensou Silvio, ao recordar-se de outra ideia fixa da afilhada. Poderia concorrer para a construção de um novo homem, já não por meio da ruptura e da violência, mas pela concordância e pela adesão espontânea. E segundo Lígia, aos problemas brasileiros – a poluição por mercúrio dos rios da Amazônia, o desmatamento das florestas, a conservação dos manguezais – seriam dados cuidado especial e urgência, em vista da "biodiversidade privilegiada" do país e de sua condição de "pulmão do mundo".

Cidadania, pensou Silvio. O termo evocou súbitas imagens vaporosas: o formato do seu título de eleitor, impresso em caracteres verdes e pretos; clips televisivos de Ulysses Guimarães em pé ao púlpito da Câmara brandindo punhos e maços de papéis; incógnitos candidatos ao governo do Estado balbuciando discursos no horário eleitoral. Cidadania. Constituição cidadã. Cidadania ecológica. Cidadãos do mundo. Silvio elucubrava sobre o alcance daquelas palavras, cismado com os arroubos retóricos da afilhada. A aldeia global não constituiria uma Internacional dos trabalhadores, mas talvez viesse a conformar algo ainda mais ambicioso para o milênio vindouro, pleno das energias renovadas da juventude.

Passando a mão por sobre o bolso, para sentir as chaves – a de ignição e a da trava de volante –, Silvio concluiu que estava com tudo pronto no carro: sua última mala de roupas, seu estojo com artigos de banho usados nos últimos dias de mudança, sua valise com documentos de trabalho, seu outro violão. Na carteira, guardada no bolso do seu colete, o dinheiro estava separado para a gasolina e para o pedágio. Um ano e meio atrás, quando Silvio começou a cogitar no assunto, a hipótese de voltar para a cidade onde nascera lhe tinha soado um movimento improvável. Fazia tanto tempo que viera morar na Tijuca, jamais pensara um dia em mudar-se dali. Mas tudo havia evoluído de forma um tanto favorável: a concessão ao seu pedido de transferência de lotação na Secretaria de Urbanismo, o encerramento exitoso do inventário do pai de Úrsula, o interesse de sua afilhada em alugar imediatamente o apartamento. Agora que o plano se havia concretizado, e apesar de toda a maçante trabalheira, Silvio procurava vislumbrar sua volta para Petrópolis como uma libertação, uma radical troca de ares; apesar do desgaste e da exacerbação, buscava incutir a si mesmo que a mudança lhe haveria de insuflar, aos poucos, uma alegria restauradora, o contentamento recompensador de quem conseguiu conjurar a imensa energia requerida para curar um longo processo de inércia e concluir mais um ciclo.

———

"A realidade só se abre para as pessoas que têm coragem de realizar." Vanessa adorou esta frase que o horóscopo do dia lhe trazia no jornal. Embora não acreditasse no zodíaco, acordar cedo e atestar que as estrelas comungam das suas convicções proveu-lhe uma sobrecamada de ânimo ao espírito. E não era necessária qualquer positividade suplementar naquela manhã. Na agenda de Vanessa – um robusto diário com capa de couro lustrada e fecho de botão, comprado na viagem que fizera a Miami, e em cujo espiral se prendia um pingente com um coração dourado – a página daquele dia recebera com caneta de tinta vermelha – a cor dos assuntos importantes – o registro do compromisso para as 09:30 da manhã. Vanessa futurava uma ocasião especial. Mas seria diferente das últimas ocasiões especiais, como a de seu aniversário em maio passado, celebrado com a família no Esquilos, seu restaurante favorito; ou como a da primeira transa com Juliano, seu namorado, na bancada da cozinha do apartamento dele, uma cobertura na rua Dr. Satamini; ou como a da festa de despedida de sua prima, que estava de malas prontas para sua mudança a Belo Horizonte, e a quem Vanessa ofereceu os engradados de cerveja necessários. Naquele dia seria diferente de todas

essas outras ocasiões, pois Vanessa seria promovida na Aimeway.

O programa da reunião começaria com uma palestra-padrão para novos candidatos, na qual Vanessa teria de apresentar o funcionamento geral da Aimeway, o sistema de vendas da rede, as oportunidades de ampliar os clientes e de galgar postos na carreira, as características de produtos já disponíveis para comercialização, como o detergente ultradesengordurante, o sabão hiperdesentupidor de pia, o aspirador de pó portátil e o liquidificador megatriturante, bem como de dois novos artigos, o *hiperspray* limpa-vidros e o aparelho inseticida eletrônico. Depois da palestra, Ronald subiria ao estrado para condecorá-la com o broche de membro *Emerald*.

Vanessa havia assistido às palestras-padrão proferidas por outros colegas *Emerald*, entre as quais a de Graziela, bem recente, e que Vanessa tivera o cuidado de gravar em K-7, pois pressentia que a próxima promoção seria para si. Tinha de sê-lo, já que suas vendas e adesões progrediam em ritmo equivalente. Vanessa escutou a gravação reiteradas vezes em casa, deitada na sua cama, e formulou uma apresentação nos mesmos moldes. Pôs-se então a praticá-la em pé na sala à frente de um cavalete, rabiscando na lousa com pilots coloridos as informações importantes, assistida unicamente por Juliano. Ela tinha presente em seu espírito que se preparar para o novo posto exigiria esforço extraordinário. E agora o sonho se realizava e ela subiria no estrado para receber seu broche *Emerald*. Lá estariam para testemunhá-lo Yara e Lelê, suas duas melhores amigas de infância e primeiras adesões que conseguira para a rede. Ambas também já evoluíam com rapidez em suas respectivas vendagens. Juliano, que já era um membro *Emerald*, esperava em breve ser condecorado com o broche de membro *Gold*.

———

Vai ser tudo novo, pensou Silvio. E ao fitar as prateleiras vazias da estante, onde antes se haviam acomodado parte de seus livros, Silvio recordou-se do trecho de uma frase, "*para construir um novo homem*", lida em algum texto de Trotsky – ou seria de Debray? Silvio não poderia verificar a autoria, pois havia encaixotado sua biblioteca, uma modesta mas bem preservada coleção de obras dos autores que lhe acompanharam por tantos anos, às quais ainda recorria em leituras esporádicas: Lukács, Fromm, Jung, Dostoievski e Tólstoi, Kafka, Hermann Hesse. Companheiros perseverantes. Uma pequena fração da biblioteca ele também havia tratado de repassar a outras pessoas: seus volumes das obras completas de Stalin, na edição da Vitória, que Úrsula outrora havia mandado reencadernar; os cadernos de Gramsci, a coletânea de Proudhon. Desfez-se igualmente dos volumes de Lênin, herdados de um companheiro que fora viver na Colônia Cinco Mil, no Acre, ao voltar para o país depois da Anistia. Havia muito, Silvio não os abria e decidiu não levar consigo a Petrópolis, onde acabariam por ocupar espaço e acumular poeira sem necessidade. Manteve consigo, porém, alguns itens que possuíam valor afetivo: o *Livro Vermelho* de Mao, furtado da biblioteca do PCB em Laranjeiras, com uso de um barbante e a ajuda de um comparsa do colegial, ambos à época acometidos do primeiro afã de engajamento e por uma descrença precoce na política de partidos; e sua edição espanhola de *O Capital*, surrada, afogada em glosas, muito embora não planejasse retornar àquele texto repetidamente regurgitado.

Entretanto Silvio voltou à frase de Trotsky – ou seria de Debray? – porque se lembrava agora daquele dia fatídico do ano de 1970, em que seu camarada Fabrício, em meio a jocosas apóstrofes disparadas contra o general, e a gesticulações obscenas sugeridas com o cano de sua pistola contra a mulher do ministro da justiça, recuperava com suas sobrancelhas grossas e cerradas o semblante colérico que o caracterizava e recomeçava no ponto em que se interrompera a palestra sobre o assalto, indigitando no mapa o plano aos demais companheiros homiziados no aparelho da rua Jubaia, repisando as atribuições que a cada um caberiam na missão e concluindo com uma advertência, dita com seu pesado sotaque gaúcho: que nenhum deles esquecesse a "finalidade última da revolução", da qual eles – o Grupo Tático Revolucionário – eram apenas "um fragmento", mas um fragmento eficaz, abrasado e mortal como o "de uma granada". Fabrício era um utopista, Silvio agora o reconhecia. Os membros do GTR andavam coesos na ação e na ambição. E Silvio aderiu àquele desejo coletivo por feitos grandiosos e improváveis, aceitou a guerrilha como natural e necessária, não supôs ter quaisquer objeções quanto aos princípios e quanto à práxis. Revisitava mentalmente agora os fatos e elucubrava sobre a voragem das ideias, dos anseios que vivenciou naqueles anos e que o conduziram por aquela senda, levando-o a abandonar a família, os amigos, a Escola de Música – a vida normal, enfim – para pegar em armas e se juntar ao grupelho. *Não*, disse Silvio de si para si, não foi por simples vontade de nos contrapor ao poder ditatorial, por um ímpeto cego de protestar – embora isso já fosse motivo mais que justificado. Não foi isso o que nos motivou, que nos levou à frequentação dos diretórios acadêmicos, a perder noites de sono ensaiando discursos para as assembleias, a nos lançarmos em comícios-relâmpago e em debates da UNE contra os reformistas e os conciliadores, a pelejarmos nos protestos sob as patas da polícia montada. Reminiscências de cenas antolhavam-se à mente de Silvio, imagens imprecisas, como se visualizadas através de um filme mofado: a jornada de outubro de 1967, em que torceu gravemente um pé ao correr do gás lacrimogêneo na manifestação em frente ao MEC; e a tarde no Largo de São Francisco, quando tomou uma cacetada de um PM pelas costas, que o derrubou no chão encharcado d'água disparada pelo *Brucutu*; o nervosismo durante a missa da Candelária, em solidariedade à turma do Calabouço; a vibração e os aplausos aos discursos proferidos na Praça XV, junto a alguns conhecidos estudantes da Universidade Rural, no dia da Passeata dos Cem Mil. Silvio recordava-se de cada um daqueles camaradas: alguns ex-integrantes do MR-8 e da POLOP, e outros dissidentes militaristas da cisão da VAR, todos convictos da via armada e antiorgânica da revolução, convictos da efetividade do foquismo e da futilidade de se esperar a adesão imediata dos operários. *Não*, pensou Silvio. Não foi mera vontade de heroísmo, uma ousadia obtusa de combater um inimigo, de guerrilhar uma batalha, de vencer pela força. Foi algo mais nobre e não algum desejo de agredir. Era por um sonho irrealista, mas era justo.

Silvio escutou batidas na porta. "Já vai!", gritou. Colocou o violão no casulo de nylon e pendurou sua saca no outro ombro. Deu mais uma volta ligeira pelo apartamento vazio, certificando-se de que não esquecia coisa alguma, fechou a porta atrás de si, trancou a fechadura e entregou as chaves ao zelador, orientando-lhe que as desse a Lígia quando ela chegasse no dia seguinte.

Silvio desceu, entrou no carro e partiu pela rua Mariz e Barros, pensando na afilhada. Será que ela vai pagar em dia o aluguel? Silvio não podia dispensar aquela receita, em que confiava por complemento relevante ao salário pago pela Secretaria de Urbanismo. Lígia não tinha vínculo empregatício, sua função na ONG não era permanente, ela seria remunerada apenas até o final da cimeira, programada para acontecer em junho próximo. No almoço do domingo anterior, a moça lhe contara o combate que a WWE promovia ao tráfico de marfim na África. Tratava-se de uma ONG internacional, uma organização multinacional, provavelmente tinha solidez financeira. Mas, depois de junho, Lígia teria de recorrer unicamente aos pais para fazer face à despesa mensal.

―――

Já era hora de sair de casa. Vanessa se mirou no espelho, posando com o perfil direito, que realçava o convexo do seu nariz e escondia a pinta na outra bochecha. Passou a mão no local do braço onde ganhara um hematoma de um brutamontes no show do Paralamas dias atrás: a mancha persistia, mas já não doía. Balançou os longos cabelos castanhos. Deu-se por satisfeita com o alisamento aplicado pelo cabelereiro. A ocasião pedia um apruro. Vanessa havia ficado em dúvida ao longo da semana: fazer luzes ou tingir com o mesmo ruivo da Ticiana, sua vizinha? Na antevéspera, acabou por acalmar a consciência, resolvendo-se por um simples corte de pontas. Foi à sua escrivaninha e recolheu para dentro de sua bolsa a agenda, a carteira de dinheiro, o batom e o brilho, o talão de cheque, a cartela de anticoncepcionais, já percorrida até a metade. Por um segundo, recordou-se da insistência com que Juliano lhe suplicava a inserção de um DIU. Ele temia pela eficácia da pílula e dizia que Vanessa era avoada demais. No mês anterior, Vanessa pregara-lhe um susto ao afirmar que a menstruação estava atrasada, mentindo só para vê-lo gelar de medo. Ele pulou da cadeira e ficou girando pela sala com as mãos nos cabelos.

Vanessa ergueu sua bolsa, reparando no couro puído das bordas. Pendurou-a no ombro, resignada. Já deveria ter-se decidido a entrar na Louis Vuitton de Ipanema e comprar uma daquelas em modelo baú. Estava namorando a ideia desde que viu Beatriz, sua ex-colega de colégio, carregando a peça numa tarde na Casa França Brasil, visitando uma mostra de objetos decorativos. Será que era falsificada? Tinha escutado o rumor de que já vendiam exemplares iguaizinhos ao original em Foz do Iguaçu. Talvez fosse o caso de esperar sua próxima viagem e comprar quando estivesse na Europa.

Pegou sua pasta da Aimeway e pendurou no outro ombro a sacola com a amostra de artigos a serem anunciados no evento. Desceu pelo elevador até a garagem e entrou no carro, deu partida e seguiu pela rua Maria Amália. Será que deveria telefonar para seu primo Tomás e insistir com ele para que aderisse finalmente à Aimeway? Semanas atrás, Vanessa lhe havia apresentado o plano básico, mas o primo não demonstrara sequer uma nesga de interesse. Era o único membro da família mais próxima que ainda não havia aderido. Vanessa ponderou que não seria mesmo uma adesão rápida e fácil, afinal um surfista como ele só pensava em encomendar uma nova prancha triquilha e em viajar para Bali.

Girou à esquerda na rua Uruguai, remoendo o melhor meio de fazer com que Tomás aderisse. Dizer-lhe que, além da perspectiva de ganhar dinheiro – e muito dinheiro, possivelmente – com a comissão das vendas, um dos benefícios concedidos pela rede eram passagens aéreas talvez o convencesse. Se trabalhasse bem, ele conseguiria fazer sua tão almejada viagem ao Pacífico, um sonho que a maioria dos surfistas locais jamais imaginaria realizar. A ilhota da Indonésia estava muito na moda, e Vanessa mesmo considerou a visita, apesar de não ser muito de praia. As pessoas que podiam pagar a caríssima estadia iam a Bali como se fugissem para o último idílio na Terra, e voltavam de Bali como se expulsas do paraíso edênico, bronzeadas e cintilantes, ostentando colares exóticos, carregando bolsas de palha transadas, vestindo cangas com estampas fabulosas. *Algum dia eu vou lá*, pensou Vanessa.

Ao passar em frente à galeria, no último quarteirão da via, reparou no ajuntamento de pessoas à porta da loja de importados recém-inaugurada. Do outro lado da rua, vislumbrou um Papai Noel enfeitado, coberto de bulbos luciluzentes, na vitrine do supermercado. Lembrou-se de que precisava comprar um estojo para fazer caberem os lápis de olhos e os blushes trazidos de Miami, e que talvez fosse conveniente comprar um segundo estojo, a fim de distribuir os batons e os brilhos em duas quantidades. Repensando agora, concluiu que, afinal de contas, tinha sido vantajoso não ter feito a viagem anos antes, em excursão, junto com sua amiga Lilian. É certo que teria aproveitado muito mais as atrações nos parques de diversões. Mas, no cômputo geral, fora mais interessante conhecer a Flórida em idade mais avançada, pois isso lhe permitiu experimentar com mais intensidade o choque cultural no exterior. Recordou-se de que ainda tinha quatro filmes de fotos para mandar revelar. Arrependeu-se de não ter comprado a câmera de mini-VHS, poderia ter registrado tudo em vídeo. Havia recuado diante do preço e também por achar que não seria fácil encontrar fitas virgens para vender no Rio, acabaria deixando o aparelho acumulando mofo no fundo do armário.

Ao atravessar a avenida Maracanã e dobrar à esquerda na rua Conde de Bonfim, flagrou-se listando mentalmente as destinações possíveis de sua próxima viagem ao exterior. Canadá era uma opção, Paris a mais provável. Na verdade, seu maior desejo era assistir às Olimpíadas em Barcelona, porém elas coincidiriam apenas parcialmente com as férias de julho da faculdade, o que constituía um obstáculo.

―――

Mas era um sonho, reiterou Silvio mentalmente, enquanto seguia pela rua Conde de Bonfim. Revolvia teimosamente suas indagações, deixava-se importunar por elas. Era um projeto irrealizável. Como pudemos abraçar esse desvario, como se não tivéssemos alternativa? Não vimos nada em perspectiva, não tínhamos distância, não procuramos ter frieza em relação às coisas que reivindicávamos e não chegamos jamais a nos dar conta do insensato, do irracional, e mesmo de um teor de loucura coletiva que precisou grassar entre nós para que tudo aquilo acontecesse. Revolução por meio de focos? Coluna móvel guerrilheira no campo? Em um país com oito milhões de quilômetros quadrados? Mas acreditávamos que logo passaríamos da posição defensiva ao equilíbrio de forças. Percebíamos a situação à flor da pele, em momento algum paramos para fazer cálculos, deixamos que o sonho agisse nas nossas consciências, sem qualquer senso de proporção. Vivendo como fugitivos, em esconderijos, tendo de fabricar bombas de termite e de manusear fuzis FAL, tínhamos a sensação de que éramos uma juventude singular, uma geração escolhida, predestinada. Estávamos como que possuídos duma certeza infalível, decididos a nos entregar por inteiro àquele experimento – até a morte, se necessário.

Silvio fazia reminiscência dos motes, das palavras de ordem que o grupo tinha sempre na boca. Algumas ele ainda podia compreender. Era intuitivo o sentido do "sistema", contra o qual se insurgiam. Mas que significava a "unidimensionalidade burguesa"?

Foi uma turma corajosa, prosseguiu Silvio em suas memórias, recordando o insólito espetáculo de estudantes munidos de pedras, de rojões e de latas de *Color Jet*, atrás de barricadas erigidas com mesas de boteco e compensados da SURSAN. Do outro lado, os camburões do DOPS, a cavalaria da PM, os meganhas da Polícia do Exército, escudos e capacetes em formação cerrada, brandindo cacetetes. Tivemos muita audácia. Nossa vontade de lutar se imunizara contra toda hesitação, contra todo ceticismo. Existia entre nós mais do que uma determinação inesgotável, havia abandono, companheirismo, partilha. Havia amor? Silvio tensionou os lábios, fechou e abriu os olhos repetidamente, revolveu os cabelos com a mão direita, olhando para o sinal vermelho no início da rua Haddock Lobo, a outra mão firme no volante. Sem dúvida existiam relações de compromisso, de cumplicidade. Mas que tipo de cumplicidade? Silvio lembrou-se de Ernani, que havia sido seu vizinho em Petrópolis quando criança, moravam a dois quarteirões de distância. Soltaram pipas, jogaram bola de gude, andaram de bicicleta juntos. Ernani era um carola, assíduo na missa aos domingos, a família toda de católicos muito devotos. Depois de vários anos, Silvio o reencontrou na Escola de Música, cursando a turma de canto. Não tinha mudado em nada: o penteado impecável, os gestos tímidos de garoto piedoso, crucifixo exposto no peito sobre a camisa de gola. Dirigia agora um Karmann-Ghia e ostentava um anel de noivado no anelar direito. Silvio sentia agora um certo constrangimento ao se recordar da frieza com que passara a tratar o ex-amigo de infância, depois de avisado pelo Rabelo, militante do DI-RJ, e também matriculado na Escola de Música: "A gente não pode ficar falando com esse engomadinho". Silvio parou de aceitar a carona no Karmann-Ghia. *Afastamo-nos*, pensou Silvio, não podíamos ter relações muito amigáveis com qualquer um, a cúpula do movimento monitorava os contatos, acabaríamos confundidos com desbundados, poderia haver punições, seria perigoso. Restringimos os vínculos por uma pressão mútua de compromisso; o engajamento precisava vir em primeiro lugar. A revolução espraiava-se por tudo e nos absorvia em todos os planos.

Silvio se fixou naquele pensamento. Nina, sua ex-namorada, companheira no GTR, surgiu-lhe na memória, sentada no sofá de veludo encardido do aparelho da rua Jubaia, pouco antes do assalto fracassado, vestindo calça Lee, blusa branca e, por cima, uma jaqueta de fotógrafa, adotando uma postura de mira ao alvo com a pistola Taurus 32. Ela tinha uma maneira agressiva de sorrir, um olhar ameaçador ao fazer graça, um trejeito de espichar o pescoço e estalar os dedos sugerindo iniciativa, preparo e disposição. Era o oposto de Vanda, a namorada do Werneck, outro companheiro do grupo. *Que tinha eu com Nina?*, Silvio se perguntou. Nunca conhecera os pais dela, nunca soube sequer onde ela morava. Não lembrava de tê-lo sequer perguntado. Informações daquela natureza convinha que permanecessem secretas entre o grupo. Teria podido mudar algo daquele relacionamento tão conturbado? Lembrou-se de quando Fabrício o apresentou a Nina, numa noite de muita cerveja no Zeppelin, e da tarde em que foi encontrá-la no Diagonal: ela sentada numa mesa com uma revista *Claudia* à sua frente, dentro da qual escondera um número de *América Latina Rebelde*, o jornal clandestino do grupo COLINA. Pensando agora, Silvio tinha dúvida. Não saberia dizer até que ponto sua afeição por Nina era o efeito da outra afeição, até que ponto dependia do devaneio revolucionário, do engajamento conjunto, da imagem que ambos se faziam enquanto casal de guerrilheiros. A luta se havia incrustado em seus ânimos, colonizando-os, impondo-lhes suas diretivas como prioridades absolutas.

―――

Vanessa fixou o olhar no sinal vermelho do início da rua Haddock Lobo e se deixou flanar mentalmente pelas atrações de Paris, que ainda não conhecia: subiu a Torre Eiffel, passeou de *bateau-mouche* pelo Sena, sentou-se para uma oração na catedral de Notre-Dame, percorreu as lojas da Galerie Lafayette. Tinha escutado falar da *Provence*, nos almoços de família, pela boca de Diana, sua tia rica, que acariciava como uma bíblia o livro do Peter Mayle. Todavia uma esticada até o sul seria impraticável, Vanessa pensou, não era possível visitar tudo de uma vez só. A Juliano, nenhum desses programas decerto agradaria. Ele pensava em destinos mais excêntricos: navegar de veleiro pelas ilhas gregas, visitar as pirâmides sobre o dorso de camelos, fazer passeio de *mountain bike* nas montanhas do Chile. Vanessa ria-se das sugestões, mas se mantinha inamovível. Depois de ter visitado a Flórida, a Europa, no seu íntimo, adquiria urgência e prioridade. Os devaneios de Juliano, ela os tomava por meras provocações. Conhecia-o bem – apesar do pouco tempo de namoro – e sabia que era um sujeito sem firula, fácil de agradar, que não precisava de mais que um bar com cerveja gelada, um hotel com ducha forte e ar-condicionado no quarto.

Ao fitar o painel do carro, Vanessa constatou que precisava abastecer o tanque de gasolina.

―――

Silvio dirigia pela rua Haddock Lobo. Guiando por intuição, naquelas ruas tão conhecidas, pensava nos seus dias vindouros em Petrópolis. A perspectiva de retomar alguns dos antigos entretenimentos o alegrava. Voltaria a passear pelo jardim do Palácio Imperial, a tomar banho de cachoeira, a almoçar nos domingos no Arlequim. Silvio anotara na agenda o nome de uma agência que organizava passeios a cavalo através dos sítios de Nogueira. Adotaria um novo *hobby*. Não deixaria que sua vida social se esvanecesse. Conseguiu os telefones de dois amigos de infância que ainda moravam na cidade. Além disso, poderia frequentar a casa de campo do Tinoco, seu ex-colega de colégio, em Paty do Alferes, nos finais de semana.

Ao fitar o painel do carro, Silvio constatou que precisava abastecer o tanque de gasolina.

Vanessa girou à direita no posto de gasolina da esquina. Parou o carro, abaixou o vidro e solicitou ao frentista que pusesse duzentos mil cruzeiros de gasolina aditivada. Abriu a porta do carro com a bolsa no ombro e se dirigiu à loja de conveniência. Atravessou a porta de vidro e, ao encaminhar-se para a geladeira de refrigerantes, esbarrou no braço de um homem que limpava os óculos com um guardanapo, aguardando em pé na fila do caixa.

— Ah, desculpa! Quebrei seus óculos.

Os óculos que Silvio limpava caíram no chão e na queda uma das lentes se rachou. Vanessa se agachou pressurosa no chão para pegá-los, estendendo-os ao desconhecido.

— Não tem problema, eu tenho outro comigo — disse Silvio, estudando de perto a avaria na armação metálica.

— Eu posso pagar — insistiu Vanessa. — Quanto custa uma nova lente?

— Não precisa — respondeu Silvio, fazendo um gesto de desimportância com a mão —, eram óculos antigos, eu já estava precisando trocar o grau.

Vanessa se resignou momentaneamente ante a seriedade do homem, que parecia absorto em pensamentos, infenso ao diálogo, enquanto esperava sua vez de pagar a compra. Vanessa foi até a geladeira de refrigerantes, retirou uma lata de guaraná e voltou a tomar seu lugar na fila do caixa. *Eu posso dar um detergente pra ele*, pensou Vanessa. *Ou um repelente eletrônico. É o mínimo que eu devia fazer. Vou descontar da minha cota, não vai fazer falta.*

Vanessa se virou, foi até o carro, retirou da sacola uma caixinha e um prospecto informativo da Aimeway, voltou para a fila do caixa, interpelou o desconhecido, que colocava o troco de sua compra na carteira:

— Olha, me deixa te compensar pelo prejuízo, você conhece os produtos da Aimeway?

— Não — Silvio respondeu, hesitante —, é alguma marca nova?

— É bem mais que uma nova marca... — respondeu Vanessa ao estender a caixinha, junto com um folheto. — Vou te dar esse aparelho que espanta insetos. Já tá com pilha.

Silvio aproximou dos olhos a caixinha para ler as inscrições gravadas em letras miúdas. Depois passou os olhos pelo panfleto, colocando ambos na sua sacola:

— Obrigado, eu vou precisar mesmo disso na serra.

— Ah, na serra você vai precisar! Olha, pode me ligar que eu te explico sobre a Aimeway e mostro outras coisas legais, é tudo de muito boa qualidade.

Vanessa sentou-se no carro e partiu em alta velocidade para o Flamengo. Estacionou na avenida Oswaldo Cruz. Alcançou a bolsa no banco do carona, vasculhou com a mão o conteúdo até achar o vidro de perfume – o novo da Elizabeth Taylor, comprado em Miami –, pressionando duas borrifadas sobre a pele do pescoço. Andou até a avenida Rui Barbosa e entrou no edifício para o grande evento do dia.

Um grupo de pessoas circulava ruidosamente pelo *hall* de entrada, com gestos e risos de contentamento, numa atmosfera de descontração. Vanessa atravessou a multidão, cumprimentando aqui e ali as caras conhecidas, subiu pelo elevador até o mezanino e adentrou o salão de conferências.

Os lugares já estavam em grande parte ocupados. Alguns indivíduos em pé bebiam café em copinhos de plástico à esquerda, próximo às grandes janelas envidraçadas que davam para um pátio arborizado. Vanessa percebeu Lêlê e Yara sentadas à direita. Divisou ainda Juliano entre um grupo de rapazes que formava uma roda na álea central. Foi até ele, que a recebeu com um beijo, "você exagerou no perfume", parabenizou-a mais uma vez, "vai lá, boa sorte". Ao fundo do salão, em cima de um tablado, dispunha-se uma longa mesa coberta com uma toalha azul. Ao lado, um cavalete sustinha uma lousa plástica. Na parede atrás, uma enorme placa com o vistoso logotipo da Aimeway ornava o conjunto.

Vanessa identificou as pessoas que tinham assento à mesa: Ronald, o diretor, bem como o Fialho e a Bruna, ambos membros *Diamond*, que verificavam pastas e papéis. Ao notar sua chegada, Ronald se levantou com um sorriso e braços de acolhimento:

— Chegou a estrela do dia!

— Oi, Ronald, tudo bem? — respondeu Vanessa. — Me avisa quando você quiser começar.

— Vamos começar em quinze minutos, você apresenta a palestra e depois faremos a entrega dos broches.

Vanessa tomou assento à mesa, retirou seu material da sacola. Preparou a fita K-7 no seu gravador para o registro da palestra. Repassou os pontos da apresentação anotados em uma folha do caderno. Calculou que terminaria pouco antes dos vinte minutos que Ronald lhe tinha concedido. *Estou pronta*, pensou. Recostou-se na cadeira e aguardou. Ao soar a sineta do salão, a plateia se aquietou nos assentos e Ronald gesticulou para que Vanessa iniciasse.

— Senhoras e senhores, muito prazer, eu me chamo Vanessa Torres, sou membro da Aimeway há um ano e seis meses. Hoje eu vou lhes apresentar tudo sobre a rede, as vantagens de aderir, as oportunidades de carreira, os métodos de venda, as características dos produtos.

Vanessa silenciou por um segundo, olhando para os lustres no teto. *Será que estão escutando bem?* Pensou em perguntar à plateia, mas deliberou não interromper sua fala introdutória que havia treinado com tanto afinco.

Planejara uma palestra mais plena de informações úteis do que as do Fialho, do que as de todos os seus colegas, e mais bem sistematizada também. Lembrou-se de que no dia anterior havia estado um tanto apreensiva, duvidando de sua capacidade retórica, receando empacar com as palavras na garganta e perder a memória dos pontos a apresentar. Entretanto, o temor desapareceu. Agora, a despeito de toda a excitação, mantinha-se concentrada e no domínio de si, convicta do seu sucesso. Todos os seus familiares sempre a consideraram uma pessoa extrovertida, comunicativa, mas Vanessa sentia algo de condescendente naquele elogio, uma pátina de bem-querença que apenas recobria o ceticismo e a severidade ali vicejantes, em especial em seu ramo materno, povoado de militares. Aquele era o momento em que daria a prova cabal do seu valor. Voltou o olhar novamente para a plateia:

— E vou falar também da alegria que é fazer parte de uma organização como essa, de quão maravilhosa é essa nova maneira de se congregar pessoas e de se juntar esforços em prol de uma causa comum.

———

Embora Silvio estivesse acostumado às curvas daquela estrada, ficou apreensivo ao subir para Petrópolis naquela manhã. O tráfego se lhe afigurou mais intenso do que o normal, e, a meio caminho, a cerração que descia sobre o asfalto prejudicou a visão ao volante.

Permaneceu na faixa da direita, em baixa velocidade, e ligou o farol. Sua mente voltara a sobrevoar os momentos críticos do seu engajamento no GTR, impelida por camadas de reminiscências, como uma gaivota que vai ganhando altura em círculos, imersa em colunas de ar quente. Teria sido um salto no escuro? Existia alguma outra forma de resistência, mais lógica, mais eficaz? Silvio se remeteu ao dia em que decidiu se juntar ao grupo. *Não podíamos mais ficar só olhando*, pensou, *Estávamos impacientes, irritados com a hesitação do movimento estudantil, com o imobilismo dos massistas paralisados pela vã esperança do dia utópico em que a vanguarda intelectual conquistasse uma adesão popular significativa. Não podíamos continuar só naquele trabalho de propaganda e de agitação junto às fábricas, de promoção de greves, de pichação e de panfletagem. E depois da queda do MR-8, os estudantes foram recuando, desistindo, escassearam as ações, intensificaram-se as intermináveis reuniões e debates, não queríamos esperar mais, assistindo ao movimento minguar.* Silvio se recordou dos encontros na casa do Bernardino, do Alfredo, de outros estudantes que passou a encontrar àquela época, logo antes da sua decisão pela guerrilha; constrangia-se naquelas reuniões, percebia o conflito em que se colocavam certos companheiros, por causa de seu berço abastado, de sua educação elitista, da ânsia por expiar o pecado de classe, por remir a ofensa do privilégio. Silvio vinha de família de classe média-baixa, com parcos recursos, se comparada com as outras. Sentia-se imune à crise de consciência. Ademais, Nivaldo, seu pai, pertencera ao PCB logo nos anos seguintes à fundação do partido.

Aproximando-se da entrada de Petrópolis, Silvio recordou-se de seu pai, dos episódios de sua militância narrados à mesa do jantar. Começara a trabalhar ainda adolescente, como vendedor de tabaco na loja do padrasto, que o punha à frente da contabilidade, pois tinha jeito com a matemática. Logo a venda de fumo de rolo e de tabaco começou a decair, ao se confrontar com a novidade mais prática e barata do cigarro da Phillip Morris. O padrasto demitiu os outros empregados e Nivaldo passou a fazer de tudo: atendia no balcão, tratava com fornecedores, cruzava a cidade à procura de clientes e ainda conseguia tempo para ensinar álgebra à sua meia-irmã, filha de seu empregador. Em mais alguns anos esperava virar sócio, era o que se lhe prometia. Um dia, um ex-empregado da tabacaria lhe emprestou o *Manifesto Comunista* e o levou a uma reunião clandestina de jovens que se autodenominavam "Os Jacobinos". Nivaldo ficou entusiasmado, e, em pouco tempo, já tomava a palavra nas reuniões lideradas por um certo Carlos, apelidado de Marciano, originário de Belo Horizonte e alguns anos mais velho, que tinha um crânio "de elefante" e vestia sempre a mesma jaqueta de couro negra, comprada "na mão de um espião da Cheka". Os Jacobinos falavam de nacionalismo, de moratória, de reforma agrária, esbravejavam contra os capangas fascistas do Plínio Salgado.

Distribuíam edições de *Diretrizes* e de *Seiva*, censuradas pelo DIP, passavam adiante obscuros panfletos mimeografados. Tudo a portas fechadas para não chamar a atenção dos agentes do Filinto Müller, chefe de polícia. O Marciano dizia a Nivaldo o que podia ler: Machado de Assis era proibido, Jorge Amado, o "romancista do povo", era obrigatório. Deu-lhe um exemplar do *ABC do Comunismo*, de Bukharin, e de *Evolução Política do Brasil*, do Caio Prado Júnior. Nivaldo passou a devorar livros diversos de autores revolucionários, que sublinhava e depois lia nas reuniões. O pai do Marciano era um dos gerentes do Cassino de Petrópolis e, por vezes, alguns "Jacobinos" entravam livremente pela porta dos empregados para jogar roleta; mas a condição era que doassem trinta por cento de seus salários e ganhos ao Partido. "Eu doava de coração", dizia Nivaldo.

———

Os aplausos demorados que Vanessa recebeu ao término de sua apresentação a deixaram eufórica. A primeira recompensa do dia havia sido entregue. Todo o meticuloso trabalho de preparação se justificara. Ronald se ergueu da cadeira e iniciou as condecorações. Vanessa e os outros três agraciados se colocaram à frente do tablado. Com um rápido anúncio à plateia, Ronald buscou sobre a mesa o broche esverdeado e o alfinetou na blusa de Vanessa. A plateia ofereceu nova rodada de aplausos. Vanessa agradeceu ao microfone e voltou para sua cadeira, emocionada e reflexiva. *Uau! Já sou Emerald! Foi trabalhoso, custou-me um longo tempo, noites em claro até, mas consegui. Fiz tudo certo, fiz o que devia, apesar de muita gente dizer que não, apesar do vô Fernando ter me botado para baixo, dizendo que eu não tinha talento para negócios, apesar de meu irmão dizer que isso não daria em nada, apesar do papai ter duvidado de tudo. E a Tatá e a Noemia me falando para esquecer a rede, me atazanando para que eu me concentrasse na faculdade porque senão eu não passaria nas matérias. E passei em todas, com ótimas notas. E sem me matar de estudar. E agora? Como será na faculdade? Estou em dúvida. Sempre achei que eu seria uma biotecnóloga bem-sucedida e realizada, e a minha hiperosmia hereditária me daria uma supervantagem no ramo de perfumaria e cosméticos, e também se eu me decidisse pela enologia e produção de vinho, ideia que muito me seduz, mas esse semestre foi diferente, achei tudo desinteressante e sem sentido. Estive mais interessada em conseguir adesões para a Aimeway, em promover minhas vendas. Usei meu tempo livre para atividades mais concretas: liguei para amigos, e amigos de amigos, estudei marketing pessoal, fiz um curso de oratória, aprendi a vender produto, negociar com a clientela. Meu Deus, todo mundo achando que não ia dar em nada, e eu estou aqui.*

De olhos umedecidos, Vanessa rememorava o tempo de atividade na Aimeway, recapitulando todos os múltiplos sucessos que obtivera na rede e que, a seu ver, mais do que compensaram os contratempos e as ínfimas decepções. Olhou para Graziela, que sorria sentada à primeira fileira da assistência. Chegara, afinal, no patamar de sua colega de rede, apesar de ter começado depois. Estendeu a mão para um aceno, mas Graziela não lhe percebeu o gesto. Vanessa fechou e guardou sua agenda na bolsa, sorrindo largamente. Alcançava aos poucos suas metas, superavam-se suas expectativas. Um por um, os outros condecorados retornaram à mesa, sob aplausos. Vanessa inclinou-se, apoiando as mãos sobre os braços da cadeira, e perscrutou o lado direito do salão. O orgulho se duplicou ao captar os olhos do namorado, também sentado à primeira fileira. Juliano já tinha sido avisado que à noite ambos haveriam de realizar uma celebração à altura da ocasião. Ainda não sabiam o que fazer, talvez sair para tomar um drink no Café Leblon, ir a uma boate para dançar a noite toda, ou comer uma truta no La Cocagne, ou de repente fazer um jantar à luz de velas em casa e assistir a um dos novos VHS que Juliano arrumara com um contrabandista. Já estavam juntos fazia seis meses. O relacionamento prosperou, conheceram as respectivas famílias, planejaram juntar os trapos. Mas recentemente Vanessa passou a sentir uma pulga atrás da orelha quanto à longevidade do romance. Certa noite, tiveram uma discussão violenta, Vanessa sangrou com sua unha a pele do pescoço de Juliano, passaram dias sem se ver, mas logo se reconciliaram.

Ultimamente, Vanessa repensava toda a relação. Juliano tinha crescido demais na Aimeway, adquiriu muitos contatos, muitas admiradoras. Desde o início Vanessa fora impulsiva, não refletira ao se deixar ligar emotivamente. Agora, vislumbrava o risco de se decepcionar dolorosamente mais adiante.

Ainda dispersos na plateia, Vanessa avistou alguns aderentes, um ou outro vulto familiar. Arrependeu-se de não ter convidado todo mundo. Desejou que toda sua família pudesse estar ali, testemunhando sua medalha, o prestígio angariado entre os pares, o troféu da independência financeira. Recordou-se das reticências com que seu pai, a princípio, recebera o assunto da Aimeway, sua preocupação em prover uma escolha profissional sólida para os filhos, sua cisma pessimista com novidades a "prometer dinheiro fácil". Mas que facilidade havia? Vanessa via que seu pai não compreendia seu trabalho e não enxergava a oportunidade de ouro que ela tinha agarrado. E logo naquele momento de liberalização, de abertura econômica, de eliminação de barreiras, em que o comércio se expandia, em que o país se abria ao mundo.

Ronald avançou sobre o tablado, empunhou o microfone com um sorriso triunfante e encerrou com um breve discurso a manhã de condecorações. Uma salva de palmas preencheu a sala com um bramido vigoroso, todos se foram levantando e encaminhando para as portas de saída. Vanessa desceu com Juliano para o *hall* de entrada, onde se despediram, "te vejo à noite", "podemos jantar fora", "tenho uma garrafa de Champagne fechadinha pra nós".

Não era só resistência, ponderou Silvio, enquanto dirigia com velocidade reduzida. De fato, era muito mais. O que pretendíamos não era apenas debelar o regime ditatorial e sanguinário. Mas, mesmo que fosse apenas a revolta contra o status quo, não nos sobrariam outros caminhos viáveis de ação. A urgência em fazer alguma coisa nos conduziria, em qualquer caso, ao extremo das armas. E urgia tomar alguma atitude. O pacifismo, a conciliação, tudo isso eram fantasmas que nos assombravam, que nos perturbavam a consciência, que precisavam ser exorcizados. Na nossa convicção, constituíam a verdadeira causa de tantos males nunca debelados, de contradições jamais resolvidas, a injustiça, a pobreza, o desemprego, a doença, o latifúndio, a indigência dos campesinos, a exploração da classe operária.

E então começaram a chegar as notícias de tortura. Ficamos completamente inconsoláveis, possuídos de raiva. Se ainda nos faltasse alguma razão para a entrega, ela se apresentou naquele momento. Sentimos a urgência em toda sua força. Não poderíamos abandonar os companheiros presos, não poderíamos, em boa consciência, simplesmente voltar-lhes as costas, deixar que fossem seviciados nos quartéis, trucidados nos porões, sem fazer nada.

Revoltado com a prisão de estudantes em Ibiúna e com as notícias de desaparecimento de opositores do regime em Minas, em São Paulo e no Rio, impelido por uma ânsia desesperada de tomar parte nas ações que ainda resistiam, Silvio se decidiu: enfiou roupas numa sacola, guardou na mochila sua Taurus 32 – comprada de um membro da ALN em São Paulo –, e saiu pouco antes da meia-noite para pegar o táxi em direção a Olaria. Ao chegar no aparelho do grupo – um casebre discreto na rua Jubaia, viela de parca iluminação – Silvio escutou um vozerio e risos. Fabrício veio abrir-lhe a porta; escutou a música de uma vitrola, seus companheiros comemoravam um assalto a um posto de gasolina, onde encheram uma dúzia de galões, reforçando o estoque de material explosivo. Sua primeira noite de clandestinidade efetiva se iniciava com festa. Mas as festas não durariam muito tempo.

Petrópolis estava sob um céu claro. Ao passar pelo Quitandinha, Silvio reparou em um enorme pinheiro disposto à frente da entrada principal, carregado de enfeites natalinos. No centro, estacionou o carro, comprou pão, manteiga e café numa padaria. Ao chegar em casa, encontrou Úrsula na cozinha arrumando as louças no armário.

— Oi, como foi a subida?

— Estrada cheia, mas tudo certo — respondeu Silvio, colocando suas coisas sobre a bancada.

Foi ao fogão, acendeu o fogo sob a chaleira d'água, preparou o pó no filtro de café. Sentou-se à mesa, respirou fundo, relaxou os ombros e distendeu os músculos das pernas. A viagem, conquanto curta, fora fatigante. E os assuntos a tratar eram vários. Pequenas providências, compras, consertos, detalhes. Antes de tudo, porém, considerou levar Úrsula a um passeio pelos jardins do palácio.

— A Gabi veio aqui mais cedo, ela quer apresentar minha escultura pro diretor do Museu — disse Úrsula, com um sorriso orgulhoso, aprontando pires e xícaras para o café. — Eu disse que você poderia dar aula de violão para o filho dela.

— Temos que ver os horários, não vou dar aula o dia inteiro, e o Geraldo já pediu pra que eu desse aulas pro sobrinho dele. Eu não quero ocupar todo o meu tempo livre com isso, nós temos coisas pra fazer juntos também aqui na serra; pelo menos nesses primeiros meses, precisamos arrumar a casa, tenho aquela conversa com o Tinoco sobre produção de queijo, e você precisa instalar com calma seu estúdio e se concentrar no seu trabalho.

Silvio reparou na geladeira nova, nos alumínios da pia, no forno. Tudo novo e devidamente instalado, conforme a vontade de Úrsula. Começava a tomar forma o lar que ela quisera construir e que, na prática, se devia inteiramente a seu esforço e determinação. Agora Silvio enxergava o acerto dela, que ainda meses antes o convencera a rejeitar o convite para integrar a Secretaria do Meio Ambiente, então em processo de criação pelo prefeito carioca. Nada – nem mesmo um cargo com vencimentos maiores – deveria interromper o projeto da mudança. Silvio inspirou fundo, passou a mão na barba do queixo, recostou-se na cadeira, aliviado.

— O que é isso, meu bem? — perguntou Úrsula, que mexia na sacola de Silvio.

— Ah, eu ganhei isso de uma moça que tava no posto de gasolina, ela disse que é um repelente eletrônico pra mosquito, não sei como funciona.

Úrsula girava o aparelho nas mãos. Era um dispositivo quadrado, em armadura de plástico azul, com aspecto semelhante ao de uma caixa de som diminuta. Pressionou o botão de ligar e o depôs sobre a bancada. Sentou-se à mesa com seu café, ao lado de Silvio, que amanteigava um pão.

Phiiii... phiiii... phiiii... phiiii... phiiii... phiiii...

O ruído agudo e intermitente feriu os tímpanos de Silvio, que olhou à volta, perplexo. Ergueu-se pressuroso, foi até a bancada e desligou o aparelho.

— O que houve, meu bem? — perguntou Úrsula.

— Você não tava escutando esse barulho?

— Que barulho?

———

Vanessa entrou em seu carro e se pôs a caminho da universidade. O céu estava inteiramente azul, e um frescor matinal ainda se esparzia na atmosfera, inobstante a proximidade do meio-dia. Aviões da ponte aérea pousavam no Santos Dumont. Banhistas aproveitavam o sol na praia de Botafogo. Vanessa cruzou toda a rua São Clemente, reparando nos enfeites de Natal expostos nas vitrines das lojas, nos postes, nos prédios, e se lembrou de que ainda não havia comprado os presentes da festa. Atravessou o túnel Rebouças com o vidro da janela à meia altura, sem se incomodar com o ruído dos megaventiladores. Estacionou o carro no estacionamento do campus e se dirigiu à secretaria de admissões e registros. No saguão do primeiro andar, passou por uma grande massa de alunos a consultar as notas das provas finais do semestre, expostas nos quadros de feltro ao longo das paredes.

Na sala de atendimento, Vanessa tomou assento na penúltima cadeira da fila de espera. Passou os olhos pelos guichês, calculando o tempo que haveria de esperar. À sua direita, sentou-se um moreno com uma cara amuada, remexendo um cubo mágico: *treck, treck, treck*. Na fileira à sua frente, três amigos – dois rapazes e uma moça de tranças encaracoladas – conversavam acaloradamente, aguardando em seus assentos:

— O Franklin tá fazendo o quê?

— Ele tá fazendo uma pesquisa sobre o monocarvoeiro.

— E o Vitor?

— O Vitor foi pra Cubatão fazer um trabalho sobre poeiras fugitivas, ele disse que ano que vem vai tentar entrar na nova pós-graduação em Ecologia que abriram na UFF.

— Ano que vem você vai apresentar sua monografia na cimeira, né, Lígia?

— Sim, mas vou precisar adaptar alguns tópicos que o meu chefe na WWE pediu pra mudar.

— A Gabi disse que viu a palestra que você fez na Bienal do Livro, ficou muito empolgada, disse que você tava superinspirada...

— Eu só apresentei fatos, informações verdadeiras, os países tão se mobilizando, os organismos internacionais tão se concentrando nas questões urgentes. Todos esses desastres dos últimos anos, Chernobyl, o cargueiro do Irã, o Césio em Goiânia, pra não falar do Chico Mendes e tal, tudo isso assustou, trouxe meio que um desespero, mas as pessoas estão tomando consciência, e esses dias os jornais tão aí dizendo que essa será a década da ecologia, mas eu aposto que virá, na verdade, um século da ecologia, isso não pode ser uma simples modinha, precisamos de uma reformulação radical das políticas ambientalistas, como disse um biólogo americano aqui meses atrás, alguma hora vamos ter que tomar medidas duras pra reduzir as emissões, vamos ter que eliminar essa imensidão de automóveis, incentivar transportes menos poluentes, bicicletas, veículos comunitários, acabar com o garimpo, com o desmatamento, fazer mais reciclagem, reduzir os agrotóxicos, evitar a erosão genética, ampliar a agricultura orgânica, isso tudo é inevitável...

Vanessa retirou seu caderno da bolsa. Não encontrou a caneta. *Devo ter esquecido na mesa do evento*, pensou. Espichou o pescoço e reparou que um dos três amigos sentados à frente, a moça de cabelos encaracolados, carregava uma *Bic* afixada em um bloco de notas.

— Me empresta sua caneta um minuto? — perguntou Vanessa, colocando a mão no ombro da desconhecida, que prontamente a entregou.

Vanessa abriu o caderno, que era seu controle de atividades e registro contábil, onde mantinha a lista das adesões conseguidas e dos nomes dos possíveis aderentes a prospectar, as quantidades e os preços dos artigos vendidos e a vender, as receitas e as despesas, o lucro. Gostava de visualizar seu trabalho representado naquelas tabelas estatísticas. Contentou-se de ver que havia conseguido a adesão de mais da metade dos seus entrevistados. Rabiscou os números de uma projeção para o ano seguinte, arrumou-os numa coluna de planilha, calculou os cenários de crescimento moderado e acentuado, estimou cifras para suas vendas, desenhou uma curva de faturamento. As perspectivas insuflaram-lhe um entusiasmo incontido. Deixou-se levar momentaneamente por miragens altaneiras, excogitou possibilidades ousadas. Voltou com o zodíaco na memória: *"A realidade só se abre para as pessoas que têm coragem de realizar"*. Inspirou fundo. Talvez fosse a hora de fazer um mapa astral.

O atendimento prosseguia com lentidão. Ao lado de Vanessa, o moreno continuava girando o cubo mágico, *treck, treck, treck,* parando apenas para mudar de assento à medida que a fila se encurtava. O ruído começou a irritar os ouvidos de Vanessa. Mentalizou as últimas horas daquela manhã, olhando para o broche *Emerald* que mantinha preso na sua blusa.

Afinal, chegou a vez de Vanessa na fila. Guardou caderno e caneta na bolsa, sentou-se ao guichê de atendimento. Entregou o comprovante de pagamento da taxa, uma foto 3x4 recém-tirada, os documentos para inscrição no semestre vindouro. Ao assinar a ficha de registro de matérias e receber o canhoto carimbado da atendente, inclinou-se sobre a bancada e perguntou:

— Agora, me diz uma coisa, até quando eu poderia dar entrada nos papéis, se eu quiser trancar o curso esse semestre?

IMPEDIMENTO

Amáveis, em sua frondosa vitalidade e generosa brandura, as amendoeiras que orlavam o pátio do colégio pareciam bem permeáveis ao sol naquela manhã de agosto, e, quando os membros do grêmio interromperam a aula, com licença do professor, para convocar a turma toda à passeata pelo *impeachment*, Fábio olhou através da janela da sala e se impressionou com os auríferos raios que transpassavam as copas, aquecendo o cimento da quadra esportiva. A beleza do dia se jungiu à surpresa da notícia, e Fábio experimentou um enleio de contentamento, enquanto os demais alunos se levantavam de suas carteiras, buliçosos, em vozerio chirriante, fechando cadernos, guardando estojos, recolhendo mochilas sobre os ombros, e partiam, deixando atrás o velho professor, calado e tranquilo, a sós com seus pensamentos, a remover pela circulação monótona de um apagador de feltro as inscrições em giz branco espalhadas na lousa.

Fábio desceu ao térreo pela escadaria junto de seu colega Bernardo, que não se continha de excitação, assobiando alto com dois dedos em argola dentro da boca. À sua frente, outro colega, Lauro, de pulsos erguidos, gritava: "É hoje que vamos derrubar o homem!"; e Valéria, com olhos esbugalhados, completava: "Vamos andar até Brasília se for preciso!"; e ainda Juliano, bradando aos céus, ameaçava: "Vamos acabar com todos aqueles corruptos!", cada um deles a seu turno provocando urros e palmas dos circundantes. Próximo ao portão de saída, o diretor da escola recomendava medidas de segurança – "guardem direito os documentos e o dinheiro", "cuidado ao entrar no vagão do metrô" – e os inspetores exortavam ao civismo – "não joguem lixo na rua", "não provoquem confusão". Já do lado de fora, as nove turmas do colegial – trezentos e sessenta adolescentes no total – se foram arregimentando ao longo das calçadas. Sobre o asfalto, um PM impunha ordem ao trânsito, garantindo uma faixa de livre rodagem, traçada por meio de cones. Alunos haviam formado ondeante fila no orelhão para avisar as mães em casa. Outros acorriam à padaria na esquina para comprar provisões. Um membro do grêmio cortava pressuroso por entre a multidão, anunciando que o destino seria a Candelária, por meio do metrô do Largo do Machado, e de lá até a Cinelândia. Membros de sindicatos distribuíam cornetas de plástico e apitos. Arvoravam-se aqui e ali por sobre as cabeças bandeiras diversas com logotipos de partidos e de movimentos sociais. Mais à frente, meia dúzia de alunos haviam desfraldado uma longa faixa, em que se podia ler a inscrição: "Ética na Política!", estendendo-a sobre a via. Um peralta magricela, vestido com uma camisa da UNE, os cabelos ocultos sob um lenço azul, havia trepado sobre um caixote de madeira e principiava a pronunciar um discurso, com sotaque nordestino, através de um megafone.

Em pé, próximo ao muro do colégio, Fábio assistia junto de Bernardo a toda a movimentação quando duas meninas surgiram de supetão na sua frente. Eram Janaína e Bruna, colegas do primeiro ano, ambas com as faces pintadas em metades de azul e de amarelo. Enquanto Bruna enlaçava o braço de Fábio com um retalho de tecido preto, Janaína interpelava o outro, segurando duas latinhas de tinta, com um sorriso de empolgação:

— Bernardo, deixa eu te pintar?

E antes que Bernardo pudesse dizer qualquer palavra, a menina se pôs a espalhar com pincel ágil e proficiente a tinta sobre a sua cara. Fábio fez que não para Janaína, balbuciando que era alérgico à tintura, e pôs-se a escutar o discurso do líder estudantil:

"Camaradas, hoje nós vamos pedir uma única coisa: justiça! Justiça contra um representante que traiu o seu povo! E justiça a favor de uma nação que não aceita mais ficar calada diante da corrupção! E pedir justiça não é direito, é nossa obrigação! Nós temos obrigação de vigiar, pois agora este país não é mais uma ditadura! Nós ganhamos a luta contra a ditadura e pouco tempo atrás nós entramos numa nova era, porque nós – o povo brasileiro

– nós fundamos um regime democrático e constitucional! E numa democracia, quem tem a responsabilidade de exigir ética e justiça é o povo! Nós é que somos agora os guardiões da democracia! Então vamos exercer o direito de manifestação que conquistamos a duras penas com a Constituição pra exigir ética e exigir justiça!".

Em meio àquele zum-zum-zum, aturdido sob o eco das palavras de ordem, das salvas de palmas e dos gritos da multidão, um pouco irritado com o estrídulo dos apitos, Fábio se dava conta da tremenda novidade daquele evento. Aquela seria a primeira vez em que Fábio participaria de uma passeata. Jamais havia cogitado tal possibilidade. Será que ela merecia o encerramento precoce do dia letivo? Até então isso só ocorrera nas raríssimas ocasiões em que a turma saíra para um passeio – uma visita a museu, uma excursão a monumento histórico – ou nos dias em que algum tipo de problema coletivo se instalara, a exemplo da manhã em que se interrompera o fornecimento de água, ou do dia em que se noticiara a morte de um professor muito querido pelos alunos em um assalto. Era certo que o assunto do *impeachment* se havia ejetado das manchetes de jornais e noticiários televisivos e transposto rapidamente os muros do colégio, para dominar uma fração significativa das conversas de corredor e das rodas do recreio. Fábio passara a escutar os papos sobre tesoureiros e doleiros, sobre financiamento ilegal de campanhas, empréstimos no Uruguai e reformas de jardins palacianos, sobre gente viajando em jatinhos executivos e sacando quilos de ouro em barras, sobre "contas fantasmas", "cheques voadores", "notas frias". O Nuno, da turma de Fábio, um moreno de cabelos encaracolados, estava entre os que mais se entusiasmaram com o processo. Lia diariamente e na íntegra as imensas reportagens a respeito do tema em três dos principais jornais, interessava-se por tudo o que ocorria na Comissão Parlamentar de Inquérito, conhecia os nomes, os partidos e os perfis ideológicos de todos os deputados e senadores envolvidos. E se engajava. Certo dia, Nuno entrou em sala com um recorte de jornal na mão e dirigiu-se para a última fileira. Calçava como sempre suas sandálias trançadas e portava sua irrenunciável bolsa de couro pendurada no ombro. A aula já estava para começar: o professor aprontava giz e apagador junto ao quadro negro, e os demais alunos se ajeitavam para o início da lição. Então, Nuno fixou com tachinhas a notícia – uma manchete do Jornal do Brasil – no feltro da parede. Retesou-se com o queixo erguido, o peito estufado de idealismo, os olhos de predestinado direcionados para o teto, e gritou:

— VIVA A DEMOCRACIAAAAAHHHHH!

Os demais alunos se assustaram, emergiram os murmúrios, casquinaram as risadinhas e finalmente todos explodiram numa salva de palmas. Nuno permaneceu em pé, confirmado em seu gesto de ousadia, saudando os colegas de lado a lado com um sorriso ancho de triunfo no rosto. Mas Janer, o professor, com seu corpanzil morrudo e seus braços tentaculares, atalhou imediatamente, num berro estrondoso:

— Nuno, pare já com essa palhaçada! SENTADO E CALADO, JÁHHH!

Vindo de um professor que até então se servira duma fala aveludada e condescendente, dosando em conta-gotas de eloquência monótona as informações aos alunos, aquela fúria não pôde deixar de surpreender a todos como trovão em dia claro. Houve um estupor geral. Janer se lançou de cima do estrado com punhos cerrados, quase como se a preparar para uma agressão física. Parou no meio do caminho, entre duas fileiras de carteiras, com o maxilar trancado, a jugular protuberante no pescoço, olhos a dardejar faíscas de cólera. Nuno se recolheu ligeiro ao assento, lívido e sarapantado como salamandra ao esconderijo. Os demais também se aquietaram em seus lugares, retendo nas goelas uma comichão de riso nervoso. O professor então prosseguiu sentencioso com uma admoestação longa de cinco minutos, durante os quais, floreteando o dedo indicador, rígido e ameaçador, expendeu sobre a necessidade de se ter respeito, sobre a importância da ordem em sala de aula, sobre a consciência ética que deve começar com o próprio comportamento, sobre o fato de que as coisas têm cada uma seu momento e seu lugar. E terminou por enviar o indisciplinado para fora da sala, sob os cuidados do inspetor, à presença do diretor, que, devidamente informado do incidente, decidiu impor-lhe uma suspensão de três dias.

Outro episódio ocorrido naquela época se deu quando os membros do grêmio entraram na sala e anunciaram que a TV Manchete viria ao colégio no dia seguinte para entrevistar alunos sobre a pauta da ética na política. Aureliano, o presidente do grêmio, tinha tomado a palavra. Ao explicar que os jornalistas fariam um debate acerca do problema da corrupção, que procurariam conhecer as ideias dos alunos sobre a democracia, e que lhes perguntariam se eram contra ou a favor do *impeachment*, Aureliano fez um aparte:

— Nós do grêmio sugerimos que a resposta de vocês seja *a favor* do *impeachment*.

E Aureliano continuou sua exposição como se nada houvesse ocorrido. Decerto tudo teria prosseguido seu curso normal, não fosse o incômodo que as palavras de Aureliano despertaram em Plínio, o colega sentado na fileira logo à frente de Fábio. O semblante torturado de Plínio evidenciava que sofrera um doloroso aguilhão na alma com aquele aparte do presidente do grêmio. Depois de coçar nervosamente os cabelos e olhar para os lados, Plínio se levantou abruptamente, apontou com o braço esticado para Aureliano e falou com uma voz contundente, quase ao nível da vociferação:

— Você não tem nada que dizer o que eu devo pensar sobre o *impeachment*!

As palavras de Plínio a princípio impuseram um átimo de silêncio na sala; os membros do grêmio se entreolhando, o professor entre dizer algo e calar hesitando, os alunos hirtos em suas cadeiras. Aureliano então retrucou, a meia-voz:

— Eu não quis impor nada a você...

Fabiana, ao lado de Plínio, se solidarizou com a revolta do colega; Inácio, outro membro do grêmio, se juntou a seu turno a Aureliano; do lado de cá, Lourenço se manifestou a favor de Plínio. E num crescendo de ditos e desditos, de prós e contras, de peraís e mas-olha-sós, foi se instalando uma bulha geral na sala, todos prorrompendo em falatório ensandecido, uns concordando, outros discordando, uns condenando, outros absolvendo, uns concluindo e sentenciando, outros ponderando e reconsiderando, uns protestando que era preciso respeitar o direito de opinião, outros afirmando que o Presidente da República era claramente corrupto, uns aduzindo que ainda não havia provas, outros insistindo na evidência indiscutível dos crimes de responsabilidade, uns reivindicando o direito à liberdade de consciência, outros lembrando que a democracia no país ainda era muito nova. A barafunda se estendeu por minutos, até que afinal o professor se decidiu a impor ordem, sobrepondo-se a todos com um "shhhHHHH" raivoso e despedindo os membros do grêmio para fora da sala.

A excitação que o colégio vivenciava naqueles dias em torno do *impeachment* haveria de atingir o ponto de ebulição. E Fábio, agora, no meio daquela multidão, indagava-se qual seria o melhor caminho: voltar para casa – onde poderia tocar um pouco de piano, ler mais algumas páginas do *Moby Dick*, completar os exercícios de francês e assistir ao filme do Kurosawa antes de devolver a fita à locadora – ou seguir com a procissão. Esta segunda alternativa implicaria esforço físico muito maior. Fábio visualizou o percurso na sua mente, percorrendo toda a extensão da rua das Laranjeiras, desde o Cosme Velho, tomando então o metrô no Largo do Machado até Uruguaiana, entrando na avenida Rio Branco, e descendo finalmente até a Cinelândia. Talvez nunca tivesse vencido a pé uma distância tão grande na cidade. A andança haveria de durar até bem depois da hora do almoço. Fábio considerou todas as longas horas em que haveria de ficar na rua protestando. Indagou às próprias pernas se teriam forças de aguentar até o final. Mas, em meio àquela atmosfera incendiária, se foi convencendo de que não lhe faleceriam músculos ao trajeto.

Então a passeata se moveu. O agrupamento se adensou e orientou em direção descendente na rua à maneira de um batalhão em exercício. Os líderes na linha de frente, carregando a enorme faixa da "Ética na Política!", berravam palavras de ordem, encetavam cânticos e imprimiam a velocidade adequada ao conjunto. A vaga de estudantes logo se encontrou com a do colégio Sion, situado logo abaixo na primeira curva. Longe devia reverberar a vibração das palmas batidas sincronicamente, o estro dos cantos ensaiados, a convicção inabalável das interjeições gritadas ao vento. A massa se avolumava gradativamente com a adesão de passantes curiosos e de moradores que desciam dos prédios, imantados pela empolgação da romagem. Passaram pelas esquinas da rua General Glicério, de onde desciam troços de pedestres que se integravam à coluna, e, ao perfazer a curva da rua na altura do chafariz, Fábio pôde ver toda a extensão do cortejo, que já devia agregar mais de mil, quem sabe duas mil pessoas. Considerou que aquilo era um processo apenas no seu início, que o ajuntamento constituía somente uma fração do todo, que ele ainda ganharia muito corpo pela adição de outras tantas hostes de colegiais, de universitários, de trabalhadores e de profissionais liberais, de aposentados, de cidadãos de origem e classe diversas, oriundos de múltiplas regiões da cidade. Quantos manifestantes convergiriam afinal para a Cinelândia? Quinhentos mil? Um milhão?

Em meio àquela elucubração, toda a circunstância se reapresentou no espírito de Fábio sob perspectiva mais elevada. Supôs que talvez estivesse pisando o epicentro de alguma coisa tremenda, de um acontecimento memorável. Lembrou das aulas de Sérgio Tardes, seu professor no primeiro colegial, sobre a Revolução Francesa, narrada como um acontecimento soberbo, sublime, mítico até, um divisor de águas no destino do Homem, uma quebra de paradigmas entre o mundo que ele deveria rejeitar e o que deveria reverenciar. Lembrou das lições do Varsal, seu professor de história brasileira. Recordou os mais célebres eventos do século passado, o Congresso de Viena, as revoltas de 1848, a Comuna de Paris. E ainda os Dezoito do Forte, a Revolução de 1930, o golpe de 1964. Fabulando cenas mais ou menos longínquas, indagava-se Fábio sobre o valor e o significado daquela manifestação que agora presenciava e na qual haveria de gastar boa parte do dia. Participar de um fato histórico jamais fora coisa de que ele houvesse cogitado. Nunca lhe passara pela cabeça que o futuro pudesse fazê-lo testemunha ocular de um capítulo relevante da vida nacional. A ideia mesma de História com H maiúsculo sempre lhe soara um tanto etérea, algo que se estudava nos bancos escolares, só muito depois de acontecer no mundo real; algo em relação a que se deveria estar sempre atrasado. Apesar de razoavelmente reconfortado com a justificativa do evento, e encorajado pelo ruído febril produzido pelos manifestantes, não encontrou disposição de bradar e cantar junto com todo mundo.

A manifestação passava pelas esquinas da rua Alice. Movia-se compacta, embora os colegas da turma se houvessem dispersado, e Fábio não mais conseguisse identificar onde estavam os líderes do grêmio. Carros não mais passavam na rua, que havia sido interditada abaixo e acima no bairro pela polícia. Manifestantes iam e vinham de um lado a outro do asfalto, agitando bandeiras, soprando apitos. Pais de mãos dadas com suas crianças carregando balões e casais de idosos diversificavam, em trechos, a composição majoritariamente estudantil da massa. Indivíduos fantasiados personificavam presidiários farsolas, políticos rapaces, estelionatários endinheirados, financistas agatunados. Um destacamento de guardas municipais observava à entrada da rua Sebastião de Lacerda. Ambulantes carregando isopores nos ombros vendiam cerveja, refrigerante e água mineral.

Foi naquele instante que Fábio se surpreendeu.

Ao olhar para a esquerda, percebeu na distância de uns dez metros a presença de uma moça de rosto conhecido. Era uma menina de quem ele não sabia o nome, mas a quem ele se lembrou poder designar por "diva". Recordações em *flashes* rápidos lhe assomaram à memória. *Sim, é ela*, pensou Fábio. Ela, que aparecera na calçada à frente do colégio em duas ou três sextas--feiras, por volta de meio-dia, ao término da aula, e ficara a conversar com suas amigas, enquanto Fábio a observava desde o janelão do terceiro andar. Ela, que surgira certa vez próximo à entrada do Britannica, na rua Marquês de Pinedo, passeando seu cão Basset preso a uma coleira, quando Fábio chegava para a aula de inglês. Ela, que Fábio vira certo dia atravessar a rua Voluntários da Pátria, próximo da Cobal, carregando um buquê de flores do campo. Ela, que Fábio flagrara tomando uma casquinha na sorveteria Itália de Ipanema, braços dados a uma senhora idosa, decerto sua avó. Ela, que havia marcado presença na última festa junina do colégio, vestida a caráter, com um vestido de rendinha e sardas de rolha queimada nas bochechas, para o deleite de Fábio, que ficara, junto à barraca de canjica, admirando seus rodopios e genuflexões ao dançar quadrilha.

É ela sim, pensou Fábio, ali, bem na sua direção. Por um momento, Fábio a fitou quieto, ela andando à frente com uma amiga ao lado, ele se perguntando afinal como é que pôde topar com aquela moça em tantas ocasiões, em tantos lugares, e até então não soubesse o nome dela. Jamais se haviam falado, exceto pela ocasião em que se cumprimentaram rapidamente na festa na casa do Caio, em que Fábio entrara de penetra por influência de Geraldo, um conhecido seu. A casa ficava quase ao final da rua Stefan Zweig, a rua da LOB, onde Fábio jogara partidas de tênis esporádicas com Geraldo e outros frequentadores. O aniversário havia congregado umas oitenta pessoas que se serviam avidamente das cervejas imersas em gelo dentro dos latões e dançavam em torno da piscina. Fábio quedou-se junto a Geraldo, no canto próximo à churrasqueira, de onde podia observar a diva, que permaneceu inclinada sobre um dos bancos almofadados dispostos sob o caramanchão, conversando com uma amiga. Fábio voltou a pé para sua casa, no alto da rua Itamonte. Demorou a cair no sono naquela noite, tentando lembrar o nome da moça. Deitado de bruços, repetiu a cena em que a cumprimentava: "Oi, tudo bem?", ao ser apresentado a ela por Caio, que a designara por "minha diva". Fábio cria que o nome dela começava com a letra L. Laura? Lara? Laila? A música estava muito alta e ele provavelmente não escutou direito. Ou talvez não prestasse suficiente atenção, pois demorava-se no instante a fitar todo o perímetro dos lábios da moça, que se abriam em um sorriso, e a reparar nas ondulações dos cabelos, na pubescência das bochechas, na saliência dos ombros, sobre os quais as alças do vestido lilás, de tão delicadas, pareciam pender sem de fato tocá-los.

A passeata havia, àquela altura, adquirido o dobro, talvez o triplo do comprimento original. Em certos trechos a densidade dos manifestantes aumentava, com aglomerados múltiplos de estudantes abraçados, em passos sincopados, marchando em fileiras. Em outros trechos, abriam-se vazios provisórios onde era possível movimentar-se com mais liberdade. Fábio apertou o passo ligeiramente e se aproximou da diva, pelo lado da amiga, mas mantendo alguma distância de cautela. A moça se movia com pisadas suaves, numa postura hirta, mas mantinha uma face descontraída. Conversava algo engraçado e sorria para a amiga. Fábio reparou em sua roupa. Ela usava uma blusa de algodão azul-claro e uma bermuda jeans, daquelas que tantas meninas usavam, e que pareciam recair como uma seda sobre sua pele, reconhecendo em detalhes o molde ao corpo. Calçava sandálias melissas, que já estavam fora de moda havia anos – pelo menos era essa a convicção de Fábio. No detalhe e no conjunto, a diva o seduzia. E ele se deixava inebriar de todos os gestos da moça: no adejar da cabeça ao falar à companheira, no levantar o queixo para dizer palavras de ordem, no floretear de uma bandeirola do Brasil.

De repente, ela ajeitou com as duas mãos os cabelos por sobre um lado do colo e olhou para trás. Imediatamente, Fábio desacelerou o passo, com receio de ser notado. Pôde finalmente ver seu rosto inteiro e confirmar os traços e os detalhes que até aqui ele só captara através da memória. Ela tinha uma pequena mancha no lado esquerdo do pescoço e uma constelação de ínfimos sinais que lhe ornavam a cútis na região do nariz. Seus olhos castanhos se abrigavam sob órbitas acentuadamente comprimidas nas extremidades, que conferiam algo como uma tristeza natural a seu olhar. Talvez fosse aquele traço o que nela mais fundamente o atraía. Fábio se indagou quando foi afinal que ele havia visto aquela menina pela primeira vez.

Ela desvirou o rosto. Teria reparado na sua pessoa? A Fábio pareceu que ela havia colhido sua presença na torção fugaz do pescoço. Mas então por que não acenou para ele? Duvidou de que ela o tivesse reconhecido. De outro modo, ela teria dito alguma coisa ou ao menos gesticulado um "oi" com a mão. Fábio sofria de uma ligeira tensão, de uma excitabilidade confusa.

Olhou para o céu. O azul era completo, mas o frescor de inverno tropical impedia o sol de combalir o passo na andança, que já ia longa. Seu colega Bernardo se aproximou e Fábio lhe pediu um trocado emprestado para comprar um biscoito.

— Você não estava querendo ir embora pra casa? — perguntou-lhe Bernardo, ao retirar da carteira uma nota de dez mil cruzeiros.

— Resolvi ficar um pouco mais, vou ver até onde aguento.

Fábio atafulhou o dinheiro no bolso. Seguia o passo da multidão, mantendo a diva em seu campo de visão. Ela estacou por um instante, olhando à volta, como se procurasse alguém, puxando delicadamente pela ponta a trança do cabelo. De relance, notou a presença de Fábio e acenou com a mão. Desprevenido, Fábio correspondeu com um gesto canhestro, procurando manter-se no seu passo.

Ela me reconheceu, pensou Fábio. E um júbilo repentino demudou seu ânimo; um alívio nevrálgico lhe percorreu os membros, distenderam-se-lhe músculos, sua respiração se amainou. Os pensamentos se rearrumaram na sua cabeça, novas diretivas se impuseram à sua vontade. Olhou para os prédios à direita, ajeitou a camisa sobre a calça, verificou a hora no relógio de pulso, segurou com mãos ávidas as alças da mochila. A realidade inteira se ia transfigurando no horizonte cognitivo de Fábio, à vista do aceno de mão daquela menina.

A passeata já alcançava a rua Leite Leal. Fábio olhou para a barraca do florista que ficava logo à sua entrada, bem em frente às Casas Casadas. Atravessou o aglomerado de passeantes e foi falar com o vendedor, que jazia sobre um banquinho a escutar algo num radinho de pilha.

— Você tem rosas pra vender?

Não havia rosas, nem flor alguma, só restavam vasos de plantas e xaxins à venda. Fábio prosseguiu seu passo, a indagar-se onde encontraria o próximo florista. A rua devia dispor de outros desses anjos providenciais. Ele podia jurar que havia um debaixo do viaduto no cruzamento com a rua Pinheiro Machado, e outro na frente das Lojas Americanas, e ainda um último, isso era certo, no próprio Largo do Machado. Fábio se acalmou. Sabia que podia contar com os floristas de rua, aquelas almas abnegadas, que nunca cerravam portas, vigiando dia e noite dentro de suas cabanas, ao serviço dos amantes da cidade. Durante seu primeiro namoro, Fábio havia recorrido aos floristas várias vezes, a primeira das quais ele ainda retinha na memória. Foi numa manhã de domingo. Na véspera, ele havia comparecido a uma festa de aniversário na casa de seu amigo Hugo, em que Karina, uma loirinha tímida, aluna de turma, tomara um porre. Havia uns meses, Fábio notara que Karina lhe dirigia olhares na sala de aula, passou a se amigar com ela, mas não tivera ocasião de se decidir se gostava mesmo da colega. Na festa de Hugo, entretanto, Karina caiu no chão após vomitar, e coube a Fábio carregá-la para o banheiro, com ajuda de duas outras amigas. Na manhã seguinte, Fábio acordou com algum enjoo pouco depois das oito horas da manhã, tomou uma chuveirada fria, vestiu camisa e bermuda, pegou um táxi até a rua Hermenegildo de Barros, na Glória, saltando na frente da casa de Karina. Ao pagar o taxista, ocorreu-lhe a ideia de descer até o início da rua Cândido Mendes. Não havia ninguém nas calçadas, o bairro parecia imerso em sono profundo. A cabana do florista estava com a porta fechada. Fábio bateu e esperou, supondo que não haveria ninguém – pois até os floristas deviam ter família. De dentro surgiu um senhor, um pouco grogue, cabelos desgrenhados, tirando remela dos olhos. Fábio comprou dele uma rosa. Voltou à porta da casa de Karina e tocou a campainha; ela surgiu – cerca de vinte minutos depois que sua mãe a fora buscar – com o rosto inchado, um bafo etílico e um sorriso troncho de sonolência.

Sim, Fábio sabia: os floristas de rua lhe haviam sido sempre leais. Mas ele agora se preocupava. Assombrava-lhe a possibilidade de não encontrar rosas pelo caminho. Talvez estivessem em falta no mercado. Talvez não fosse a época da florada. Não conseguir uma rosa – ou pelo menos uma margarida – seria o fim. Fábio considerou correr até o próximo florista, no cruzamento do viaduto. Lançou um olhar à frente e se deu conta de que o cruzamento ainda estava longe, ir até lá seria perder precioso tempo na busca, sem ter certeza do resultado. Vasculhou na memória a possibilidade de haver algum florista mais perto, alguma opção mais à mão, menos arriscada. A dúvida o acossou, deixando-o confuso e agastadiço, na incerteza do que fazer. Uma alternativa desesperada então lhe ocorreu. Deu meia-volta e se encaminhou pela calçada, no contrafluxo da passeata, olhando para dentro das lojas à esquerda.

Chegou à livraria, que ficava em face do Clube Hebraica. Deteve-se à vitrine de vidro, em que se exibiam os lançamentos literários do mês. Dentro da loja, os atendentes vestiam preto — quiçá em homenagem aos manifestantes —, e alguns poucos clientes revistavam as estantes. Fábio se tomou de lembranças dos anos em que frequentara aquele estabelecimento, que fora a "sua" livraria desde a infância. Havia algum tempo que Fábio não entrava nela. Ali, sua mãe, certo dia, lhe dissera, quando ainda tinha nove ou dez anos:

— Filho, aqui nessa loja você pode comprar tudo que quiser...

Aquela frase calara fundo no espírito de Fábio. Uma outorga de poder totalmente inusitada, considerando-se as regras para ele até então vigentes em matéria de pecúnia. Desde bem cedo, seus pais haviam imposto limites estritos à sua capacidade aquisitiva, aparando-lhe os ímpetos de consumo. Pizza, hambúrguer, cachorro-quente e refrigerante somente nos fins de semana. Torta de morango apenas como prêmio para notas "Muito Bom" no boletim. Nas visitas ao shopping, duas fichas para o fliperama e nada mais. Roupas da Company só durante a liquidação. "Não" para o carrinho com controle remoto; "não" para a raquete de tênis em grafite; "não" para a bola de vôlei Mikasa; "não" para o tênis importado. Até mesmo o Atari só aportaria em sua casa tempos depois que se havia instalado nos quartos de muitos colegas da classe. Acostumado a tal regime de austeridade, Fábio se impressionou ao escutar da mãe que naquela livraria ele poderia ser como um homem rico. A princípio, considerou em termos econômicos a proposta. Ela significava um polpudo incremento patrimonial. Quando a mesada surgisse sobre a sua escrivaninha, ele saberia que, além daquele numerário, haveria um adicional – em bens – a somar no ativo. Mas Fábio logo compreendeu que havia mais naquela generosidade do que a pura vontade de agradar a um filho; que, na realidade, depurado do amor incondicional que o embalsamava, o ato consistia numa grave injunção: "leia". Concluiu que, reciprocamente, ele também agradaria sua mãe se frequentasse aquela livraria. E para lá se dirigiu, de quando em quando, a princípio acompanhado, depois sozinho, para cumprir o mandato que ela lhe havia outorgado. Lá ele compraria histórias ilustradas de personagens mágicos e mundos encantados; depois, seus exemplares da coleção Vaga-Lume, das aventuras de Júlio Verne e dos contos completos de Sherlock Holmes; passaria então para os policiais de Agatha Christie, versões abreviadas dos romances de Victor Hugo e de Dumas e algum *best-seller* de Rubem Fonseca. Nas últimas duas vezes em que visitara a loja, influenciado pelo professor de literatura, Fábio fora explorar a estreita prateleira de poesia. Achou uma edição de *Eu*, de Augusto dos Anjos, cujo soneto *Vandalismo*, lido em sala de aula, o fascinara instantaneamente. Pescou também uma coletânea de poemas de Alphonsus, cuja *Ismália* também fora objeto de lição escolar. Comprou, finalmente, três outros volumes de poesia francesa, pela qual Fábio começava a se interessar naquela altura, em que seus voos pela literatura adquiriam mais e mais autonomia. Foi quando passou a frequentar outras livrarias, sobretudo os sebos do centro da cidade, que lhe franqueariam uma nova fronteira de descobertas, um horizonte ampliado de exploração pelo mundo literário.

Ao olhar através da vitrine, Fábio divisou sobre o balcão do caixa um jarro delgado de vidro, dentro do qual se dispunha uma flor, com o caule imerso em água. Fábio foi até o vendedor, um rapaz na casa dos vinte e tantos, que o reconheceu com um sorriso de satisfação:

— Como vai a poesia?

Fábio o cumprimentou e lhe explicou que precisava de uma rosa naquele momento. Apontou para a flor no jarro, perguntando se ele venderia.

— Quanto você quer pagar por ela?

Fábio retirou a cédula que dez mil cruzeiros que Bernardo lhe havia entregado, desamassando-a com as pontas dos dedos. O vendedor olhou com o um ar desencorajado para o dinheiro daquele intrépido cliente e soltou uma risada áspera, como se a dizer: "que miséria!". Fábio se ressentiu do desprezo à sua oferta. Reinseriu a nota no bolso, desajeitado. O vendedor então propôs:

— Olha, se você me recitar dois versos daquele Verlaine que eu te vendi uma vez, eu te dou essa flor.

Era um desafio. O efeito foi imediato. Foi como se o vendedor tivesse intuído a vaidade na alma do seu cliente. Fábio recuou um passo ante aquela proposta, tal qual um boxeador a fechar a guarda em face do oponente. Estudou o rosto do vendedor, que lhe fitava com um sorriso maléfico. O desafio era a sério. Já o dinheiro não mais importava, e nem mesmo o prêmio. O livro de poesia, Fábio lembrava agora exatamente qual era: uma coletânea em brochura de capa roxa, tradução em português. Adquirida ali com aquele vendedor gaiato, que na ocasião falava – pelos cotovelos – de sua paixão por Villon, a quem um dia sonhava ler no francês original; de seus próprios poemas, escritos durante madrugadas insones, que pretendia publicar em breve; da sua tristeza para com o desprezo do mundo atual pela poesia; da sua namorada mineira, segundo ele uma parente distante de Drummond.

Fábio recordou aqueles detalhes do dia em que comprara o Verlaine. Porém, ao tentar recordar um verso da coletânea, nada lhe acudiu à mente. Irritado, gesticulou um "péra aí" ao vendedor. Abaixou o queixo, calado, olhando os próprios tênis, enquanto o outro lhe aguardava a resposta. Fábio listou na memória diversos vários poemas que já sabia de cor. Recitação era um exercício que lhe propiciava grande contentamento. Havia tomado por hábito – à recomendação de um conhecido seu, mais velho – ler em voz alta um poema todas as noites ao deitar-se na cama e se esforçar por rememorá-lo de manhã ao acordar. Tinha certeza de que devia poder lembrar de algum poema do poeta francês. Demorou-se ainda um instante na captura. Nada, porém, lhe assomou à memória. Abanou a cabeça afinal, resmungando uma desistência quase inaudível ao vendedor, que, entretanto, colheu a flor no jarro e lhe estendeu, dizendo:

— Você me deve uma!

Fábio agarrou a flor com um lance brusco do braço e saiu a passos rápidos porta afora da livraria, na direção da passeata, que já ultrapassava o Instituto dos Surdos.

Sobre as calçadas, a multidão deixava atrás de si um rastro de garrafas e latinhas de cerveja em meio a manchas esparsas de papel picado. Aqui e ali se via o lixo previsível da ocasião: uma alça rasgada de mochila, uma espiral de caderno, rojões descarregados, canetas pilot sem tampa. O termômetro de rua quebrado acusava – também previsivelmente – uma temperatura surreal de 56 graus centígrados.

Fábio se reintegrou à passeata e foi quando se deu conta de que havia uma agulha para achar e o palheiro se havia avolumado com as hordas que chegavam das ruas Soares Cabral e Pereira da Silva. Olhou à volta, nervoso. Eram dezenas, centenas de pessoas no seu campo de visão. Avançou em percurso sinuoso por entre os protestantes até a metade da coluna; aproveitando-se de estreitas lacunas, esgueirou-se rápido para o lado esquerdo, subiu de um pé só em um gelo baiano da calçada, tentou captar um panorama mais aberto do movimento, na esperança de encontrar seu alvo. Mas a rua estava tomada em toda a largura por uma massa homogênea de uniformes colegiais, e os rostos se divisavam apenas em seus traços mais grosseiros. Fábio já não identificava ninguém conhecido, nenhum colega de turma, nenhuma cara familiar.

Seu ânimo desabou. Sentou-se no gelo baiano, desesperançado. Já começava a sentir um incômodo nas costas. *Coçou o cabelo*, pensou em retornar para casa.

De súbito, ocorreu-lhe uma ideia. Era um último recurso, que, contudo, lhe restituiu imediatamente a vitalidade aos músculos. Ergueu-se, foi até o ponto central da via e caminhou no contrafluxo com o rosto para baixo, olhando somente para os pés dos manifestantes. Fábio buscava um único par de melissas. Era só isso que agora rogava aos astros. Fábio girava a vista de um lado a outro, olhos sempre direcionados para o asfalto.

Foi arritmia o que Fábio sentiu no peito quando enxergou os pés da diva, o sangue fluindo a mil. Ergueu os olhos. Sim, era mesmo ela, ao lado da colega. Fábio se aproximou e lhe estendeu a flor.

A moça sorriu, dizendo "brigada!" com um falsete de surpreendida e lisonjeada. Avançou o rosto para um cumprimento. Fábio correspondeu com dois beijos e pôde inalar o perfume de alfazema que porejava de seu pescoço. Disse ela, ao oferecer a Fábio uma bandeirola:

— Toma essa bandeirinha pra dar força ao movimento.

Fábio colheu-a com um aceno de retribuição e olhou para a amiga ao lado, que neste momento se dirigiu à diva pedindo licença para ir ao encontro de outra pessoa: "Já volto, Maya". Fábio relaxou, duplamente agradecido: a colega deixava-os a sós e com a informação que lhe faltava. Riu-se ao recordar sua confusão com a letra L e se indagou sobre o nome dela. Maya? Nome de civilização primitiva. Bonito, apesar da estranheza.

— Você faz curso de inglês? — indagou Fábio, impulsionado pela circunstância favorável. *É claro que ela faz inglês*, pensou. Que pergunta óbvia.

— Não, por quê?

Fábio silenciou por um segundo.

— Te vi uma vez passando pelo portão do Britannica lá praquele lado...

— Ah, eu moro ali perto... Às vezes vou passear o Bakunin por ali à tarde...

— Bacumi?

— BakuNIN — enfatizou Maya — é o meu cachorro.

— Ah! Claro! — recordou Fábio. — Um Basset, né?

— Não é de raça — respondeu Maya —, minha mãe achou ele na rua...

Fábio gostava de cachorros. Lennon, o Rottweiler de sua casa, era o terceiro que a família possuíra, sua mãe o havia comprado de um criador de Miguel

Pereira. Fábio divagou na ideia de catar um bicho na rua. Considerou os motivos que haveriam de levar alguém a preferir um vira-lata a um animal com *pedigree*. Por um instante veio à memória o pelo escabroso do vira-lata que habitava a viela ao lado da padaria próximo à sua casa. Não adotaria um cão sem dono.

— Tá vendo essa cicatriz? — Fábio perguntou, mostrando a panturrilha.

— Que foi?

— Mordida do meu antigo cachorro, um Dálmata — respondeu. — Fui passar por cima e ele me cravou os dentes... Minha mãe mandou matar.

— Mandou matar?! Tadinho! Pra quê?! — Maya indagou, entonando comiseração. A indignação no olhar de Maya persuadiu Fábio a encerrar o tema da cinofilia. Mas, antes que pudesse propor um novo tópico, a menina atalhou:

— E você, faz inglês?

— Sim, desde a terceira série — respondeu Fábio. — Me ajudou muito no meu intercâmbio na Inglaterra nas férias passadas...

— Legal... Eu nunca fui pro exterior, minha irmã foi pra Bulgária ano retrasado...

— Bulgária? Que legal, num conheço ninguém que foi pra lá.

Fábio recapitulou, um a um, os destinos que seus colegas de classe haviam escolhido para seus respectivos intercâmbios. A maioria havia partido para os EUA. Alguns poucos para o Canadá, para a França, para a Espanha. Houve um que arranhava um pouco de alemão e fora passar dois meses em Munique. De fato, Fábio havia escutado falar muito pouco da Bulgária e considerou que talvez não fosse capaz de apontá-la no mapa.

— Eu gostei muito da Inglaterra — atalhou Fábio, recordativo. — Os dias clareavam às oito e escureciam às três da tarde... parece que a gente tá num outro planeta...

— Não deve ser tão estranho quanto Brasília... — Maya respondeu com uma risada. — Às vezes acho que nossos políticos moram em outro planeta...

Fábio concordou, encantado com a graciosidade daquele riso. O feitio dos lábios dela era parecido com a de seus primos de São Paulo. Talvez ela também tivesse alguma ascendência italiana. Mas seu sotaque era autenticamente carioca, não havia dúvida.

— Você já foi a Brasília? — Fábio perguntou. *Ela provavelmente não foi*, pensou. Ninguém que Fábio conhecesse ia a Brasília. A capital federal era um destino inusitado, um evento raro no cotidiano de todo mundo. Os próprios brasilienses, Fábio elucubrava, eram indivíduos rarefeitos, deviam ser invariavelmente pessoas famosas: políticos, ou ministros, ou embaixadores, ou membros de bandas de rock.

— Nunca fui a Brasília. Dizem que é muito bonita, muito moderna... — respondeu Maya.

Fábio rememorou suas imagens fotográficas de Brasília, que lhe transmitiam a impressão de compor um lugar extremamente feio e frio. Seu pai repetia sempre que a capital era parecida com uma geladeira, "por fora e por dentro". Fábio escutara dizer algumas vezes que Brasília era uma "cidade projetada". Aquilo lhe soava como algo esdrúxulo. Na experiência de Fábio, uma cidade constituía o contrário mesmo de um projeto. As vielas do Rio comprovavam isso, as de Petrópolis, idem. Nos meses que vivera na Inglaterra, Fábio tinha sentido a mesma coisa, embora lá ele se impressionasse com a preservação arquitetônica e com a relativa homogeneidade fisionômica das casas e dos prédios, o que ele não via na capital fluminense, nem em Petrópolis, nem em São Paulo. Brasília também era um tanto homogênea – a dar crédito àquelas fotografias –, mas a dureza monolítica daqueles blocos de prédios não o seduzia nem um pouco.

— É pena que é tão longe de tudo... — completou Maya. — Talvez por isso os políticos são tão insensíveis à voz do povo...

— Será que esse isolamento deixa mesmo os políticos surdos? — indagou Fábio, um pouco hesitante. Nunca havia de fato feito aquela ligação. Supunha que os responsáveis pela escolha de um lugar tão importante quanto o da capital federal deviam ter levado em conta todos os fatores relevantes, todos os critérios fundamentais. Não iam deixar que a população ficasse segregada de seus representantes.

— Surdos e corruptos — redarguiu Maya, com um olhar acusatório.

Fábio adumerava sua interlocutora, cujos passos aparentavam-se mais lentos que os demais. De repente, Maya fez uma careta: sentia algo nos pés. Ao reparar que a fivela de uma sandália estava frouxa, ela se agachou, momentaneamente, apertou e rapidamente se levantou de novo.

— Você fica bonita nestas sandálias — disse Fábio, numa sístole.

— Haha! Pelo menos as sandálias me deixam bonitinha! — respondeu Maya, em tom de provocação. — Mas *brigada*!

Fábio então declamou uns versos de cor:

"A seus pés de talhe fino
Pés graciosos de cetim
Ponho tudo que há em mim
Meu gênio e meu destino"

— Uau! Você é um poeta! — exclamou Maya. — Muito fofo esse poeminha, você não deve votar no PFL.

— São versos de Baudelaire — disse Fábio.

— Eu adoro poesia! Recita mais uma pra mim! – solicitou Maya. Mas antes que Fábio, embargado pelo sorriso da menina, pudesse lembrar-se de outro verso, ela já emendava:

— Meu pai tem vários livros de poesia, ele gosta muito do Octavio Paz. Às vezes, quando vai todo mundo lá em casa jantar, ele abre um livro pra recitar algum poema depois da sobremesa. Tudo fica melhor com um pouco de poesia, né? Eu achei *Anos Rebeldes* tão, tão poético! Você não achou?

— Eu não assisti à minissérie...

— Ah! Fala sério! — Maya franziu o sobrecenho, com um quê de estranhamento. Ele é alienado, ela concluiu.

— É sobre o que, a minissérie?

— É sobre a democracia — redarguiu Maya, com um amplo sorriso, que novamente paralisou a atenção de Fábio — e também sobre a ditadura, sobre a liberdade e o movimento estudantil. A moça ergueu o braço, apontando para a multidão.

— Ah, e é também sobre o amor de um homem por uma mulher — completou Maya.

Fábio seguia com as mãos para trás e os olhos postos ora no asfalto, ora no perfil facial de Maya. No esforço de apagar a imagem de seu sorriso, que se fixara na sua mente, Fábio pensou na palavra democracia. Lembrou-se imediatamente da cena ocorrida havia pouco mais de um ano, quando ele fora passar férias na casa de praia de seu amigo Ernesto, em Angra dos Reis. Estavam no gramado em frente à casa os dois e mais o Danilo, também colega de classe. Haviam voltado de um passeio de lancha, conduzida pelo caseiro, tinham mergulhado na piscina, e agora descansavam, bebendo uma jarra de limonada sob a sombra do caramanchão. Ernesto e Danilo haviam entrado em uma discussão sobre a corrupção na política. Ernesto insistia que o problema só podia ser resolvido "com investimento em educação". Danilo decretara, a seu turno, que a única maneira de resolver o problema era por meio de um novo golpe: "na ditadura pelo menos não tinha corrupção!". Ernesto então se ergueu de súbito, entrou na garagem, foi até a caixa de ferramentas de seu pai, colheu um pilot preto e escreveu em largas letras de forma na parede branca: "DEMOCRACIA". Fábio, que vinha atrás, estancou boquiaberto ao ver a inscrição, de uns cinquenta centímetros de extensão, gravada no esmalte branco. Riram-se os três e, ao chamado da cozinheira, foram almoçar. À tarde naquele dia, enquanto jogava cartas na sala com os dois amigos, Fábio escutou o pai de Ernesto chegando de carro na garagem, a porta do automóvel abrindo e fechando, e logo em seguida o pai a berrar com fúria descomunal: "ERNÉEESTO! ERNÉEEEEEEEEEEEEEEEEEEESTO!".

Fábio seguia a marcha ao lado de Maya e refletia. Que coisa mais insólita não era a democracia. Diziam que ela atendia a um anseio por igualdade, mas Fábio não conseguia discernir bem esse anseio em si mesmo. No rol das suas reivindicações, a igualdade não surgia entre as prioritárias. Fábio não enxergava igualdade em muita coisa. Ao contrário, vivia imerso em uma realidade maravilhosamente desigual, em um universo fabulosamente diferenciado, desuniforme. Na verdade, o igualitarismo constituía para ele uma ideia incômoda, bem mais do que seu oposto. As histórias que escutara a respeito da União Soviética, onde todo mundo tinha o mesmo automóvel, comia a mesma comida e possuía uma única marca de casaco, deixavam-no sorumbático. Recordava nitidamente a alegria que sentira no início do ano letivo anterior – o primeiro do colegial – em que, depois de tanto tempo vestindo diariamente o mesmo uniforme colegial, pôde ir para a escola com uma camisa de sua livre escolha. Um outro motivo de inquietação era a situação cubana. Fábio se exasperava com os rumores de que em Cuba toda a população lia o mesmo jornal. No Rio, havia jornais para todos os gostos e Fábio se maravilhava ao pensar que um único dia, uma única e mesma fração de tempo na história da cidade e do Mundo, podia gerar tantas manchetes diferentes – quiçá contraditórias – a conviver pacificamente, estendidas lado a lado por grampos de arame, nas laterais da banca logo perto da sua casa. E se Fábio intuía que o diário lido por seu pai, à mesa do café, não era o mesmo que seu motorista lia, sentado ao volante do carro, enquanto aguardava o patrão terminar a refeição e se aprontar para o trabalho, tanto mais contente Fábio ficava: literatura variada para interesses diversos. Sim, o igualitarismo se lhe afigurava bem pouco sedutor, e Fábio não sabia bem como justificar a exigência de que os cidadãos devessem ser iguais em poder político. Talvez não devessem. Pelo menos de si mesmo Fábio podia dizer, convicto, que não protestaria caso houvessem de lhe coarctar o direito de voto. Não se sentiria ofendido, nem diminuído na sua humanidade, nem depreciado em seu valor de pessoa. Conhecia muitos indivíduos mais vocacionados do que ele próprio para exercer o poder político com mais desenvoltura. Fábio nunca havia ido às urnas, não havia ainda completado dezoito anos de idade. Já tinha, é certo, os dezesseis anos que lhe facultavam o voto, mas pretendia postergar seu exercício até que fosse obrigatório. Não sentia a urgência, não via sentido algum em ter pressa. E agora que precisava tapar o sorriso de Maya para a democracia, Fábio voltava à discussão de seus amigos Ernesto e Danilo: afinal, seria a democracia preferível à ditadura? A julgar pelo que seus professores diziam, sem dúvida. Entre seus colegas de colégio, os mais engajados – os "bichos-grilos" – tinham ódio da ditadura. Os demais não a defendiam – com exceção do Danilo, claro, mas este era filho de militar. O Plínio era excêntrico, afirmava-se um "malufista", gostava de provocar os bichos-grilos com o bordão do Sivuca, "bandido bom é bandido morto", mas também era – ao que dizia – um democrata. A Fábio uma ditadura soava como algo longínquo, abstrato. Sua infância havia decorrido sob o regime instalado em 1964, mas Fábio só tinha da infância reminiscências felizes, de momentos junto da família, de manhãs passadas no maternal e de tardes inteiras brincando na rua com os vizinhos. Repugnava-lhe, é certo, a ideia do arbítrio e do totalitarismo. As histórias de prisões discricionárias e de torturas o atemorizavam profundamente.

Por outro lado, se fosse para acabar com as chacinas na Baixada, com as balas perdidas, com os desvios de verba do Inamps, com os jetons indecentes pagos aos deputados, com o tráfico de drogas e a favelização, o jugo de um ditador poderia talvez funcionar com mais eficiência do que o de um presidente eleito. De qualquer modo, um ceticismo muito vivo sugeria a Fábio que não acreditasse na extinção da corrupção, fosse pela via democrática, fosse pelo golpe militar. Nos almoços de família, na casa de seus avós, seu avô dizia sempre da ditadura que havia sido tão corrupta quanto pudera, distribuindo "cargos e cartórios" aos amigos de generais, concedendo obras de mão-beijada aos empreiteiros e coisas do tipo. A seu turno, a democracia também havia prometido debelar a corrupção – e quem dera tivesse sido só a corrupção. A despeito da sua tenra idade, a democracia já havia feito inúmeras promessas – "acabar com a violência em seis meses", "reduzir a inflação", "caçar os marajás" – e todas pareciam destinadas a desaguar em frustração, quando não em escândalo. Fábio sentia que, de modo geral, o governo dos homens constituía um aparelho visivelmente disfuncional, indomável, e o pensava frequentemente na figura de uma Hidra, de um Kraken, monstro tentacular, imerso num mar de violência, duplicidade e falsificação.

A passeata chegara ao Largo do Machado e entrava aos poucos no metrô. Fábio seguia atrás de Maya na fila comprida que se formara em frente às escadas rolantes da estação. Muito aperto se fazia entre os que aguardavam sua vez de descer aos trens. Na praça, aglomerados de pessoas deambulavam em direções diversas; grupos de estudantes disparavam palavras de ordem; formações de manifestantes, engatados uns nos ombros dos outros, faziam passos sincronizados e cantavam; crianças sopravam apitos e idosos se inchavam as bochechas, vermelhos, com suas cornetas à boca; muitos atravessavam a rua para comprar alguma coisa de comer nas lanchonetes, ou algum item na farmácia, antes de seguirem caminho.

Foi naquela altura que Fábio se perdeu de Maya.

Depois de descer as escadas rolantes, pulara – como todos os demais – a catraca e, quando o trem se aproximou e as portas dos vagões se abriram, uma chusma de pessoas se adensou no exíguo espaço da plataforma, arrastando Fábio para trás, ao passo que Maya conseguiu enfiar-se dentro do comboio. As portas se fecharam e Fábio ficou sozinho em meio à turbamulta que se avolumava e se apropinquava ao longo da faixa vermelha pintada no assoalho, aguardando a chegada da próxima composição.

Quando Fábio ganhou novamente o ar livre, na rua Uruguaiana, o céu se tinha nublado ligeiramente. Dois helicópteros sobrevoavam a área em círculos. No entorno do camelódromo, um odor de churrasco atravessava a atmosfera. Das caixas de som instaladas acima dos camelôs um samba tentava competir com os cânticos e as cornetas dos manifestantes. O lixo que no chão se acumulara com os copos plásticos, as latinhas, as garrafinhas d'água e os embrulhos de sanduíches deixados pelos pedestres aparentava o rastro de um cataclismo, agravado pela decrépita fisionomia dos muros e pela podridão dos cartazes que se descolavam nos *outdoors*.

A manifestação contornava a esquina, descia pela avenida Presidente Vargas, formava um enorme polo na praça da Candelária, e já adentrava, em grande parte, pela avenida Rio Branco, rumo ao destino final na Cinelândia. Fábio foi percorrendo a passos rápidos todo o trajeto, até chegar à cabeça da passeata, que atingia a rua do Rosário. Um pouco ofegante, parou sob uma marquise, a contemplar o panorama.

Era uma imensidão de gente. Trezentos mil. Quatrocentos mil. Meio milhão. Captados no relance, os semblantes e os gestos dos transeuntes corporificavam a grande excitação do momento: brados desafinados, risadas casquinantes, gargalhadas farsescas, fanfarronadas, rufos de tambores, pulinhos de insolência, palmas, acenos de braços e punhos de vitória. Na avenida, ostentações de camisas em cores berrantes, facécias de fantasias espalhafatosas, exibições canhestras de cartazes, agitos de flâmulas, uma poluição visual de nomes, siglas e símbolos de partidos, de ONGs, de associações. Do alto das janelas dos prédios, à esquerda e à direita, chuvas de papel picado e serpentinas caíam continuamente sobre o asfalto.

Fábio quedou-se por alguns minutos a fitar a massa, desconsolado. Jamais reencontraria Maya naquele tropel. Jamais acharia sua amiga, nem que ficasse nadando por horas naquele rio caudaloso de seres humanos. Foi-se então, andando pela calçada, cabisbaixo, chutando latinhas, recalcando decepções, mastigando a frustração.

Chegou na Cinelândia, onde o movimento era de preparativos. Os garçons dos bares e os funcionários das lojas circunvizinhas cerravam as portas. Indivíduos prendiam uma faixa negra em volta do obelisco no monumento ao Marechal Floriano, com inscrições em tinta branca. Outras faixas gigantescas já haviam sido alçadas sobre as colunas do Teatro Municipal e as balaustradas da Biblioteca Nacional. Em frente à Câmara Municipal, um enorme carro de som se destacava, em cima do qual alguns técnicos testavam o som das caixas e dos microfones. Ambulantes chegavam à praça empurrando carrinhos de rolimã encimados de isopores plenos de bebidas. Um agrupamento da Guarda Municipal aguardava na rua Treze de Maio, e, na esquina da rua Araújo Porto Alegre, PMs bloqueavam por meio de cones a circulação do trânsito.

Deliberado a retornar para casa, Fábio desceu as escadas do metrô e comprou um bilhete com a nota que possuía no bolso. Sentou-se num dos assentos plásticos da plataforma para aguardar o trem e logo tomou consciência da musculatura dos pés, que lhe doíam nos sapatos. Espreguiçou o pescoço, pôs as mãos nas costas, apalpando a tensão nas vértebras. Havia acordado cedo, comera somente um pão doce no café da manhã, caminhara por quilômetros no asfalto duro, em meio ao pandemônio exasperante daquela passeata. Estava cansado. Uma tristeza acachapante lhe derribou o ânimo. Recolheu-se na relativa calmaria que se impôs momentaneamente no subterrâneo. Pensou no trajeto de volta para casa, quis transportar-se imediatamente para a cama de seu quarto, deitar-se no conforto de seu colchão. Aconchegou-se sobre o assento plástico, ajeitou a mochila, inclinou a cabeça contra a pilastra e dormitou.

Por um momento, naquele estado de semiconsciência, imagens penetraram sua mente. Não se poderia dizer que Fábio sonhasse, mas sua imaginação produziu cenas campestres de uma fazenda em algum lugar do interior do Rio. Fábio e Maya chegavam pelo pátio ladeado por flores de bougainville, entravam pela porta principal da sede, ampla e majestosa, apesar do estado combalido da fachada. Agachavam-se para cumprimentar as crianças – os primos pelo lado da mãe de Fábio – que os recebiam lépidas e sorridentes. Cruzavam então o grande salão, contornando a mesa de jacarandá, já pronta para receber os comensais do almoço; deixavam as malas no quarto; encaminhavam-se para a varanda interna, sentando-se em um dos sofás para contemplar o belo jardim, com um gramado verde e rutilante, ornado de roseiras, jasmineiros, quaresmeiras. Os amigos de Fábio, Noel e Jerônimo, chegavam acompanhados de Vitória e Ana Maria, suas respectivas namoradas. A copeira trazia uma bandeja e servia copos de uma batida feita com limões colhidos no pomar. Conversavam sobre poesia. Os pais e os tios de Fábio apareciam para cumprimentar os amigos. Sentavam-se todos à mesa posta do grande salão e aproveitavam longamente a refeição. Saíam depois os seis então para um passeio a pé pela fazenda, passavam pelo decrépito galpão de uma antiga moagem de cana, onde ainda se via a centenária roda d'água, inteiramente deformada pela ferrugem; encaminhavam-se a passos calmos para o curral, passavam em revista os cavalos, alimentando-os com espigas de milho; retornavam pelo lado do bambuzal, chegavam até o lago e se debruçavam sobre a mureta para assistir ao nado plácido de alguns gansos; galgavam afinal o topo da colina, sentavam-se sob a sombra do cajueiro, parolavam e namoravam...

Ao despertar, Fábio escutou um estridor de frenagem metálica. No outro lado da plataforma, o trem parava com violência, as portas dos vagões se abriam, dezenas e dezenas de pessoas, ensardinhadas, saltavam em algazarra rumo à saída. Fábio olhou no relógio, sem saber se havia dormitado dez minutos ou uma hora. Contudo, pelo volume de gente ali no metrô, deduziu que a passeata devia de estar próxima de seu destino final. Ergueu-se do assento, pôs a mochila nas costas e subiu as escadas rolantes.

A Cinelândia estava toda coalhada de manifestantes. Fábio se colocou na ponta dos pés para colher uma mirada panorâmica da praça. As escadarias da Câmara de vereadores e do Teatro Municipal estavam repletas de gente, assim como a rua Treze de Maio. Espichando o pescoço, Fábio logrou discernir a avenida Rio Branco apinhada muito além dos muros do Museu de Belas Artes. A vinte ou trinta metros de Fábio, algumas pessoas se movimentavam sobre o palco do carro de som. Ouvia-se a voz rouca de alguém, amplificada pelos alto-falantes, a discursar febrilmente: *"Alguns vão se perguntar: mas será que tirar o presidente do cargo é suficiente para se ter ética? Para se ter justiça? Pra se acabar com a corrupção? É claro que não é suficiente, todo mundo sabe. Nós temos um monte de problema, a injustiça social é flagrante..."*. Fábio olhou para o palco e lobrigou, ao lado do orador, a cabeleira encaracolada do Nuno, seu colega de colégio.

Sim, é o Nuno, pensou Fábio. O Nuno, um dos engajados. Era um rapaz franzino, mas de olhar insubmisso, autocrático até. Fábio se dava bem com ele, posto que só por contatos superficiais, nos quais adquiriu a impressão de estar diante de um espírito ardoroso, com uma vontade indômita e uma teimosia evidente. Fábio via-o sempre na hora do recreio, calçando sandálias trançadas e portando sua bolsa de couro, nos bancos do pátio, cercado por colegas, a repassar notícias, a elucubrar teorias, a conjurar revoltas.

Fábio foi forçando passagem e se aproximou do carro de som. Em cima dele, o orador continuava ao microfone, com sua voz gutural: *"Mas nada disso serve se nós ainda assim temos um país governado por políticos corruptos, um congresso dominado por interesses escusos, uma política podre, uma oligarquia de coronéis que se mantêm no poder há décadas!"*. A cada pausa na locução, urros, salvas de palmas, uma farfalheira de assobios e cornetas se elevavam por toda a praça. Aqui e lá retroavam percussões: um regougo de zabumba, o retinim de um tamborim, um reboliço de chocalho, uma zoada de pandeiro. Os helicópteros, voando mais baixo agora, adicionavam um ruído estranho ao conjunto, uma espécie de auréola sonora estendida do alto do céu.

O magote se tornava mais denso à medida que o vagalhão de manifestantes terminava de desaguar no pritaneu da Cinelândia. No palco do carro de som, o orador chegava às considerações finais. O Nuno, eletrizado de contentamento, aplaudia-o efusivamente, e voltava a segurar com as duas mãos na barra de apoio do palco. Fábio postara-se bem embaixo do colega, de modo que ele o enxergasse.

Quando o discurso cessou, Fábio ergueu os braços, acenando com as mãos. Nuno o percebeu e retribuiu um aceno, sorrindo. Fábio insistiu, fazendo para que descesse. A princípio, Nuno hesitou, incompreensivo, mas logo atinou que lhe pedia ajuda. Apareceu no pé da escadinha, notando grande aflição no semblante do amigo. Fábio lhe explicou que se tinha perdido de uma amiga. Nuno compreendeu. Cochichou algo no ouvido do companheiro que guardava o acesso e trouxe Fábio para cima do palco, onde uma dúzia de pessoas confabulavam. Nuno pegou no microfone:

— Gente, alguns avisos... — Nuno iniciou, testando com duas pancadinhas o funcionamento do fone. Dirigiu-se a Fábio, perguntando o nome da amiga perdida. "Maya", respondeu Fábio, "não sei o sobrenome".

— Atenção, você que se chama M-A-Y-A, temos aqui o Fábio que se perdeu de sua amiga M-A-Y-A, então Maya, se você puder vir ao carro de som, seu amigo Fábio estará te esperando.

Nuno olhou para Fábio, para certificar-se de que o aviso era suficiente. "*Tá legal?*", gesticulou com o polegar, e, ainda em dúvida, ofereceu o microfone ao amigo: "*Quer falar você?*". Fábio tomou o microfone timidamente, empertigou-se, com o olhar opaco rente ao horizonte, e começou a recitar o poema que, por algum tipo de epifania, lhe assomava cristalino na memória:

Não é mesmo? Apesar dos parvos e maldosos
Que nos vão, é certo, cobiçar o júbilo,
Seremos indulgentes e porventura briosos.

Não é mesmo? Iremos gaios e mansos pela senda
Modesta que nos mostra a Esperança num sorriso,
Que nos ignorem ou reparem, isso é nada.

Nuno riu-se, empolgado. Os demais, contudo, notando o estranho ao microfone, reagiram com perplexidade: *"Quem é esse cara, Nuno?!"*, *"Isso tava no programa?"*, *"Quem deixou ele subir?"*.

> Isolados no amor como em sombrio bosque
> Nossos corações a exalar gentil ternura
> Feito dois rouxinóis a cantar pela noite.
> E quanto ao mundo, quer nos volte sua ira
> Quer nos seja doce, que nos farão seus gestos?
> Pode, se quiser, nos afagar ou nos fazer mira.

Nuno gesticulou a Fábio para que encerrasse, enquanto os demais protestavam agora já com franca hostilidade: *"Aqui não é lugar pra ficar fazendo declaração de amor!"*, *"Tem muita gente pra falar ainda!"*, *"Que gaiato!"*.

> Pelo mais forte e mais caro liame unidos,
> E vestindo ademais armadura adamantina,
> Sorriremos a todos e a nada temeremos.

Então, um dos sujeitos tentou puxar o braço de Fábio, *"Ei, me dá isso aqui!"*, o outro sacudia-lhe o ombro, *"Vamo parar de molecagem!"*. Fábio agarrava-se com duas mãos ao microfone.

> Sem pensar no que a Sorte nos destina,
> Marcharemos assim no mesmo passo,

De mãos dadas, de alma columbina,
De quem se ama...

Com brutalidade, dois sujeitos seguraram os braços de Fábio, enquanto Nuno arrancava-lhe o microfone. Os demais então acorreram para imobilizar e arrastar Fábio violentamente para fora do carro de som. *"Tira esse panaca daqui!"* Empurraram-no por alguns metros, atirando-o sobre o asfalto da rua Alcindo Guanabara.

Ao cair, Fábio topou com a testa no chão e por um segundo apagou-se-lhe a consciência. Ao despertar, Fábio escutou vozes e sentiu que pessoas o acudiam, virando-lhe o corpo: *"Bota ele de costas"*; *"Ele se feriu"*. Fábio sentia um dolorido no crânio. Passou a mão na cabeça, colheu uma mancha de sangue. *"Foi só um corte."* *"Você tá bem?"*

— Estou bem, obrigado pela ajuda, posso me virar.

Ainda tonto, Fábio sentou-se, dobrou as pernas, passou as mãos na cara, abriu e fechou as pálpebras, buscou o foco da visão. Das dezenas de pessoas à sua volta, enxergava apenas os sapatos encerados, os tênis imundos, os chinelos surrados, as solas que enxameavam ao derredor, cruzando em todas as direções. Desde o asfalto se erguia um odor desagradável de urina e cerveja. Alguns manifestantes próximos friccionavam reco-recos. O eco tonitruante dos helicópteros reverberava pela atmosfera. Fábio quedou-se imóvel por instantes, a calcular se ainda possuía o bilhete de metrô, se teria como comprar uma garrafa d'água, pois tinha sede, e se deveria ligar do orelhão para avisar em casa que estava a caminho. Sentia um enfaro, uma raiva brutal de si mesmo e uma vontade ingente de desaparecer daquela praça.

De repente, dois pés estacaram na sua frente. Era um par de melissas.

O PRIMEIRO SHOW

Entraram num táxi rumo ao destino da noite. Dentro em breve assistiriam ao show de seu grande ídolo, um evento extraordinário, pois fazia trinta anos que o artista não se apresentava na cidade.

— Vamos pro Teatro Municipal, por favor — disse Felipe ao taxista, apalpando o bolso para se assegurar de que trazia a carteira de dinheiro.

Ambos se acomodaram no banco traseiro enquanto o condutor acelerava pela avenida Epitácio Pessoa. Felipe esticou o pescoço para conferir se o taxímetro girava na bandeira um. A seu lado, Bruno ergueu o olhar através do vidro da janela e fitou o panorama esplendoroso sob a lagoa Rodrigo de Freitas, notando que a visualidade se perturbava ligeiramente pela presença de uma nuvem carregada que apenas se anunciava sobre o maciço da Tijuca. De manhã o céu surgira claro e Bruno havia descartado qualquer possibilidade de chuva, entretanto agora sua certeza se enfraquecia ante a insinuação daquele nimbo desde o outro lado da montanha. À parte este detalhe, o quadro que Bruno enxergou apresentava os elementos usuais de um anoitecer na Zona Sul em dia de semana, com alto volume de automóveis chegando do centro.

Minutos antes, Bruno e Felipe haviam saído de seus respectivos apartamentos para se reunirem na calçada da rua Nascimento Silva, em frente ao prédio de número 107, o ponto de encontro oficial dos dois amigos. Moravam a poucas quadras dali e sempre quando combinavam algum programa — o boliche de sábado à tarde nem precisava de combinação — bastava-lhes marcar o horário, pois o local era sempre o mesmo. Semanas antes, haviam feito uma seresta ali mesmo, onde chegaram com duas cadeiras de praia, Bruno trazendo seu violão e seus livros de cifras musicais. Passaram a tarde arranhando as canções nascidas no segundo andar do edifício à frente.

Desta vez, ao se encontrarem, algo inusitado contaminava seus ânimos. Além da emoção que, diante daquela fachada, naturalmente experimentavam, nutrida pelo passado, crepitava agora um outro afeto, que apontava para o futuro: a expectativa. Mais alguns instantes e os dois amigos assistiriam pela primeira vez a uma apresentação do ídolo.

— Só me pergunto por que decidiram fazer esse show numa segunda-feira — disse Bruno, enquanto o táxi seguia no trânsito de Botafogo.

— Segundas-feiras no Teatro Municipal têm história — retrucou Felipe, orgulhoso de sua memória detalhista. — Orfeu da Conceição estreou numa segunda-feira no Municipal em cinquenta e seis.

— Foi a primeira parceria de Tom e Vinicius, né? — disse Bruno, recordativo.

— Nós ainda não fomos na Casa Villarino, foi lá que essa parceria começou.

— Eu quero aprender a beber whisky antes da gente ir lá — disse Bruno a sério, mas Felipe sabia que Bruno gracejava. Seu amigo já havia experimentado a bebida algumas vezes, debicando-a furtivamente do copo de seu pai, que todos os dias, ao voltar do trabalho, derramava uma dose sobre duas pedras de gelo, ligava o *home theater* e sentava-se na varanda de seu apartamento no Jardim de Allah, com vista para o mar – um momento precioso de relaxamento antes do jantar, ao som daquela mesma bossa nova cuja apreciação havia transmitido ao filho como um artigo raro de seu patrimônio, em adiantamento da legítima. O líquido ardeu com grande incômodo na garganta de Bruno. Sua rejeição não se restringia a destilados. Mesmo com bebidas menos alcoólicas, como cerveja, ele não se entusiasmava. Vivia melhor na sobriedade, embora se pudesse dizer que sua excitação naquela noite, a caminho do Teatro Municipal, o alçava a um estado de espírito ligeiramente alterado.

— Esse show de hoje bem que poderia detonar uma moda — disse Bruno.

— Como assim? — perguntou Felipe.

— Poderia detonar uma mania de bossa nova, assim, com surgimento de novos artistas, novos grupos, programas de TV...

— Ah, difícil — atalhou Felipe —, olha o som que as pessoas tão curtindo hoje, não tem nada a ver.

Bruno olhou para o amigo e riu do esgar em seus lábios. Tornou a vista através do vidro para as grimpas nubladas do Sumaré.

— Era só viagem minha — disse Bruno —, às vezes, fico imaginando como seria uma volta da bossa nova, já aconteceu de voltarem com tantas coisas piores...

— Isso não impede que hoje seja um *showzaço* — disse Felipe, enfático —, e ainda vai ter canja do Tom, se for verdade o que tava no jornal.

— O que será que os dois vão tocar?

— Eu aposto que vai ser Chega de Saudade.

— Ah, muito óbvio — disse Bruno, gesticulando um não com o dedo indicador de quem, inobstante seus dezenove anos, considerava-se um especialista. — Eu queria que tocassem outra menos conhecida.

Felipe fez que sim com o queixo e, espontaneamente, entrou a refletir sobre a saudade. A recorrência daquela palavra o incomodava. Transformara-se em lugar-comum, em um clichê da bossa nova. O problema para Felipe era que o termo não correspondia à sua experiência. Muitas vezes, ao escutar bossa nova, ele se transportava para a época áurea dela, mas aquilo não podia constituir uma saudade propriamente. Com apenas vinte anos de idade, não conhecera o movimento antes que ele saísse de cena e entrasse para a história.

— Qual foi a primeira vez que você sentiu saudade? — perguntou Felipe, retirando um chiclete do bolso.

— Eu tinha oito anos de idade — respondeu Bruno, após um momento de reflexão —, eu tava na Flórida com minha família, tínhamos ido conhecer a Disneylândia e aqueles outros parques, já devia ser o terceiro mês das férias de verão...

— Essas férias longas assim não vamos ter mais — atalhou Felipe. — Agora, na faculdade, vai ser menos tempo.

— A gente entrou numa montanha-russa daquelas, eu fiquei apavorado, sem conseguir me mexer, e, no final, depois que me tiraram do carrinho, eu disse pra minha mãe: "quero voltar logo pra escola". Ela deu uma gargalhada.

— Ah, eu não tinha nenhuma pressa de voltar pro colégio — retrucou Felipe, gesticulando com a mão. — Aliás, teve um ano que eu chorei no último dia das férias, lembro bem.

No instante, assomaram-lhe à memória os anos escolares. Passou em revista mentalmente o período do primário e do secundário, as recuperações em matemática, a repetição da sexta e da sétima séries, o ímpeto apenas reprimido de desistir dos estudos. Quanto esforço despendido em lições – teorias de física estapafúrdias, decorebas de biologia irrelevantes – que jamais precisaria empregar na vida. Desde cedo, Felipe sempre almejara seguir a carreira do pai, na advocacia empresarial. Orgulhava-se de ter achado desde cedo sua profissão e só queria logo poder trabalhar. Identificava-se, neste sentido, com a história do artista a quem assistiria em breve: entre os irmãos o menos estudioso, já na adolescência firmemente decidido pela música, nunca inseguro do próprio talento, mesmo nos momentos mais difíceis, naqueles idos de 1955, em que a falta de dinheiro e a busca infrutífera por trabalho nas gravadoras deviam forçá-lo à desistência. Felipe se reconfortou com o fato de que agora, tendo justo passado no vestibular, não seria mais obrigado a estudar matérias inúteis e haveria de se debruçar unicamente sobre assuntos úteis à carreira escolhida.

— Se eu pudesse voltar no tempo, eu certamente não voltaria pro colégio — disse Felipe. — Eu voltaria para dezembro de sessenta e dois.

— Dezembro de sessenta e dois? — perguntou Bruno, calculando mentalmente. — Trinta anos exatos?

— Sim.

— Isso seria no show do *Carnegie Hall*? O momento da consagração internacional da bossa, né?

— Sim, mas eu preferiria estar no show que aconteceu pouco depois, no *George Washington Auditorium*, que também teve os três, ele com Tom e Vinicius — disse Felipe, mostrando três dedos da mão —, e foi um show melhor, eles tavam mais relaxados, e com vários contratos assinados.

— Haha, já tavam vendo cifrões por todo lado — disse Bruno. — Mas se eu pudesse voltar no tempo, eu ia voltar pros dias que os três tocaram no *Bon Gourmet*, no Leme.

— No *Bon Gourmet* deve ter sido muito maneiro — concorreu Felipe, empolgado —, era um lugarzinho de poucas mesas, daqueles que você sente o bafo do cantor na sua cara.

— *Aquele sim* foi o ápice absoluto da bossa.

O táxi parou na avenida Rio Branco. Bruno e Felipe saltaram do carro e andaram até a escadaria à frente do teatro, onde havia um grande volume de pessoas, muitas de meia-idade ou já idosas, e um contingente menor de rapazes e moças, uma distribuição etária que Bruno instintivamente atribuiu ao desnível de poder aquisitivo e na qual Felipe vislumbrou o mau gosto musical da gente de sua própria geração. Estavam, no geral, vestidas sem aprumo, notou Bruno, desconfortado. Ele próprio tinha caprichado na roupa ao vestir sua camisa italiana, presente do pai, o blazer castanho e os sapatos de couro, peças que só saíam do armário em ocasiões especiais. Felipe também escolhera um blazer, o mesmo que usara meses antes nas bodas de prata de seus pais, e, ao se arrumar no seu quarto, refletira, com algum espanto, sobre o fato de que até um casamento tão longevo durava menos tempo do que o hiato artístico cujo término ele estava prestes a testemunhar.

Bruno retirou do bolso o ingresso, que já tinha seu destino reservado quando o show terminasse: seria afixado com uma tachinha bem ao centro do quadro de camurça de seu quarto, onde se justapunham fotos, recortes de notícias, cartazes, autógrafos de músicos, toda sua *memorabilia* da bossa nova. Ao olhar para aquele papel retangular, em tons azulados, com inscrições em negro, Bruno se recordou da única vez que viera ao Teatro Municipal com a mãe, anos antes. Na ocasião, ao voltar para casa, após a aula de piano, a mãe o recebeu à porta e lhe mostrou as entradas, dizendo: "hoje à noite vamos ao concerto do Nelson Freire". A Bruno, aquela música soou um tanto solene, em alguns momentos demasiado triste e dolorida. Por pouco não dormiu durante a apresentação. A tentativa materna de lhe incutir o gosto pela música clássica fracassara, e logo Bruno abandonaria o piano pelo violão, ao descobrir, na vasta coleção de discos de um tio próximo, a bossa nova que já havia escutado com alguma frequência pelos rádios ligados em casa e no carro, desde os anos da sua primeira infância.

Encaminharam-se os dois amigos para os portões do teatro, passando por baleiros ambulantes e cambistas que anunciavam os últimos bilhetes a preços escorchantes. Adentraram o saguão luxuoso, onde pessoas formavam rodas e conversavam, ostentando sorrisos. Ao seguirem em direção à escada, reconheceram os rostos de algumas celebridades televisivas: o jovem Carlos, membro dos Orleans e Bragança; João Jorge, célebre artista carnavalesco; Adamastor, o bicheiro; Marco Vargas, cartola do futebol; e Carmen Teiga, socialite, entre tantas personalidades de cuja identidade não podiam suspeitar, gente do *show business* e das finanças, políticos, diplomatas, publicitários, intelectuais, empresários.

Acharam seus lugares no balcão nobre e se acomodaram. Os assentos já estavam na maioria ocupados. Bruno olhou para o relógio de pulso, verificando que faltavam quinze minutos para a hora do show.

No bairro do Leblon, à entrada de um edifício de fachada sóbria, com vidros escuros, um carro parou, freando bruscamente. Do automóvel, saltaram dois homens de compleição robusta, vestidos com ternos pretos. Um deles carregava um objeto longo na mão, envolto numa capa de plástico. Uma mulher surgiu da portaria do prédio, pressurosa. Era a empresária do artista. Ela os conduziu para dentro do prédio, acenando para o porteiro.

— Isso é o pé de cabra? — perguntou a empresária, olhando para o objeto na mão do outro. Ela estava visivelmente nervosa, pois o artista se trancara no banheiro do seu quarto havia mais de uma hora, e seria necessário recorrer à força para retirá-lo da lá. Na mente aflita da empresária se reproduziam, em *flashes* assustadores, os termos da cláusula de penalidades inscrita no contrato assinado para o show, e ela estava decidida a empregar quaisquer meios para fazê-lo acontecer.

— Tá aqui, sim, senhora — respondeu o homem, enquanto os três entravam no elevador.

— Eu desisti de tentar pela conversa, ele não responde mais, nem sei se ele desmaiou dentro do banheiro. Como é que tá lá no teatro?

— Já tá lotado, senhora — retrucou o homem, gesticulando com os dedos da mão. — O diretor mandou anunciar um atraso de trinta minutos.

Ao saírem do elevador, a empresária tocou a campainha do apartamento e logo a doméstica abriu a porta, balbuciando algumas palavras em tom de alívio. Os três entraram no apartamento e se surpreenderam ao ver o artista na sala, inclinado junto à estante. Vestia um terno azul-marinho e calçava sapatos lustrados, a gravata pendendo do pescoço sobre a vitrola. Remexia, com os dedos das mãos, nos seus álbuns de vinil, como se procurasse por um disco.

— Eu queria escutar uma canção de Dalva antes de sair, pra afinar minha voz — disse o artista, virando-se calmamente para as três pessoas que o observavam perplexas —, mas acho que não tenho tempo, né?

Bruno girou o olhar pelas alas do teatro e reparou nos tons de vermelho que se apresentavam ao observador. Impressionou-se com os detalhes do arco de proscênio e com a beleza das imagens que ornavam a rotunda.

— Você não acha que esse lugar é meio nada a ver prum show desse?

Felipe soslaiou para Bruno, gesticulando concordância. Dirigiu ele também à vista para o teto ricamente pintado, e depois, em sentido oposto, para as fileiras de assentos ocupados abaixo, na plateia.

— Quando a bossa nova tava começando, algum músico das antigas disse que era *música pra tapete*.

— Exatamente — concordou Bruno, ao se lembrar da circunstância que justificava o título. A bossa nova havia surgido como um renascimento, em versão mais descontraída, da antiga cultura dos salões cariocas: anfitriões recebendo, em seus apartamentos, rapazes e moças munidos de violões, flautas e caixinhas de fósforo, acomodando-os em largos sofás e pelo assoalho das salas de estar. Deviam entrar pela noite adentro tocando e cantando canções, fumando cigarros e contando piadas, bebendo cerveja e o whisky dos pais, recitando poesias ainda por musicar. Ao caráter intimista daqueles momentos originários, que Bruno figurava imaginativamente, opunha-se agora o fausto espaçoso da ambiência onde a apresentação da noite, já atrasada em mais de quarenta minutos, aconteceria. A imponência daquele gigantesco pano de boca sobre o palco lhe causava a funda impressão de uma incongruência insolúvel.

— Era tudo bem informal naquele começo — disse Felipe —, tudo muito improvisado.

— Sim, as pessoas combinavam de se encontrar só pra curtir a música, sem qualquer outra preocupação.

— A própria música afastava as preocupações — retrucou Felipe, olhando para o relógio de pulso. — O lance era curtir o momento junto em paz.

No camarim do teatro, uma sala com paredes em cor creme, guarnecida de um sofá e poltronas, além de um piano, o movimento era grande. O artista havia chegado junto com sua empresária. O diretor musical do teatro veio falar com os dois para perguntar se poderia anunciar o início do show em quinze ou vinte minutos. O promotor do evento se insinuou para cumprimentá-los, com uma taça de vinho branco na mão. Um garçom supervisionava as bebidas e os quitutes dispostos sobre a mesa encostada na parede. Algumas pessoas da produção, carregando crachás no peito e olhares de curiosidade, saíam e entravam, num burburinho álacre de vozes e risos. Sentado agora à bancada, o artista parecia compenetrado e sua imagem se refletia nitidamente no amplo espelho à sua frente, iluminado por bulbos elétricos. O semblante não revelava qualquer sinal que correspondesse à excepcionalidade da ocasião, podia-se mesmo notar um traço melancólico em sua fisionomia. De repente todos pareceram enervar-se quando o artista pediu, em voz baixa mas assertiva, a presença do técnico de som, que logo se fez presente. O artista então o interpelou a respeito do equipamento instalado para a apresentação:

— Você não tem microfones *Tollemann*?

O problema havia sido identificado pelo artista durante a passagem de som, realizada no começo da tarde, quando notou que os microfones não eram da marca apropriada. Ao testá-los, constatou irritado: "o Lá e o Ré são poentes nessa captação, não tá legal". Contudo, o artista não protestou de imediato, supondo que os aparelhos seriam tempestivamente substituídos. Agora que o técnico de som informava serem os mesmos microfones instalados no palco, o astro se aborreceu. Exigia tocar com os microfones certos. Era necessário fazer a troca.

O diretor musical havia anunciado pela segunda vez um atraso, agora de vinte minutos. Felipe se revirou em seu assento, buscando nova posição de conforto. A seu lado, Bruno acabou de ler, pela segunda vez, o prospecto informativo do show, que fora distribuído na entrada.

— Tem erros nisso aqui — disse Bruno, apontando para o papel.

— Quais?

— Diz que a bossa nova surgiu numa "época relativamente pacífica, de confiança e união nacional".

— Mas não foi isso?

— Foi a época da Guerra Fria, o mundo tava bem dividido.

— Sim, mas aqui a Guerra Fria não teve influência, aqui nós construímos Brasília, ganhamos três Copas do Mundo.

— É, pode ser — aquiesceu Bruno, pensativo, e então, apontando novamente para o prospecto, continuou:

— Diz também que São Paulo foi "núcleo fundamental de divulgação da bossa nova".

— E o que tem de errado nisso?

— Ué, todos os compositores da bossa eram do Rio ou atuaram aqui...

— Ah, você tá interpretando errado — atalhou Felipe —, o texto só tá dizendo que São Paulo foi fundamental pra *divulgar*, isso não tá errado, lá teve programas de bossa no rádio e na TV que fizeram uma baita sucesso.

— Tá, mas a bossa saiu praticamente inteira daqui do Rio.

— Você tá sendo bairrista, a bossa não tem sotaque — disse Felipe, em tom de censura —, e, aliás, você sabe o que eu penso sobre o nascimento da bossa, não foi nem no Rio, nem em São Paulo e nem mesmo na Bahia, mas provavelmente em Minas Gerais, quando ele passou um tempo na casa da irmã dele, na época que ele tava na maior depressão, sem qualquer perspectiva.

— Fala aqui também das boates do beco das garrafas — disse Bruno, voltando mais uma vez ao texto — sem mencionar outros lugares que foram mais importantes pra bossa, o Tudo Azul, o Far West...

— O Bar dos Pescadores! — atalhou Felipe, concordando. — Esses botecos foram essenciais pro movimento.

— Caramba, isso tá demorando, hein? Peraí, vou ao banheiro.

Bruno se levantou e se retirou, deixando seu blazer no assento. Felipe notou, à esquerda, um senhor bem idoso, que se erguera brevemente para estender as juntas cansadas da imobilidade da espera e que retornava ao assento com uma face enojada. Do lado oposto, uma mulher havia retirado da bolsa um livro e lia compenetrada. Na fileira de trás, uma outra preenchia com lápis um caderninho de palavras cruzadas em cima da coxa. Muitos espectadores haviam saído para buscar uma bebida no bar e as seções restavam bem esvaziadas.

— Eu fui até o saguão de entrada, tinha algumas pessoas indo embora — disse Bruno, ao retomar seu assento.

— É, o pessoal tá ficando impaciente — respondeu Felipe, novamente verificando o relógio de pulso. — Já tá com uma hora e meia de atraso.

A campainha finalmente soou pela primeira vez. As pessoas que estavam no saguão, no bar e no foyer começaram a se encaminhar para seus assentos e em poucos instantes todas as alas se preencheram novamente.

— Dei uma olhada pra fora, tá parecendo que vai cair um temporal — disse Bruno —, tomara que passe antes que o show acabe.

— Vai ser bom pra dar uma refrescada, eu vim suando um pouco debaixo dessa roupa.

A campainha soou o triplo toque e as luzes se apagaram. O pano de boca se ergueu. Os espectadores se reacomodaram em seus lugares, alguns retardatários acorrendo desde o bar a seus assentos, o zumbido das conversas se reduzindo a um silêncio apenas perturbado por tosses e espirros esparsos. O diretor entrou no palco para anunciar o início do show, com algumas palavras de explicação pelo atraso e de agradecimento pela paciência de todos.

O artista surgiu, a passos lentos, trazendo seu violão na mão. Uma salva de palmas explodiu, acompanhada de assobios. Alguns espectadores precipitados se ergueram para saudar de pé o astro, que se sentou na cadeira, colocou o instrumento sobre a coxa e se quedou imóvel por um instante, o olhar fixo sobre o assoalho do palco, até que os ruídos cessassem. Talvez fosse um sorriso a expressão que transitou rapidamente por seus lábios. Entretanto, o rastro de contentamento logo se desfez e o traço de melancolia voltou a lhe compor a face. Então, posicionou vagarosamente as mãos no violão e iniciou os primeiros acordes de Corcovado.

Felipe se recostou na poltrona e uma sensação de alívio muscular o fez consciente de quão tenso estivera até ali. Não foi a espera de uma hora ou duas dentro daquele teatro, mas a de alguns anos, durante os quais imaginou que não teria a chance de assistir àquele evento. Contava nos dedos de uma mão as vezes que pudera comparecer a apresentações de músicos do período áureo da bossa nova. Enquanto escutava a voz e violão do artista, refletia naquela situação, que o colocava num estado de agonia e pressa. Mais uma pressa, entre outras que começavam a importunar sua paz, e, pensando bem, já sentia uma saudade da infância, quando dispunha de tudo no momento desejado. Felipe se reconfortou, entretanto, ao se lembrar de seus colegas. Todos estavam de modo geral apressados. Talvez fosse essa a condição básica de todo indivíduo no começo da vida adulta. A ânsia da aceleração, que deixava aqueles seus amigos todos premidos por urgências diversas, muito embora mal houvessem saído da adolescência.

Naquele instante, o som se interrompeu e as luzes do palco se apagaram, simultaneamente. A um átimo de silêncio se seguiu o rumor crescente do vozerio, emergindo por todas as alas do teatro.

— Que houve? — perguntou Bruno, olhando à volta.

— Será que faltou luz? — disse Felipe, atônito. — Só faltava essa hoje.

No espaço escuro do teatro apenas as luzes de emergência vermelhas luziam, irradiando uma visibilidade precária sob o palco e entre os corredores. Quase todos os espectadores se ergueram e muitos se dirigiam através dos saguões para as saídas, alguns em pé vaiavam e esbravejavam palavras confusas, em pontos diversos se vislumbravam alguns outros com lanterninhas ligadas e isqueiros acesos. Sobre o palco, Bruno divisou na penumbra o artista, que se erguera, deixando o violão sobre a cadeira, e retornava pressuroso para os bastidores, acompanhado de uma pessoa, que o viera buscar.

À esquerda de Felipe, avançando pelo corredor desde o fundo da galeria, em meio à movimentação das pessoas que se erguiam e abandonavam seus assentos, um funcionário do teatro vinha com uma lanterna à mão, gesticulando com os braços e pronunciando frases, que os dois amigos só puderam escutar quando o homem finalmente chegou próxima da fileira onde estavam ainda sentados: "dirijam-se à saída", "tivemos um problema no gerador", "o show vai ser remarcado".

Felipe e Bruno se levantaram, encaminharam-se para a escada, desceram ao saguão, onde uma multidão se acumulara junto aos portões, aguardando o temporal amainar, e pela calçada à frente do teatro, buscando uma condução que os levasse embora.

— Vamos tentar pegar um táxi mais longe — disse Felipe, chamando o amigo com a mão —, aqui vai demorar muito.

Saíram os dois sob chuva grossa e atravessaram a avenida Rio Branco, onde ônibus e carros se moviam com lentidão, com água a bater nos para-brisas. Caminharam pela rua Araújo Porto Alegre em direção à rua México. O centro estava completamente às escuras, à exceção de luzes esparsas que se podiam notar em algumas das portarias e das janelas dos prédios no perímetro visível. As lojas haviam cerrado as portas, mendigos deitados sob as marquises pareciam dormir, surdos ao estrondo intermitente das trovoadas.

Chegando à esquina das avenidas Calógeras e Presidente Wilson, Felipe e Bruno se abrigaram sob o alpendre dum edifício. Desvestiram-se dos blazers encharcados, enquanto observavam através da turvação o trânsito de poucos automóveis enfrentando as ondas d'água que subiam em correnteza contra o meio-fio. Ao cabo de um minuto, vislumbraram um táxi vindo pela faixa mais afastada da avenida. Atravessaram o asfalto correndo, os sapatos mergulhando nas poças, Felipe acenando freneticamente com o braço.

O táxi parou com o pisca-alerta ligado. Felipe abriu a porta, ambos se enfiaram no banco traseiro, que estava coberto com uma lona plástica. Ante o estado ensopado dos passageiros, o taxista olhava para trás com uma cara enfronhada. Bruno informou o destino da viagem e o automóvel seguiu devagar pelo aterro do Flamengo. Uma música soava em volume baixo pelos alto-falantes do carro: *"E nem na rua não te deixam na sua/ Entre madames fodidas e os racistas fardados/ De cérebro atrofiado não te deixam em paz/ Todos eles com medo generalizam demais..."*. Bruno esticou o pescoço para conferir se a capelinha estava ligada e se aliviou quando viu que ela indicava a bandeira dois. Um motorista menos honesto naquelas circunstâncias teria cobrado uma corrida fechada de não menos que o dobro do preço normal para o percurso. Bruno apalpou o bolso, retirou a carteira e verificou que as cédulas não estavam tão molhadas quanto imaginara. Guardou de volta a carteira, pensando em conceder uma gorjeta caprichada ao final do trajeto. O motorista perguntou de onde vinham, e, ante a resposta, quis saber se ainda tinha muita gente na porta do teatro. Felipe sabia exatamente o que o homem queria escutar:

— Sim, muita gente apinhada lá dentro esperando a chuva passar, o evento acabou ainda agorinha.

O motorista acelerou ligeiramente a velocidade, enquanto girava o rosto para ambos os lados, tentando identificar os espaços de asfalto onde a água era menos volumosa.

— Não foi dessa vez — disse Felipe, olhando para o amigo.

— É...

Bruno fitou o horizonte através da janela, sentindo o próprio bafo morno que embaçava o vidro. A visão dos edifícios na avenida Beira-Mar, com suas janelas iluminadas, finalmente lhe trouxe algum relaxamento, dissipando sua impressão momentânea de que a cidade inteira havia submergido na escuridão total.

GATISMO

Tal como a Florença dos Medicis, a Londres dos Tudor, e a Paris de Luís XIV, também o Rio de Janeiro teve seus palácios, suas mansões; vivenciou um ditoso período micênico, antes de entrar em tempos obscuros. Eram belas edificações, algumas até magníficas, com pórticos e átrios, frontões e colunatas, crepidomas e capitéis. Certos quarteirões de Botafogo ainda irradiavam resquícios do soberbo resplendor de outrora, e perambular por eles era como trilhar os fenecidos sinais de um mundo bizarro.

Assim devaneava Jonas, enquanto subia os degraus da charmosa escada frontal do casarão onde se havia instalado a boate Estrondo, na rua São Clemente, naquele fim de tarde. Ladeada de corrimãos em mármore branco, sobrepostos a balaustradas romanas, a escada propeliu a imaginação do rapaz. Ele pousou sua mão sobre o mármore e tateou sua largura, sentindo-lhe a robustez, a temperatura, a lisura do polimento. Por um breve instante, na subida daquele lance, vultos de pessoas se lhe figuraram na mente, em cenas enevoadas e fugazes. Em primeiro lugar, o patriarca e senhor do casarão. Teria sido talvez um barão do café, eupátrida influente, admitido na ágora da cidade, orador nas câmaras, capaz de quintilianizar seu auditório de ricos dignitários. Naquele suntuoso lar, ele vivia acompanhado de sua mulher, nascida em Pernambuco, de uma família tradicional. Vestidos com aprumo, ele num *dinner jacket*, ela num vestido trabalhado em tafetá com fecho de botões nas costas. Os filhos, dois bebês, dormiam no quarto sob os cuidados da ama. Os convidados da noite são três casais de amigos, gente da política e da cafeicultura, sentados à grande mesa em pinho de Riga, de doze lugares e coberta por toalha rendada da Bretanha, para um planturoso jantar servido por uma copeira em baixelas de prata e louça de Sèvres. Depois da sobremesa, uma rodada de café e de vinho do Porto, carteado e charutos para os homens, música ao piano para as mulheres.

E carregando o *case* da sua guitarra e o amplificador, Jonas galgou os degraus com aquelas cenas na cabeça, que se formavam a partir de um mistifório de recordações: textos de manuais escolares, histórias de família contadas por seus avôs, séries televisivas de época, cenografias de filmes, informações colhidas em livros compulsados na velha biblioteca de seu tio-avô.

— Não tem nada a ver esse lugar, né? — disse Henrique a Jonas, ao passar por trás do amigo e pousar os amplificadores no chão do salão frontal da boate.

— Eu estava justo pensando nisso — retrucou Jonas, colocando o *case* da guitarra elétrica junto dos amplificadores —, foi transmissão de pensamento.

— Como assim, nada a ver? — perguntou Silviano, carregando a caixa e os pratos da bateria para junto dos demais instrumentos. — Não entendi.

— Nada a ver uma mansão antigona como essa virar uma casa noturna, meio surreal — explicou Henrique.

— Pode crer — disse Walter, com seu baixo elétrico pendurado no ombro —, coisas esdrúxulas dessa cidade maravilhosa.

A passos rápidos, um funcionário da casa se aproximou pela porta do fundo do salão e pediu aos amigos que o acompanhassem. Colheram os instrumentos e se encaminharam através do longo corredor, caminhando até o fundo da casa, desceram uma escada espiral e deram no pátio traseiro, um amplo espaço retangular com piso de cimento, ao fundo do qual ficava o pequeno palco coberto onde haveriam de apresentar o show da noite.

— Podem instalar tudo e passar o som, fiquem à vontade — disse o funcionário, subindo no palco. — Hoje à noite vocês começam às onze e meia e podem tocar por noventa minutos, depois volta o DJ.

Walter acendeu o cigarro, enquanto os demais aprontavam seus equipamentos, plugando cabos, conectando microfones, apertando roscas, ajustando tudo sobre o exíguo espaço disponível.

— Galera, isso aqui cabe bem umas quinhentas pessoas, hein? — disse Henrique, enquanto afinava sua guitarra, que pendia do seu ombro. — Vai ser nosso maior show.

— Que isso, não dá nem trezentas pessoas — disse Silviano, encaixando os tom-tons no bumbo.

— E se pintarem cem já vai ser muito — disse Walter, com as mãos no seu baixo, soprando a fumaça sobre a cabeça.

— Mané, isso aqui vai lotar! — insistiu Henrique. — Lembra que o Legião começou tocando em lugares bem menores que esse.

— O Henrique continua o viajandão de sempre, sonhando alto — disse Jonas com um sorriso, enquanto passava a flanela nas cordas da guitarra.

— É mermo, o Legião, a Plebe, essas bandas eram profissionais, acharam logo um produtor, ficaram famosos em coisa de semanas — concordou Walter. — Nós tamo junto há mais de dois anos e nada, ficamos só nessa lenga-lenga, tocando em boteco e boate esporadicamente, só quando pinta um convite...

— Eu já falei pra vocês o que eu acho — concorreu Silviano, sentado à sua bateria, com as baquetas nas mãos —, não vamos decolar enquanto nossas músicas tiverem letras em português.

— Ué, e os Mamonas, não cantavam em português? — perguntou Henrique, irritado.

— Os Mamonas foram a exceção da regra — disse Walter —, e depois do acidente ano passado, não existe mais exceção...

— Fora que eles faziam um rock meio bagaceiro, né? — completou Silviano.

— Pra não falar do Skunk, né? — disse Walter. — Aquilo nem é rock, vamo combinar, aquilo é um reggae muito plastificado...

— Porra, não tô entendendo vocês! — disse Henrique, elevando a voz com raiva. — A gente tá aqui, fomos convidados pra tocar, tem chance de dar um público grande, e vocês ficam com esse papinho! Que vocês tão fazendo aqui, então?! Nós tamo nessa banda a sério, cacete! Temos que ter ambição, não tem nenhuma banda melhor que a gente, logo vai pintar um produtor e assinar contrato, tem que ter confiança, porra!

Os quatro amigos haviam formado a banda logo no primeiro ano de faculdade. Henrique e Jonas compunham as músicas nas tardes de sábado. Por volta das quatro horas, Henrique recebia Jonas em sua casa, pegavam garrafas de cerveja na geladeira, uns sacos de batatas fritas ou de castanhas de caju salgadas e se recolhiam ao quarto para escutar álbuns da coleção de CDs de Henrique e escrever as canções do grupo. Plugavam suas guitarras e anotavam cifras e arranjos, inspirados nos *riffs* dos artistas que amavam. Henrique não possuía técnica musical alguma, havia-se todo por intuição, de posse unicamente dos elementos fundamentais da harmonia. Jonas, a seu turno, tinha um sólido conhecimento, resultado de anos de aulas de violão. A esse conhecimento se jungia a fortuna da natureza, que havia concedido a Jonas um talento musical superior. A inspiração poética incumbia a Henrique. Escrevinhava suas letras de música em folhas dos cadernos de matérias da faculdade, folhas rabiscadas com tinta de esferográficas estouradas e inquinadas por círculos de Coca-Cola, folhas anotadas com números de telefones registrados e esquecidos, com desenhos a lápis, executados durante transes de tédio em aulas intermináveis e que centrifugavam pelas bordas do papel engordurado. Eram letras versando temas sensuais, encontros eróticos, alucinações macabras, delírios de palavrórios inspirados nos filmes de terror da pré-adolescência alugados no videoclube, nas manchetes hematófagas de *O Povo*, nos quadrinhos da Marvel, nas revistinhas de sacanagem compradas em bancas de jornal, nas horas de televisão assistindo ao *Grande Super-Herói Americano* e a *Sala Especial*.

Jonas não impunha seu discernimento sobre aqueles garranchos de versos. Ajudava a musicá-los, sem tomar conhecimento de seu conteúdo, preferindo calar seu desapreço por eles. Filho de um violonista e de uma professora de canto, Jonas fora desde cedo introduzido ao melhor da poética musical brasileira e não cria que Henrique pudesse elevar-se acima do trivial, a não ser que plagiasse alguém.

E, de fato, até o segundo ano colegial, Henrique não tivera interesse algum por poesia, nutria-lhe mesmo certo desgosto. Foi apenas com as aulas de um professor de literatura cativante como Antonio Marcus, nos últimos dois anos do colégio, que Henrique passou a se interessar por algumas leituras, além de tê-lo inspirado a montar sua banda. Solteirão magricela, ictérico, de risadas desconjuntadas e esgares mefistofélicos, o professor de quarenta e três anos de idade despendia metade das aulas a narrar a nostalgia da sua juventude roqueira, rememorando os shows assistidos no Emoções Baratas de Botafogo, no Let It Be de Copacabana, no clube Caribe de São Conrado e noutros barzinhos da cidade, nas gafieiras, na recém-montada tenda do Circo Voador na Lapa. Narrava com excesso de detalhes as festinhas orgiásticas que se lhes seguiam na Zona Sul daquele período, ao som de LPs independentes e de fitas demo de grupos obscuros, com nomes como Acidente, Blitz 64, Varsóvia, Cabine C. Com quinze minutos de aula, Antonio Marcus punha de lado a teoria literária e se entregava a estas reminiscências, entremeadas de apartes sarcásticos sobre a ignorância histórica e a alienação política de seus alunos.

— Vocês sabiam que ainda nos anos quarenta o governo pensou em proibir o biquíni de praia? — perguntava Antonio Marcus, apontando para a turma, com o giz entre os dedos. — Vocês hoje são um bando de mauricinhos de shopping center que não percebem o tamanho da liberdade que vocês possuem, não sabem o que significa a Polaca, o DIP, o DOPS, o AI-5, foi uma conquista longa e sofrida, precisou de muita revolta, muito protesto, nego sofreu muita paulada e censura pra vocês chegarem aonde vocês estão, isso que vocês não entendem!

O professor ignorava as leituras que havia solicitado aos alunos na aula anterior e lhes pedia que lessem poemas de livros que ele trazia consigo. Por vezes, impacientava-se com a incapacidade dos estudantes. Interrompia a leitura de versos de Camões ou de um poema de Gonçalves Dias que um aluno qualquer se oferecia para fazer, e, de súbito, sem qualquer motivo, voltava a seu assunto predileto, para divertimento da classe:

— E o rock, vocês sabem o que foi? Foi a última batalha dessa resistência, foram os nossos roqueiros que aniquilaram de vez com a ditadura e proclamaram o novo tempo da democracia pro nosso país! Eu me formei na primeira turma de faculdade que teve esse benefício de poder sair na rua e não ser parada em cada esquina pra levar *geral* dos meganhas, de poder gritar "viva a democracia!" nas ruas sem tomar porrada e ser levada pra delegacia. E foi também quando a gente pôde falar de amor e sacanagem sem neura, as bandas começaram a compor músicas com esses temas também, algumas ainda acabavam vetadas pela censura federal, mas ninguém desistia. Foi só nessa época que a juventude pôde começar a curtir mermo a vida, que a gente podia dar festas com música alta e falar mal do governo. A gente escutava Barão, Inocentes e Lobão nas alturas lá no meu apê, vinha nego de tudo quanto é canto, se tinha pó a gente cheirava, se não tinha pó a gente fumava, e se não tinha maconha a gente tomava Mandrix, ficava todo mundo doidão. A gente tava até aqui daquela canalha autoritária, éramos uma turma vivendo finalmente a nossa tão merecida libertação.

Por vezes, o discurso adquiria um tom de censura e repreensão mais acentuado, o professor sacudia-se sobre o estrado, floreteando o giz entre os dedos, e era quando extraía dos alunos as mais altas gargalhadas:

— Quando a música diz *"somos burgueses sem religião"*, vocês sabem de quem ela tá falando? De vocês! De vocês, que ficam horas na frente da TV comendo Leite Moça com Nescau, e gastam a mesada inteira com videogame, vão pra Búzios e ficam vagando bêbados à noite inteira pela rua das Pedras com seus copos de capeta na mão e as barrigas estufadas de crepe. A cidade tá aí na maior crise, cheia de descamisado, pobreza, toda essa injustiça social, *"alagados, trenchtown, favela da maré"*, e vocês aí não querem mudar nada, não entendem *po-rra ne-nhu-ma* da nossa realidade, cumé que eu vou falar de literatura pra vocês?!

Ao término da lição, Antonio Marcus passava o dever de casa, que nunca corrigia, e terminava sua aula com algum motejo e uma piscadela de olhos.

— Então, quando vocês escutarem a música dizer *"era um biquíni de bolinha amarelinha tão pequenininho"*, vocês pensem no que eu disse!

Com essas manigâncias, o professor exercia uma tutoria funambulesca sobre os alunos e conseguia incutir algum interesse pelo programa de leituras. Henrique não se entusiasmou pelos arcadistas nem pelos românticos, mas se interessou por Gregório de Matos e por Cruz e Souza, assim como por Raul Seixas e Cazuza. Inspirado naqueles primeiros versos, Henrique começou a musicar suas próprias letras logo depois que passou no vestibular, quando comprou uma guitarra e convidou seu ex-colega Jonas para se juntar a seu projeto. Henrique se comprazia na suposição de ter formado uma promissora banda e de haver encontrado o parceiro musical perfeito. Na sua imaginação, ele e Jonas representavam um raro encontro explosivo de dois talentos complementares, tal como Lennon e McCartney. Com desenfreada imodéstia, passou a futurar um sucesso crescente, em que seria elevado à glória artística, ao pináculo da música popular, e se figurava aclamado, ilhado de fãs estonteados, aureolado pela crítica, tantaneado nas capas das revistas, panegirizado com exclamativas de júbilo vulcânico manando feito lava incandescente nos cadernos culturais, como a promessa tão sofregamente aguardada e finalmente realizada do talento musical nativo, inspirando os jovens, encorajando as tribos, arregimentando as hordas, escancarando seus crassos anseios de torpor e de libertinagem.

De seu lado, Jonas pensava a banda como um divertimento supérfluo e episódico, uma farandolagem gostosa e irreverente, é certo, mas, no fundo, insignificante. O devaneio da celebridade não o contaminava. Entrevia talvez a possibilidade de um ofício digno e recompensador na música clássica, que durante bom tempo estudara nas aulas de violão, porém nunca vislumbrou fazer carreira numa banda roqueira, o que implicava uma atitude, um estilo de vida a que ele não se inclinava. De resto, o momento áureo do rock nacional – em que músicos de vários cantos do país, possuídos de autêntica verve antropofágica, fizeram a deglutição daquele estilo musical e satisfizeram com sabores novos o apetite musical das massas – havia passado fazia anos, e nada apontava para seu eventual retorno. Ao contrário, a época agora celebrava quase exclusivamente os produtos importados em língua inglesa. Seria ingenuidade pretender reativar a lavra daquela mina abandonada. A seu juízo, o negócio simplesmente não fazia mais sentido.

Ao aceitar o convite de Henrique, portanto, Jonas tomou a cautela de não se espelhar nas ilusões do parceiro. Aceitou com a reserva íntima do descompromisso, do desligamento a qualquer tempo. Por vezes, Jonas fechava sua cara rechonchuda de querubim rafaélico, cerrava as sobrancelhas sobre os grandes olhos rotundos, de pálpebras que levavam segundos inteiros para fechar e abrir, e dizia:

— Estão muito pobres essas tuas músicas.

Henrique ria e protestava que os maiores sucessos do rock mundial nunca precisaram de mais do que três acordes. A Henrique, que havia crescido numa completa indiferença para com a cultura mais sofisticada, o perfil de Jonas não deixava de parecer algo peculiar. Mas, ao contrário de muitos colegas na turma que o ostracizavam, Henrique se atraiu de algum modo pela personalidade rabugenta do colega cu de ferro, por seu espírito refratário, que o fazia rir justo daquilo que os demais consideravam irritante e estraga-prazeres. Henrique se viu chamado a uma missão junto ao colega. Fazia-lhe recomendações básicas da ética colegial, para não "pagar mico", sugerindo-lhe que carregasse a mochila por uma única alça, cruzada no peito, "que é mais maneiro", e que nunca levasse o caderno abraçado com o antebraço, "que é coisa de viado"; ensinava-lhe a reagir à beleza de uma mulher "gostosa" e à salacidade de uma "piranha"; orientava-o a "gastar uma onda" em vez de tirar uma chinfra e a exclamar "que parada irada!". No fundo, Henrique enxergava em Jonas uma individualidade mal adaptada, necessitada de um orientador que lhe facilitasse pelo exemplo o caminho da integração. Percebia que Jonas se portava ante suas dicas com amuada recalcitrância, mas não desanimava. Sabia que indivíduos como Jonas se demoravam a soltar e a desprender a alma. Era um desiderato de longo prazo, algo a se realizar gradativamente, e, para cumpri-lo, Henrique entendeu que devia aceitar certos caprichos de Jonas. Por exemplo, quando Jonas vetou o primeiro logotipo da banda concebido por Henrique – uma vulva em cor amarela, estilizada com traços semelhantes aos da língua do Rolling Stones. Henrique também se resignou – não sem umas boas risadas – ao fato de que Jonas implicava com certos acordes.

— Esse acorde não serve pra rock — dizia Jonas. E assim, definiu-se de comum acordo que certas cifras, como o Mi com sétima aumentada e o Ré com sétima e nona menor, não entrariam nas composições.

Henrique se divertia com as idiossincrasias do amigo. Achava graça sobretudo nas suas sentenças peremptórias, pois Jonas se dava a momentos de senhor da verdade e portador de oráculos. Quando Henrique voltou de uma viagem com outros colegas a Ouro Preto no feriado do carnaval e narrou a Jonas o sucesso das noites, em que havia "pegado" um total de seis garotas, Jonas replicou com frieza:

— Você não conheceu nenhuma dessas mulheres.

Henrique achava ligeiramente mórbidas algumas das previsões que o amigo arriscava. Certa vez, observando o colega Denilson, Jonas vaticinou:

— Ele vai repetir de ano.

Henrique esguelhou um olhar de surpresa para Jonas, intrigado com aquela sentença. Como fosse mês de abril e estivessem apenas terminando o primeiro bimestre, tais palavras não podiam deixar de soar despropositadas, ainda que Henrique soubesse da tremenda dificuldade que Denilson tinha com matemática e português, matérias que lhe haviam imposto reiterada presença nas turmas de recuperação. Ao fim do ano letivo, no dia em que o professor de geometria distribuiu as notas do último teste, Henrique lembrou-se do vaticínio de Jonas ao encontrar um Denilson cabisbaixo, lábios retorcidos, olhos cristalizados de lágrimas contidas, remexendo algo na sua mochila, à saída da sala. Não precisou sequer inquirir sobre o motivo da tristeza.

Outra daquelas previsões de Jonas, a princípio ignorada, deixaria Henrique um tanto assustado. Estavam ambos conversando certa tarde na cozinha de Henrique, depois de uma sessão conjunta de exercícios de física, na véspera da prova. Naquele momento, seu rottweiler Golias surgiu do quintal, colocando a cabeça através da grade da porta. Henrique se levantou, abriu a porta e se agachou para fazer-lhe uma festa. Perplexo ante a proximidade do rosto de Henrique com o focinho do bicho, Jonas disse:

— Esse cachorro ainda vai te morder.

Meses depois, Henrique convidou alguns amigos à sua casa para escutar música e beber cerveja. Haviam-se acomodado na ampla sala do primeiro andar, ao frescor da brisa que soprava pelas portas abertas ao jardim de inverno, iluminado com refletores, e ali iniciaram a algazarra. Mergulharam garrafas de Antarctica em baldes de gelo na mesa de centro, cercaram-nas de potes de amendoins e pacotes de *Cheetos*; pinçaram CDs diversos da discoteca, ligaram o som para tocá-los em altos decibéis. Tudo corria bem e o restante da noite não haveria qualquer incidente notável, não fosse por um esquecimento. Em vez de trancar Golias no lado de fora da casa, como sempre fazia ao receber visitas, Henrique o deixou solto e o cão ficou no segundo andar, deitado à beira da escada.

A certa altura, Henrique quis subir ao seu quarto para vestir uma roupa melhor, pois os convivas haviam decidido que a noitada haveria de continuar num bar de Botafogo. Subiu a escada e se surpreendeu ao ver Golias deitado no patamar superior. Aproximou-se do cão, agachando-se. Nesse momento o bicho avançou com a arcada dentária aberta e babujante, num golpe repentino, latindo um ganido horroroso. Henrique ergueu-se atônito, num pincho de acrobata circense que quase o fez tombar, por pouco não despencando do alto da escada. Sentiu então a ardência de um rasgo na bochecha direita. Ao catar no chão seus óculos, que se haviam escapulido na violência do movimento, notou o sangue espirrado em seu antebraço. E tiveram de ir a um pronto-socorro no Flamengo, onde fizeram curativos no rosto de Henrique e lhe injetaram uma vacina antirrábica.

Os ensaios da banda se davam nas noites de sábado com a chegada dos demais integrantes, que tratavam de secar a última gota das garrafas de cerveja no quarto de Henrique, e todos então partiam para o estúdio na rua Sorocaba. A casa de Henrique ficava na rua General Mariante. Assim, desciam os amigos a pé pela rua Paulo César de Andrade, percorriam a rua Gago Coutinho e no Largo do Machado tomavam o ônibus que os deixaria a um quarteirão do destino. Certamente o percurso se encurtaria se o grupo optasse por atravessar o Parque Guinle, em vez de contorná-lo, mas Henrique evitava o atalho, para não ter de se incomodar com os mendigos que ali pernoitavam.

Certa vez, atrasados para a sessão no estúdio, os quatro rapazes resolveram cortar caminho e ganhar tempo na ida. Ao chegarem próximo do imponente portão em ferro fundido que guardava a entrada do parque, notaram um dos mendigos aninhado numa casinhola improvisada de papelão. À luz da lâmpada do poste, Henrique pôde vislumbrar o homem em toda sua irremível indigência.

Era um pardavasco escrofuloso, vestido em trapos ludrosos de algodão marrom-escuro, deitado de lado sobre as costelas, cotovelo no chão e a cabeça apoiada na mão direita. A espessa barba negra se estendia desde o mento até abaixo do colo, formando um longo V de pelos compactos e sebentos, aqui e ali enovelados, aqui e ali por cinzas de cigarro chamuscados. Do crânio bulbáceo, os profusos cabelos se irradiavam em densas mechas desgrenhadas. A epiderme carbunculosa do nariz se cobria de fístulas, as largas narinas latejantes expeliam muco amarelento sobre o bigode. As sobrancelhas se estendiam ininterruptas por toda a largura da testa. Das orelhas se desgrenhavam os tufos graxos de uma hipertricose avançada. Os pés descalços revelavam solas tão maciçamente calejadas que mais se assemelhavam à pele de crocodilo, com rasgos e fendas pela base dos calcanhares; os tecidos todos recobertos dum negrume sólido, amálgama prensado de lama e piche, os contornos dos dedos quase indistinguíveis no inchaço necrosado das terminações, e, na altura do tornozelo direito, o bojudo de uma inflamação aguda, em cujo centro se abria uma ferida pútrida, orlada de pus, salpicada de coágulos e infestada de minúsculos insetos que voejavam em torno da chaga. O mendigo debicava algum líquido de uma garrafinha de plástico e depois movia os lábios, como se conversasse algo consigo mesmo. A seu lado, um cão rabisseco e anquilosado, de pelos acinzentados, dormia com a barriga virada para cima.

Passando a poucos metros daquela cena, o grupo liderado por Henrique atentou por um segundo à presença inerme do desgraçado, e foi quando Henrique se deteve com um aceno jocoso, gesto leviano de molecagem folgada, e disse:

— Olha esse aí, que tremendo fi-lha-da-pu-ta!

Os colegas explodiram em gargalhadas. Exceto Jonas, que se virou taciturno e dirigiu a Henrique, com a gravidade de um sacerdote em homilia, mais uma de suas sentenças peremptórias:

— Você ainda vai precisar desse homem...

Henrique bufoneou o gesto solene de Jonas, engasgando uma risada patusca. E os amigos prosseguiram, carregando seus instrumentos para o ensaio da noite.

Já eram oito e meia da noite do sábado quando os rapazes terminaram de passar o som, assegurando-se de que o equipamento estava em ordem. Deixaram os instrumentos com o funcionário e foram a um boteco na esquina. Henrique e Silviano pediram cervejas, sob a censura de Jonas, que lhes informava estarem ali a trabalho. Debateram a miséria dos cachês pagos pelas casas noturnas da cidade, discutiram sobre a ordem do repertório a executar logo mais, relembraram os erros cometidos na última apresentação.

Às onze horas, os quatro amigos pagaram a conta no boteco e voltaram à Estrondo. À exceção de Jonas, todos já conheciam a boate, onde aconteciam festas diferentes a cada dia da semana. A pista de dança principal ficava logo à entrada do casarão, um amplo espaço quadricular, cujo piso original – provavelmente em madeira corrida – fora recoberto por um xadrez alvinegro de fórmica plástica. Um comprido sofá em PVC amarelo-maracujá se destacava numa das paredes, enquanto na outra ficava o DJ em pé sobre um pódio improvisado, ladeado por caixas de som, ao manejo de sua parafernália sonora. Canhões de luz pendiam de uma alça de alumínio instalada no teto, ao centro do qual um enorme globo espelhado girava incessantemente, esparzindo uma dança hipnotizante de microfocos brancos sobre o ambiente. Os vidros das janelas, cuja armadura em madeira marchetada desconcertava o conjunto da decoração moderna, haviam sido vedados com algum tipo de filme escuro, de molde a obstruir totalmente o ingresso de luminosidade externa. À saída da pista principal, encontrava-se um corredor, pintado de rosa e recoberto com cartazes de shows, filipetas, pôsteres, tudo colado aleatória e descuidadamente. A primeira porta do corredor dava para o lugar apelidado de "sala escura", um quarto grande, integralmente pintado de preto, com bancos almofadados em veludo vermelho, alinhados ao longo de todas as paredes, e apenas iluminado por um estroboscópio. Havia uma segunda pista de dança, menor, a meio caminho do corredor. Era um salão com ambiência mais amena do que a pista principal, guarnecido de pufes macios espalhados pelos cantos, iluminação de abajur, onde um DJ escolhia músicas em geral de estilo *folk*, de *soul* e assemelhados. Ao fim do corredor ficava o bar, que se estruturava em dois andares. No primeiro andar havia um balcão estreito, onde se podiam comprar cervejas e refrigerantes. Descendo-se a escada espiralada, chegava-se a um espaço improvisado no amplo quintal atrás do casarão, com mesas de plástico e cadeiras, onde se disponibilizava o serviço de drinks – caipirinhas, cuba libres e burritos – misturados na hora pelos dois baristas, além do simplório cardápio de comidas, preparadas na cozinha acoplada ao bar. Ao fundo do pátio ficava o palco onde os quatro amigos vinham apresentar seu repertório.

Chegando na boate, viram uma longa fila que se formara à porta. Anunciaram-se ao segurança como a banda convidada e entraram sem espera. Henrique se empolgou ao verificar que as pistas já estavam razoavelmente cheias. O pátio estava tomado por gente bebendo e conversando e dançando ao redor das mesas, ao som do DJ que, em pé sobre o palco, atrás do *mixer* e das controladoras de CDs, disparava músicas de estilos variados.

Silviano e Henrique pediram uma cerveja no bar, enquanto Jonas resgatava os instrumentos com o funcionário da casa e os levava para o palco, onde Walter aguardava, fumando um cigarro.

— Até que tem uma galera, hein? — disse Silviano.

— Tá maneiro, e ainda tem gente vindo das pistas — disse Walter, com um sorriso.

— Galera, é hoje que a gente dá o salto pro estrelato — sentenciou Henrique.

O DJ cessou a música e afastou o stand com seu equipamento de modo a abrir espaço para a banda. Os quatro amigos subiram no palco, plugaram os instrumentos e ligaram os amplificadores. O funcionário se aproximou e anunciou ao microfone:

— Senhoras e senhores, com vocês, a banda Aborto Atômico!

Começaram a tocar a primeira música. Uma parte do público havia se aproximado do palco, com olhares curiosos e segurando bebidas, trocando menções, apontando para os músicos. Algumas pessoas se sacudiam ao ritmo da percussão, embora seu som estivesse um pouco abafado pelas guitarras. Ao fundo, parte dos que estavam sentados em volta das mesas se ergueram para poder enxergar o palco. A princípio, o pátio parecia cobrir-se integralmente de espectadores.

Entretanto, logo ao fim da terceira canção, Henrique notou que o pátio ia se esvaziando no setor próximo ao bar. E, mais à frente, algumas pessoas davam meia-volta ao terminarem seus drinks. Enquanto cantava ao microfone, Henrique olhava de soslaio os integrantes e observava o público. Reconheceu algumas caras familiares, alunos da faculdade, um ou outro ex-colega avisado de antemão, um ou outro frequentador da noite com quem cruzava vez por outra.

Na quarta música, o grupo de espectadores na frente do palco se havia dissolvido em grande parte, várias pessoas voltavam para o bar e subiam para as pistas de dança. Irritado, Walter virou-se e passou a tocar virado para a bateria. Jonas também se irritou ao perceber que Henrique tinha aumentado o volume do seu amplificador, desequalizando totalmente o som. Deu dois passos à frente e girou o botão do volume, para normalizar a situação. Silviano parecia tocar com mais força do que de costume, tentando vencer a distorção dos amplificadores.

Ao iniciarem os acordes da sexta música, restavam umas trinta pessoas no pátio, ao redor das mesas conversando, sem prestar atenção ao show. Tomado de crescente tensão, Henrique se desconcentrou, errando acordes, esquecendo a ordem dos versos. No refrão, Silviano perdeu o ritmo da música, e Walter se pôs a gesticular com a mão para que acelerasse o compasso. Àquela altura, Jonas não podia mais com o desastre de toda a performance. Quando a canção terminou, aproximou-se de Henrique e sugeriu que tocassem alguns *covers*, músicas que a banda sabia de cor. Calculou que canções de sucesso poderiam atrair o público de volta. Henrique gesticulou agressivamente um não e ajustou os botões do seu pedal de distorção, preparando-se para o próximo número.

Executaram o repertório na ordem prevista, diante de não mais que uma dúzia de pessoas ainda presentes no pátio, distraídas e manifestamente insensíveis ao show dos rapazes. Ao anunciar a última música pelo microfone, Walter olhou para o relógio. Haviam tocado por uma hora e dez minutos. Encerraram a apresentação antes do tempo permitido. O DJ logo se aproximou, reposicionando seu stand e dando início à discotecagem.

— Acabou, galera, tô fora — disse Jonas, devolvendo sua guitarra para dentro do casulo.

— É, esse show foi péssimo... — disse Walter, desplugando o cabo do seu baixo.

— Porra, Jonas! — disse Henrique, abrindo os braços. — Meu amp tava sem som, você ficou mexendo no volume...

— Eu também vou parar — disse Silviano, desencaixando a caixa do pedestal —, essa banda não tá funcionando legal, e eu tô querendo me dedicar ao meu projeto de *fusion* com o Bernardo.

— Essa sua banda de *fusion* não vai te levar a lugar nenhum! — vociferou Henrique, pegando a garrafa de cerveja que deixara pela metade. — Quem é que escuta *fusion* nessa Terra?!

— Tu que pensa que ninguém escuta *fusion*.

— Henrique, eu acho que a gente tem que dar um tempo — apartou Walter. — Quem sabe ano que vem a gente volte a tocar.

Henrique olhou raivoso para os amigos. Quis xingá-los. O DJ seguia discotecando, e Walter notou que o pátio já começava a se encher de gente novamente. Jonas enrolou os cabos e os meteu junto com os pedais na sua mochila, pendurando-a no ombro. Silviano ergueu sua bolsa com os pratos e as baquetas, pronto para ir embora.

— Beleza — disse Henrique, num rompante de raiva —, vocês levam minha guitarra, vou ficar aqui bebendo um drink.

Os amigos reuniram todos os equipamentos e com ajuda do funcionário os levaram para o carro de Silviano, estacionado na rua próxima à entrada da boate.

Henrique foi ao bar, pediu uma caipirinha e subiu a escada, encaminhando-se para a pista de dança. Grupos de moços, casais jovens de mãos dadas, rodas de moças dançavam ruidosamente. O assoalho tremia ao peso dos movimentos. Henrique se quedou encostado na parede, com um olhar opaco sobre a multidão. Na sua mente se enovelavam pensamentos confusos e agoniantes a respeito do fracasso. Dois longos anos havia dedicado à banda, de corpo e alma, escrevendo letras, ensaiando, negligenciando os estudos na faculdade e abrindo mão de viajar para a casa de praia nos fins de semana. Desistira até mesmo dos namoricos com

Gabriela e com Virgínia nesse ínterim, tal era o nível de sua absorção naquele projeto musical. E tudo isso para quê? Dois anos inteiros de planos e expectativas desaguavam naquela caipirinha indigesta em meio a uma gente bêbada, completamente ignorante de quem ele era e totalmente indiferente às músicas que ele compusera.

Henrique reparava nas faces dos transeuntes, enquanto remoía seu ódio azedo. Um rapaz saiu da pista para o corredor com um sorriso salaz estampado no rosto, segurando uma latinha de cerveja. Parecia interessado na moça magricela que andava poucos passos na sua frente. *Tem cara de quem faz sociologia*, pensou Henrique. *Ou jornalismo. Deve ser mais um desses bonifrates que passam a vida toda frequentando boates atrás de mulheres depressivas e tresnoitadas, enquanto arrumam um jeito de pagar os boletos com seu salário de repórter.*

À sua esquerda, viu uma morena de cabelos curtos, que requebrava com os braços erguidos para a frente. *Tem até alguma carne*, pensou Henrique, *mas é claramente destituída de charme. Será que estuda alguma coisa? Não tem pinta de universitária. Talvez faça curso de enfermagem e bico de vendedora em loja de roupa durante os Natais. Seu futuro já lhe acena com as dificuldades costumeiras: empregos instáveis, brigas na família, relacionamentos turbulentos com tipos que possuem uma Mercedes e moram em um quarto e sala alugado. Se bobear, será mãe solteira e acabará como uma dessas pistoleiras precocemente embagulhadas pelo maltrato das noitadas.*

Henrique girou o rosto e reparou num outro gaiato que dançava num canto, de olhos fechados, como se imerso num transe. Vestia uma camisa com a inscrição "Faço Direito". *Que tremendo pancrácio*, pensou Henrique. *Deve estar carente, não tem dado sorte com as mulheres. Provavelmente é um desses que estudam a vida toda pra concurso de juiz e acabam como rábula no fundo de uma repartição do INSS em alguma comarca do interior, onde falta sempre papel de impressora e os funcionários fazem vaquinha pra comprar o café do corredor.*

Observando o movimento na pista, Henrique se apavorou ao se imaginar fadado a um destino tão mesquinho quanto os reservados àquela gente. Doeu-lhe naquele momento crer-se mais um entre milhares de pós-adolescentes destituídos de ambição e de esperança em que algo extraordinário acontecesse em suas vidinhas ordinárias. Sentia como um tição na pele a decepção de se ver lançado de volta à mediania, sem perspectiva de um futuro no estrelato da música, e por um instante o desespero quase o fez cair em lágrimas.

Recompôs-se, terminou a bebida, voltou ao bar e comprou uma dose dupla de whisky. Sentou-se na sala escura, pensando no tempo que havia dedicado à banda, no esforço de gravar as demos, em todo o dinheiro gasto com equipamentos e horas de estúdio.

Planejou romper a amizade com seus companheiros. Aquele derrotismo haveria de ter consequência.

Próximo das quatro da madrugada, a boate já muito esvaziada, Henrique desceu a escada, sentindo a forte tontura depois de todo o álcool ingerido. Pediu um hambúrguer e sentou-se numa das mesas do bar. Devorou seu sanduíche e se recostou enlanguescido, num relaxamento de pernas e de tímpanos, assistindo ao movimento dos baristas a servir os últimos clientes da noite.

Ao olhar para a porta atrás do bar, que dava para a cozinha, entreviu um movimento estranho. Esticou o pescoço para enxergar melhor o recinto. Era uma cozinha com paredes em ladrilhos de aparência bastante surrada. Um fogão industrial jazia ao canto próximo da porta, uma geladeira velha e um freezer horizontal se quedavam ao longo de uma das paredes. Uma estante de prateleiras guardava um estoque de palitos de dente, de pratos e de copos plásticos, maços embrulhados de guardanapos de papel, sacos transparentes, frascos de ketchup e mostarda. No outro canto, o cozinheiro, de costas, trabalhava na chapa quente, que fumegava com a fritura de algum alimento.

E sobre o balcão, à direita do cozinheiro, Henrique viu algo que o pegou num susto: era um gato, deitado confortavelmente sobre uma pilha macia de pães de hambúrguer. Nitidamente um gato vira-lata, a julgar pelo aspecto geral de sujeira e de maus-tratos. Henrique conhecia aquela espécie de animal.

Rondavam sua casa no alto do Parque Guinle à noite, vadios e briguentos, vagavam pelas ruas do bairro, para ampliar fronteiras ao seu domínio, deixando traços de sua presença pelos canteiros das calçadas e sobre as grimpas dos muros, acasalando-se com as fêmeas sadias em cópulas ruidosas, com miados triunfantes, e só retornando no fim da madrugada, cansados e combalidos de sanguinolentos arranca--rabos contra os machos da vizinhança, em defesa aguerrida do seu território.

Henrique notou-lhe o pelo negro muito machucado, com raladuras nas patas, lanhos nos flancos da coxa, cutiladas sobre o dorso. Deitado de lado, com a barriga exposta, podia-se ver no centro de seu ventre o rasgo ulceroso de uma ferida repulsiva, ainda não totalmente cicatrizada. O felino lambia a ferida de quando em quando e, em seguida, retornava a seu repouso, pousando a cabeça sobre os pães.

De súbito, Henrique experimentou um engulho súbito no estômago e se ergueu, com um enjoo fulminante, que subiu com arrepios até a cabeça e quase o fez desfalecer. Fraquejando nos joelhos, sentindo um suor frio na testa, buscou apoio da mão na mesa, curvou-se, abaixando a cabeça a meia altura, e vomitou. O jato mefítico que expeliu da boca caiu explosivo sobre o cimento do pátio. Um dos baristas acudiu, chegando para segurá-lo, mal-humorado e impaciente. Henrique bolçou mais uma golfada de vômito, dolorida dessa vez, e que quase se derramou sobre os pés do homem que o sustinha por um dos braços. Os clientes à volta se afastaram. Henrique ergueu-se, limpou a baba com a camisa, refez a base dos pés, olhos ainda esbugalhados pela força rompante dos espasmos. O barista deu um tapa no cabelo de Henrique e voltou para sua faina atrás do balcão. Outro se aproximou com um balde d'água e um rodo, gesticulando uma série de náos com a cabeça, e se apressou a empurrar a sujeira para o ralo mais próximo.

No dia seguinte, Henrique acordou com uma cefaleia e ainda muito enjoado, o gosto amargo de bile persistindo na boca. Seu corpo, sua roupa, o quarto inteiro cheiravam a suco gástrico. Seus músculos não correspondiam às intenções de movimento.

De súbito, escutou batidinhas e uma voz do outro lado da porta. Era sua mãe:

— Você está bem, meu filho? Você precisa de alguma coisa?

A mãe de Henrique raramente perturbava a privacidade do filho, já se acostumara às longas noitadas e aos eventuais porres que delas resultavam. Mas naquele dia talvez tivesse razão de se quedar apreensiva: já passavam de três da tarde e Henrique não se levantara sequer para tomar um copo d'água na cozinha.

Henrique não respondeu. Conhecia bem os pendores da mãe. Dentro em pouco ela sairia de casa para seu passeio no calçadão de Ipanema e o sorvete de final de tarde com as amigas. Bastava permanecer quieto, fingindo dormir, e ela o deixaria em paz.

Às cinco e meia da tarde, após um agônico recochilo, Henrique encontrou forças para se levantar. Foi ao banheiro, entrou debaixo do chuveiro e deixou a água fria correr por um bom tempo. A princípio, seu raciocínio não logrou prevalecer sobre a confusão de emoções e de reminiscências tormentosas que emergiram naquele momento, mas gradativamente as ideias se foram aclarando na sua cabeça. Desligou o chuveiro, vestiu bermuda e camiseta fresca. Saiu de casa carregando no bolso alguns artigos colhidos na caixa de farmácia e segurando na mão um sanduíche de presunto fartamente besuntado de requeijão, embrulhado em papel-alumínio.

O sol se punha com tépidos raios que se insinuavam acima das coberturas dos edifícios ao longo do pavimento, onde dois moradores da vizinhança passeavam seus cachorros. Uma brisa amena soprava, carregando o odor da relva através da atmosfera. Henrique desceu ao parque, onde a movimentação geral já era de encerramento. Idosos sentados a uma mesa de cimento recolhiam as peças do jogo de damas; crianças voltavam com bolas sob os braços, acompanhadas dos pais; um grupo sentado em cadeiras de praia sobre o gramado colocava os petrechos de um pic-nic dentro de sacolas.

Henrique cruzou a álea central com passos calmos, olhando para todos os lados. Ele conhecia todos os recantos daquele local, a que seus pais o levavam quando criança, onde brincara de polícia e ladrão com os moleques da vizinhança e passara algumas tardes na companhia de Laura, seu primeiro namorico de adolescente, uma estudante do Franco-Brasileiro, que morava logo abaixo, num enorme apartamento na rua Marquesa dos Santos. Havia tempos Henrique não voltava àquele parque sem pressa, à luz do dia, e o espaço inteiro agora lhe pareceu bem menor do que antes o concebera, e mais pitoresco, mais acolhedor, apesar do lixo esparso largado no chão, que a prefeitura demorava a recolher, e da decrepitude dos bancos de madeira putrefata.

Afinal, já próximo ao magnífico portão de ferro, Henrique achou quem procurava, acocorado ao tronco duma árvore, cabisbaixo, acompanhado de seu cão raquítico, que descansava ao lado. A espessura da barba e a bastura dos cabelos oleíferos e pegajosos não seriam suficientes para singularizá-lo, mas a ferida no tornozelo não deixava margem para dúvida. Era ele mesmo. Henrique se aproximou pelo flanco oposto ao do cachorro, agachou-se, desembrulhou parcialmente o sanduíche e o estendeu ao mendigo, que até então não havia dado pela presença do rapaz.

O homem ergueu o rosto num ímpeto brusco de ave assustada e fixou Henrique com olhos duros, ofensivos. Ao atinar para o lanche que lhe oferecia, entretanto, o olhar se deslastrou ligeiramente, persistindo embora a expressão algo lunática na face angulosa, que parecia ter sido bafejada pela fuligem de um carburador queimado. Soergueu a mão lentamente, hesitante, como se a testar a realidade daquela oferenda, a confiabilidade daquele presente, que surgia do nada. Henrique notou a sujidade negra sob as unhas compridas da mão de seu donatário, que vibrava uma leve tremedeira. O mendigo pegou e deu uma primeira mordida sôfrega no sanduíche. Seu semblante se abriu, afrouxando-se num relaxamento dos músculos, análogo a um sorriso. Em duas ou três dentadas, devorou o restante do pão, lambendo afinal o resto de requeijão caído nas pontas dos dedos.

Henrique sacou do bolso da bermuda um frasco de água oxigenada e um pacotinho de gazes. Apontou com o indicador para a ferida no tornozelo do mendigo, que de súbito pôs as palmas das mãos no chão, recolhendo-se contra o tronco da árvore, aparentemente incapaz de compreender a solicitação, ou mais provavelmente intimidado por ela. O cão abriu os olhos e espichou o pescoço, como que a sondar a situação, e voltou a descansar a cabeça no chão. Henrique mais uma vez apontou para a ferida, e, colocando as mãos na própria perna, gesticulou um curativo. O mendigo se quedou arredio por um instante, mas, afinal, cedeu, estendendo a panturrilha enferma. O inchaço da ferida se havia agravado, e de perto Henrique pôde sentir o fedor de pus que ela exalava. Umedeceu algumas gazes e higienizou-lhe o entorno, recolhendo partículas de sangue, coágulos, e sujeira depositados sobre a cútis equimosada. Henrique então sacou um vidrinho de Merthiolate, umedeceu mais algumas gazes e cobriu o ferimento. Imediatamente, o mendigo fechou os punhos, cerrou o sobrecenho e retorceu os lábios, fazendo uma carantonha e soltando do fundo da garganta um urro grave e seco. Henrique terminou a execução do curativo, fixando as gazes com esparadrapos ao tornozelo do homem.

Finda a operação, Henrique devolveu seus medicamentos aos bolsos da bermuda, levantou-se e estendeu uma mão de cumprimento ao outro. O mendigo não correspondeu. Voltando o olhar lunático para Henrique, recolheu a perna e quedou-se de cócoras, com as palmas das mãos sobre os joelhos.

Ao chegar de volta em casa, Henrique abriu as janelas do seu quarto, onde ainda se suspendia um vago odor de noitada, e deixou que a brisa do crepúsculo entrasse, fazendo a assepsia da atmosfera. Trocou os lençóis usados por um jogo novo, engomado e cheiroso, deitou-se na cama e digitou no telefone sem fio o número de Jonas. Os planos para o final daquele domingo foram se encaixando agora com ligeireza na sua mente. Não havia mais tempo para um banho de praia, mas quis aproveitar ao máximo as últimas horas do dia, que de repente lhe pareceram bastante promissoras, plenas de possibilidades. Decidiu-se a dar uma volta no shopping para olhar o movimento, sondar o preço de algumas roupas, jogar um fliperama e, no final, tomar um milk-shake, pois já começava a sentir uma fome de cão.

MOCIDADE VIVA

Artista ou crítico. Era o velho dilema. Cedo ou tarde ele se apresenta ao estudante de Belas Artes. Com Camilo não haveria de ser diferente, exceto talvez pelo fato de que a dúvida ainda persistisse três anos após a conclusão da faculdade. Naquela altura ele trabalhava como ilustrador numa grande editora, que publicava um amplo leque de produtos: revistas de variedades, semanários de conteúdo noticioso, edições baratas de clássicos da literatura mundial, álbuns de figurinhas, fascículos de palavras cruzadas. As jornadas eram bastante pesadas e não faltavam motivos para irritação. Camilo amuava-se bastante com a cobrança do chefe por pontualidade no horário do almoço, muito embora não houvesse hora marcada para terminar o expediente, que não raro se estendia noite adentro. Contrariava-se também por causa de Gerson, redator e seu colega de sala, que tinha o hábito de discutir o relacionamento por longos minutos com sua mulher ao telefone, fazendo-o perder totalmente a concentração. Chateava-se ainda com Alessandro, o estagiário avoado que não mantinha controle das tarefas que se lhe solicitavam: "Ai, Camilo, desculpa! Me esqueci completamente!". A tudo isso se adicionara recentemente algo ainda mais agoniante: o modo de falar da nova colega, Henriqueta, que retornava ao país depois de uma temporada de estudos no exterior. "Oi, prazer, meu nome é Henriqueta, *I love your shirt*!", "Eu sou flamenguista, *but I'm not really into soccer, you know…*", "Minha pós-graduação foi o máximo, *I had to work very hard though*, não foi nada fácil…". Frases com inglês intercalado. Camilo se horrorizava com aquela mania da recém-chegada.

Esses pequenos dissabores eram negligenciáveis, porém, em face da irresolução que lhe crescera no espírito sobre o próprio sentido de seu trabalho. Será que queria mesmo ficar ali, restrito a um emprego, encafurnado o dia inteiro na firma, bebendo o cafezinho do corredor, fazendo serão até tarde? A arte é um universo muito mais vasto e ambicioso do que a mera garantia de um holerite mensal. Camilo pressentia que o mundo artístico lhe acenava com alternativas mais promissoras. O difícil não era somente decidir se deveria renunciar à segurança da carteira assinada, mas também escolher o passo seguinte na encruzilhada: poderia confiar nos seus dons de artista? Ou deveria decidir-se pela crítica de arte? Criar e expor certamente seria o caminho mais acidentado e incerto, porém potencialmente muito recompensador, com promessa de enriquecimento e de glamour. A outra senda não projetava a mesma possibilidade de ganhos materiais, mas ainda assim tinha seduções irresistíveis: o desafio de pensar as expressões artísticas de hoje e de ontem, o prestígio social de julgar as obras com critério e embasamento, o poder de definir o gosto estético da época.

Naquela noite, Camilo teria de se decidir. Rolou para o lado na cama, pensou e repensou, considerando prós e contras, ponderando senões, inventando desculpas, refutando suposições. Ergueu-se e se espreguiçou como se houvesse dormido por doze horas. Sentou-se à escrivaninha, ligou o computador e, enquanto discava a conexão da internet para entrar no ICQ, a história dos últimos meses lhe atravessou a mente num átimo de reminiscência.

O fio daquela reminiscência começava na manhã de fevereiro em que acordou com a ideia de escrever um ensaio crítico sobre *Baile à Fantasia*, o quadro pintado por Rodolfo Chambelland. Aconteceu sem qualquer motivo. Ou talvez houvesse um motivo. No dia anterior, Camilo havia lido notícias de jornal sobre o carnaval vindouro e provavelmente a leitura revolveu no fundo de sua memória a menção ao quadro feita por um professor numa já longínqua aula da faculdade. Camilo então refletiu que a tela tinha estreita relação com os livros que andava lendo, que havia um encaixe perfeito entre a imagem representada na pintura e as ideias veiculadas nos textos. Tudo isso emergiu naquela manhã de fevereiro e Camilo, insatisfeito com a monótona condição de assalariado, remoendo o desperdício de energias que em si guardava, convenceu-se de que precisava escrever aquele ensaio de crítica.

No mesmo dia Camilo acordou mais cedo, tomou banho, vestiu-se para o trabalho, colocou um caderno novo na bolsa e saiu, sem tomar café da manhã, para procurar o Chambelland no Museu Nacional de Belas Artes, antes de iniciar o expediente. Em vez de seguir no metrô até a estação Uruguaiana, como sempre fazia, saltou na estação da Cinelândia e entrou no museu. Informou-se na bilheteria, subiu as escadas do átrio, deixou sua valise no guarda-volume e encaminhou-se com seu caderno de anotações ao salão 12, que ficava na extremidade da ala esquerda do primeiro pavimento do prédio. Era um ambiente espaçoso, com amplo pé-direito, mas que tinha algo de estranhamente remansoso, abochornado. Para isso contribuíam a luz imbele do lustre de teto e o antigo lambril de que se revestiam as paredes, a refletir tons de sépia pelo recinto. Os tacos bicolores no piso, de tão impiedosamente enxovalhados, dariam a um espectador menos sóbrio a impressão de compor uma obra de arte abstrata, estendida sobre o assoalho.

Camilo sentou-se no banco de madeira e se deixou impressionar pela beleza da tela. Abriu o caderno e anotou:

1) Nós somos foliões. Esta é a nossa essência e o nosso fado. Não teremos perspectiva de futuro se não pudermos assumir definitivamente a folia como aquilo que ela é de verdade: a forma e a substância do nosso espírito, a nossa força vital. O único caminho que temos para nos mantermos grandes e inimitáveis é a autorrealização na festividade. Nós não somos civilizados porque não obedecemos a um impulso civilizatório; tudo que da civilização nós conquistamos e tudo que dela nós pudermos ainda futuramente consumar, na realidade nos foi e nos será apenas concedido como um regalo de outras terras e de outros povos. Nós nascemos tarde para inaugurar instituições, nesta seara nós devemos resignar-nos à condição de herdeiros e nos contentarmos com o quinhão que nos foi legado. Eis a cena histórica que nos coube neste teatro: um Governador-Geral, carregando um grosso regimento debaixo do braço, uma porção de ministros a escoltá-lo, aportando numa terra ainda amplamente despovoada. E assim, permanecemos alheios aos ritos da corte, aos protocolos do governo, aos debates do parlamento, aos processos da administração, léguas abaixo de seu alcance e pleno entendimento. Mas ninguém dirá que ficamos tristes com o ter recebido este patrimônio sem qualquer esforço e engenho próprio. Olhem à volta, observem os nativos deste imenso país continental. Não estamos tristes, ao contrário, estamos contentes e em dia com esse nosso atraso, sentimo-nos confortáveis nesse desarranjo, que nos permitiu debruçar-nos sobre o nosso íntimo e ali encontrar e cultivar a nossa vocação. A tela de Chambelland, que ora analisamos, remete às origens dessa nossa singularidade, evocando diversas manifestações populares, em primeiro lugar o Entrudo, festa primordial, celebração de um país em germe, lançado sem expectativa de medrança ao solo virgem, e que foi sendo gradativamente fecundado, trabalhado, temperado ao longo dos setecentos, dos oitocentos e dos novecentos, no alto-forno da nossa cultura luso-negro-indígena, para que dele se forjasse um caráter ímpar e propriamente indefinível. Nós não somos mais muda, somos árvore frondosa. Esta pintura mostra-o com clarividência, que refuta a Platão a pretensa superioridade da palavra sobre a imagem. A tela constitui uma imagem simbólica, sublimada, dessa nossa singularidade, dessa nossa "nostridade". Chambelland captou com pincel magistral uma forma visionária, a partir do nosso amálgama social caótico, multifacetado, do mosaico irisado dessas comunidades patriarcais aglutinadas e galvanizadas em nação; uma impressão onírica e ao mesmo tempo verdadeira, uma paradoxal fantasia – pois reverente à realidade. É uma representação por assim dizer integral, que lembra a concepção epistemológica de Santo Agostinho, com sua teoria das três visões (visão sensível, visão intelectual e visão espiritual) compondo um retrato quintessencial disto que reconhecemos como algo tão genuíno quanto a cordialidade de Buarque de Holanda, tão arraigado quanto a miscigenação de Freyre, algo mais sedutor que a mera luxúria de Paulo Prado, e tão constitutivo quanto a resistência de Euclides, algo que podemos definir como "carnavalidade", o gênio indelével do povo.

Desde aquele dia, Camilo se foi fixando em sua ideia, forjando, cinzelando pensamentos acerca da tela, durante suas incursões ao museu, que ele fazia antes do trabalho, ou durante a hora do almoço, quando havia tempo. Anotava cuidadosamente cada impressão, incluía referências, registrava citações, apontava relações com outras obras de arte. Passaram-se alguns meses e já neste ponto Camilo acumulava um bom volume de reflexões.

Cresceu-lhe a ambição de pôr forma a seu ensaio crítico e dá-lo à luz. Havia meia dúzia ou mais de pontos a tratar. Estimou o tempo de trabalho a gastar e concluiu que poderia beneficiar-se de um colaborador. Pensou então em conversar com Pedro Telles, para trocar ideias a respeito do projeto. Pedro Telles – apelidado de "Petel" pelos amigos – fora ex-colega na Escola de Belas Artes, um dos que Camilo tinha por mais talentosos na turma. Quem sabe não escrevessem o ensaio crítico a quatro mãos, talvez ele se animasse. O mundo da arte, nos seus momentos mais luminares, revelara-se um fenômeno essencialmente solidário, uma atividade de cooperação. O talento solitário sempre existira, mas as épocas de maior esplendor foram aquelas em que individualidades coagularam em coletivos e atuaram em concerto, formaram escolas, redigiram manifestos, buscaram a comunhão.

Camilo ligou para Petel e sugeriu um almoço. Petel aceitou o convite, informando que levaria a namorada Olívia. Camilo disse que também levaria a sua, Julia. Teria preferido uma conversa a dois, pois o assunto respeitava a um projeto pessoal seu, mas não quis impor condições. Combinaram o encontro no Alentejano para a sexta-feira subsequente, dia em que Camilo costumava conceder-se uma refeição mais tranquila e delongada.

Ao desligar o telefone, Camilo conscientizou-se de que ainda não tinha uma namorada, pois seu relacionamento com Julia não podia qualificar-se exatamente como um namoro. Fazia dez dias que estivera com ela pela última vez. Conheciam-se da época do colegial, estudaram em turmas diferentes, mas simultâneas, nunca chegaram a se envolver, apesar da atração que ela então já exercia sobre Camilo. Agora, anos depois, haviam saído juntos algumas vezes, depois de se cruzarem numa exposição no MAM e trocarem números de celular. Mas desde o início aqueles encontros não inspiraram a Camilo um entusiasmo marcante. Apesar de ainda ostentar a mesma graça de garota brincalhona, Julia lhe pareceu irremediavelmente estressada por causa de sua situação familiar, com o avô acamado por uma doença renal e a mãe com crise de depressão, tendo-se separado do marido e perdido uma das posições que mantinha como professora universitária. Julia fumava cigarros em cadeia e não lograva dizer três frases sem reclamar do seu ganho de peso. Camilo admitiu, entretanto, que também ele não devia ter soado um sujeito cativante. Já estava muito absorvido em seu projeto, minguava-lhe o interesse por outros assuntos, precisava esforçar-se para entreter sua interlocutora. Mas Julia não se afetou ante a insipidez da companhia, ao menos fora essa a impressão de Camilo. Ele entrou na internet e marcou com ela através do ICQ o encontro com o casal Petel e Olívia.

Na sexta-feira, à hora do almoço, Camilo deitou a caneta nanquim ao lado da ilustração que terminava, pegou a bolsa, contendo seu caderno de anotações, desceu o elevador e saiu à rua, com dez minutos de atraso, para buscar Julia na entrada da estação de metrô da Carioca. Ainda cedo pela manhã, a caminho do trabalho, Camilo havia feito uma visita proveitosa ao museu. Encaminhou-se ao salão 12, um pouco absorvido com as tarefas previstas para o expediente na editora e sentou-se no banco de madeira com o caderno sobre o colo. Progressivamente foi imergindo nas impressões que o quadro lhe comunicava e que não afetavam apenas a sua visão: podia sentir o toque físico das pinceladas, o aroma das tintas, a música de fundo. Deduziu que tudo era resultado de uma crescente intimidade com a obra. Sua perseverança se recompensava aos poucos, sua compreensão se ampliava e aprofundava, sua maturidade crítica se firmava. Abriu seu caderno e anotou:

25) A este Chambelland deveriam reconhecer o pioneirismo, mas este título acabou por ser atribuído ao colega de academia, Almeida Júnior. Não se pode qualificar de totalmente injusta a fama do pintor paulista neste particular. Sem dúvida, depois de voltar da Europa, suas telas adquirem certo ineditismo, quando comparadas aos trabalhos até então produzidos por seus pares. Mas seu interesse ainda se mantém concentrado no âmbito rural, na captura de motivos caipiras, na perspectiva provinciana. Desse modo, suas obras não chegam a irradiar uma aura de alcance nacional, não se impregnam de um simbolismo abrangente. Já este Chambelland, ao representar a festa popular mais paradigmática, concentra em si uma alma, absorve todas as demais manifestações populares análogas, quintessenciando seu colorido e diversidade numa imagem singela mas original.

Neste ponto, interrompeu a escrita e contemplou a tela por mais um momento. Voltou à página do seu caderno e retomou a redação, na linha abaixo de onde havia parado:

26) Houve quem dissesse que nós somos essencialmente irresponsáveis, que nós estamos irremissivelmente presos ao atavismo gerado naqueles primeiros tempos, quando colonizadores cruéis, sôfregos, gananciosos, transpuseram as fronteiras do cristianismo ao cruzar as da cristandade; houve quem dissesse que nós somos vazios e entediados, perdidos na aridez de um vasto continente à espera de uma visita, ávidos de uma companhia, sedentos de um contato humano que nos liberte da solidão. Tudo isso constitui um equívoco quanto à nossa natureza, uma falsificação da nossa história. As nossas inclinações refletem antes a atitude séria e adulta da gratidão. Esse maravilhamento é a força motriz do nosso constante festejar. E este festejo, esta celebração, contém em si um ato de renúncia, a afirmação de um desprendimento, o menosprezo altaneiro do materialismo mais imediato, das riquezas efêmeras deste mundo, o que a ninguém escapará se perceber que o homem simples das ruas precisa de quase nada para manifestar esta singeleza: alguns bancos em torno de uma pequena mesa na calçada, umas garrafas de cerveja, um samba ou um jogo no radinho de pilha. E isso não somente no subúrbio e nas favelas. Este homem simples é o mesmo em todo lugar, em todas os estratos sociais, ele é sempre o brincalhão, o jogral que tão bem se imprimiu neste óleo. Percebe-se essa realidade a surgir das pinceladas, do movimento destas figuras, da sincronia das danças, do colorido das fanta-

sias e da música, que se pode intuir, ecoando pelo ambiente. A cena mostra com carga poética um momento extático...

Camilo se tinha contentado com essas linhas, produzidas logo cedo naquela sexta-feira, e agora seguia para o almoço com Petel. Nos anos de faculdade, tinha-o por um dos melhores alunos da turma, dono de sólida técnica e possuidor de uma mente vivaz, sempre ávida por debater o mundo das artes. Camilo recordou-se das aulas em que tomava assento lado a lado com Petel. Riu-se com a reminiscência do semblante do ex-colega, que parecia sempre um pouco irritado, embora fosse um sujeito pacífico. Muitas vezes dava a impressão de estar de ressaca, embora não passasse de uma sonolência. Os três anos decorridos desde seu último encontro com o amigo – na entrega dos canudos – davam-lhe a impressão de perfazer mais de uma década. Recriminou-se por não havê-lo procurado antes. Com sorte, encontrá-lo-ia livre e disposto a trabalhar em conjunto no projeto do ensaio crítico.

Digitando teclas de seu celular, Julia aguardava Camilo na saída do metrô, ao lado de uma carrocinha de sorvete. Vestia calça jeans, que lhe caía um pouco folgada demais, dada sua magreza, e blusa de manga curta. Sobre o peito ostentava o crachá da firma.

— Você é pontual *mesmo*, hein — disse Camilo, gesticulando com o indicador sobre o relógio de pulso.

— Você que é muito atrasildo — respondeu Julia com um sorriso —, já veio achando que eu não estaria aqui ainda, né?

— É nossa cultura.

Julia olhou com estranhamento para Camilo, como se duvidasse da seriedade da afirmação. Caminhavam pela calçada apinhada de pessoas, desviando dos paraquedas cobertos de mercadorias, estendidos sobre as pedras portuguesas.

— Então tá! Nossa cultura *atrasada* começa na impontualidade, é isso que você quer dizer, né?! — disse Julia, com uma risada.

— Qual o problema de atrasar um pouquinho? — respondeu Camilo, abrindo os braços com vivacidade. — Você já parou pra pensar que, se ninguém é pontual, todo mundo é pontual? Nosso povo tem um ritmo próprio de vivenciar os encontros, a gente não precisa ter vergonha disso. Cada gente tem sua maneira de encarar essas coisas, não existe um certo e um errado. A riqueza toda está nesse acordo tácito, nesse arranjo em que todo mundo concorda, de ter quinze minutos, meia hora de tolerância, às vezes um pouquinho mais. Isso vale entre amigos, familiares, clientes, até médicos nos consultórios com hora marcada sabem disso.

— Haha! Meu dentista fica uma arara quando eu atraso — disse Julia, andando um pouco atrás de Camilo, que apontava o caminho com o braço.

Chegaram ao restaurante e sentaram-se a uma mesa ao fundo. Dois minutos depois, Camilo recebeu uma cutucada no ombro. Era Petel, acompanhado de Olívia. Cumprimentaram-se com amplos abraços, e os dois foram se acomodando nas cadeiras à frente. Um garçom logo se aproximou, distribuindo os cardápios. Julia pediu um refrigerante, Camilo e Petel pediram limonada suíça, e Olívia, uma taça de vinho tinto. Camilo reparou que o visual do amigo se modificara um pouco: os cabelos não mais roçavam os ombros, a barba espessa reduzira-se a um cavanhaque, e os óculos redondos, trocados por uma armação quadrangular. A namorada era alta, usava um vestido longo de algodão verde, visivelmente desgastado, e um colar de miçanga no pescoço. Alguns fios brancos se anunciavam em sua cabeleira castanha.

— Viu, Julia, eles também chegaram atrasados — disse Camilo, apontando para o casal à frente. — Eles entendem a nossa cultura.

— Do que vocês estão falando? — perguntou Petel, fazendo uma careta de quem não captou a conversa.

— O Camilo acha que chegar atrasado nos encontros não é um problema da nossa cultura — explicou Julia, girando o indicador próximo à têmpora, para sugerir loucura.

— Mais do que isso, eu acho que é uma coisa *positiva* da nossa cultura — enfatizou Camilo —, porque atrasar um pouco nos nossos horários reflete a tolerância da nossa gente. Significa ter flexibilidade, não ter cabeça dura, não ter uma rigidez inútil nas relações pessoais, cês entendem? É por isso que somos pacíficos, inclinados a fazer a paz, a entrar em acordo, somos capazes de resolver as coisas sem briga, sem guerra. Uma pessoa que não consegue aceitar um atraso de meia hora é capaz de *tudo*.

— Concordo — disse Olívia, alisando o cabelo para trás da orelha —, é a coisa do povo cordial, né, a nossa índole.

— Ah, gente, eu acho totalmente *absurdo* isso que vocês tão falando — disse Julia, em tom de protesto —, as pessoas atrasam porque são desleixadas mesmo, são descompromissadas, não sabem cumprir o combinado, não tem nada disso de ser pacífico e cordial, não. E acaba que todo mundo aceita o desleixo dos outros.

Camilo recostou na cadeira. "Absurdo", Julia dissera. Mas que tinha de absurdo nas suas ideias? Eram o oposto de absurdas, a lógica era rigorosa. Só uma pessoa insensata poderia qualificá-las de absurdas. Impacientado, Camilo remoía o alvitre da companheira. Naquele aspecto, Julia não lhe aparecia como um caso único: fazia coro a várias pessoas de quem Camilo havia escutado a mesma coisa. Reforçava sua intuição a respeito da insensibilidade para com as qualidades, as virtudes coletivas, por parte de tantos de seus conhecidos.

— Você não tem afeição pela nossa maneira de ser? — perguntou Camilo, cujo sorriso pareceu a Julia uma provocação, embora proviesse unicamente de sua perplexidade. — Você não tem cara de ser uma dessas pessoas que só tiram as bandeirinhas do armário de quatro em quatro anos, durante a Copa do Mundo, e saem na rua pra pintar o asfalto com slogans ufanistas e, depois, ficam achando que todo mundo aqui é desleixado e descompromissado.

— Haha! Você tá querendo dizer que eu não gosto do meu país só porque eu critico o desleixo das pessoas? — respondeu Julia, quase indignada. — Eu me identifico com mil coisas daqui, mas isso não me impede de ver as coisas erradas.

Camilo se calou com mais um sorriso, dessa vez pacificador, erguendo a mão com o polegar para cima. Fim de papo. Não valia insistir no assunto. Falar de amor à pátria era um negócio complicado. Quando não adquiria um tom postiço, burlesco, tornava-se motivo para brigas. Camilo elucubrou sobre aquela circunstância. Acreditava que o fenômeno era recente, uma involução tardia. Não ia longe o tempo em que um espírito autoafirmativo dominava a cultura de todo esse país continental, uma cultura que mantinha em seu campo de visão o interior de si mesmo, ainda que fosse para descobrir os pontos cegos. Por um instante, enquanto debicava a sua limonada, Camilo se transportou para sua estante de livros, recordando textos dos autores que vinha lendo. Aqueles homens de letras, que se haviam debruçado sobre a identidade da nação, não agiram como alienígenas aportados num planeta longínquo; pelo contrário, apenas devolveram à sociedade, em forma de ideias elaboradas, os problemas que ela mesma formulava e com que se debatia.

Escreveram sob provocação do meio, procurando dar-lhe respostas, sem a pretensão de conformar unilateralmente as mentalidades. Em seu conjunto, apesar das eventuais hesitações, e mesmo de algum pontual pessimismo, aqueles livros ampliaram sua visão da nacionalidade, aprofundaram seu entendimento da terra. Por que será que esse espírito se esvaeceu? Camilo especulava. Por algum motivo aquela disposição anímica foi ficando cada vez mais rarefeita, até se inverter e se tornar um acabrunhamento.

— Num sei, camaradas — obtemperou Petel —, eu acho que tem muita gente que é extremamente pontual, essa história de atrasar não é *tão* comum assim. Eu acho que o trabalhador humilde é muito pontual, eu vejo os funcionários da farmácia na esquina de casa abrindo às sete da matina todos os dias, sem falta, na padaria também...

— Ah, mas esse é o sistema... — disse Olívia, mais uma vez repuxando uma mecha de cabelo.

— Exatamente! — concordou Camilo, empertigando-se na cadeira. — Essa pontualidade dos funcionários da farmácia; eles agem sob pressão do sistema, que chega e vai arrasando os costumes...

— Ah, gente, esse papo de "sistema" é mó viagem, não explica nada, vamos combinar — atalhou Julia, fazendo aspas com os dedos das mãos. — Eu acho que o Petel tá certíssimo quando falou dos pobres. A empregada lá de casa também chega sempre na hora, e quando não consegue, ela fica superenvergonhada, pede mil desculpas, mas as minhas amigas todas nunca respeitam horário nenhum, a não ser quando vão no cabelereiro, a vaidade feminina sempre fala mais alto.

— Verdade — disse Olívia, sorrindo —, a vaidade é inimiga do desleixo, inclusive com o horário.

Camilo chamou o garçom; os quatro pediram seus pratos. Julia elogiou o colar de Olívia, que lhe havia dito ser funcionária da Funarte. Ambas se entretiveram sobre os respectivos empregos. Petel puxou a conversa com o amigo, contando que logo depois da formatura tinha conseguido uma vaga de restaurador no Museu da República, e que recentemente surgira oportunidade de dar aulas de arte em um colégio particular. A despeito de terem a mesma idade, Camilo se surpreendeu com a modéstia das posições do amigo, a quem sempre considerou destinado a alçar rapidamente os voos mais altos no mundo da arte, em razão do talento de desenhista e do domínio de técnicas pictóricas diversas. Conversaram sobre episódios nostálgicos: sobre os métodos inventivos pelos quais foram maltratados no trote dos calouros, durante a primeira semana de aula; sobre as viagens de estudo paisagístico que fizeram juntamente com os demais colegas da turma; sobre as manhãs em que matavam aulas para ficar no centro acadêmico discutindo o fauvismo, a Secessão vienense, as seleções de futebol.

Os tempos universitários, frescos na memória, renderiam pano para vários almoços com Petel. Era preciso reencaminhar a conversa e entrar no assunto mais importante. Camilo tomou um gole da limonada suíça e lhe contou de seu projeto. Enquanto se atracava com seu filé *à parmeggiana*, Petel escutou com aparente interesse os trechos que Camilo lia do seu caderno de anotações. Olívia e Julia conversavam, comendo suas saladas. Ao final, Camilo fechou o caderno, guardou-o na bolsa e retomou seus talheres.

— Estou encarando essa ideia com ousadia — disse Camilo.

— Mas você vai usar o Chambelland *mesmo*? — perguntou Petel, sustendo um pedaço do bife na ponta do garfo.

— Exato.

— Saquei. É meio passadista, pra te ser sincero — disse Petel, torcendo os lábios de enfado.

— Como assim?

— É a velha pintura ainda, de fatura impressionista, não se encaixa bem no seu contexto.

— Como não? — disse Camilo em voz baixa, quase que para si mesmo. — Tá tudo lá naquela tela, o contexto, o significado, a interpretação, tudo isso se origina na tela, eu só vou elaborar...

— Cara — atalhou Petel —, sinceramente, Chambelland tem um quê de almofadice francesa, de produto importado. Por que você não trabalha em cima de alguma tela do Di?

— Do Di... não acho que... — disse Camilo, ligeiramente perturbado e buscando as palavras. — É justamente aí que...

— Ou da Tarsila? — insistiu Petel, parando a mastigação.

— Mas aí seria outra coisa. Eu estou querendo justamente confrontar essa perspectiva, chamar a atenção para uma obra que passou despercebida — disse Camilo, olhando para os restos de carne no prato do colega. Deu mais um gole na sua limonada e ergueu um olhar fixo para o amigo:

— Eu tô pensando em chamar alguém pra me ajudar a escrever, ficaria ainda mais legal a quatro mãos, acho que sua contribuição aumentaria a potência crítica do texto.

— Cara, não me leve a mal — disse Petel, depois de engolir mais uma garfada de comida —, mas acho que teu projeto ficaria melhor se você abordasse o Di.

Camilo rodopiou a colher no copo de suco e bebeu um gole, decepcionado. A parceria não ia acontecer. Chamou o garçom.

— Tô sentindo um calorzinho nesse lugar — disse Petel, ao abanar-se com a barra da camisa, fazendo mexer os cabelos na franja.

— Eu achei a comida bem gostosa — disse Julia, passando o guardanapo na boca.

Camilo e Olívia pediram sobremesa. Petel voltou a recordar os tempos de faculdade. Camilo lembrou das tardes na casa do ex-colega Célio, em meio a latinhas de cerveja, assistindo aos jogos da Copa; as rodinhas de samba no bar do Jacu, à saída da faculdade; os porres de cachaça nas festas juninas realizadas no campus da universidade. Pagaram a conta e os casais se despediram.

Camilo deixou Julia na estação de metrô com um "vamos combinar alguma coisa". Virou-se e se encaminhou para a editora pensando que aquele relacionamento não prosperaria, que talvez fosse a hora de encerrá-lo. Julia tinha charme de jornalista inteligente e era bem articulada. Ademais, não havia dúvida de que sua carreira era promissora, o pai era do conselho editorial no jornal em que trabalhava. E, além de tudo, era interessada em artes plásticas. Mas a cabeça dela não convergia com a sua, não havia concordância. E ela estava passando por um momento difícil. Demandava cuidados que ele não poderia prover naquele momento.

De repente, sentiu uma cutucada no ombro. Era Julia, com uma cara de irritação, segurando um cigarro aceso.

— Você foi babaca demais — disse, com o dedo em riste na cara do outro.

— Babaca?! Por quê? Eu...

— De me deixar boiando — atalhou Julia. — Você passa quase duas semanas sumido, aí me chama pra um almoço, e no final quase nem me dá tchau.

A voz de Julia ecoava na praça, foi a impressão que Camilo teve. Olhou à volta, gesticulando à interlocutora que baixasse o tom, as pessoas estavam assistindo ao espetáculo.

— Eu estive muito ocupado com meu projeto pessoal...

— Projeto uma pinoia — interrompeu Julia, depois de dar um trago no cigarro. — Você tá saindo com outra.

— Com outra?! — Camilo apoiou os braços na cintura. — E por que eu ia te chamar hoje se estivesse saindo com outra?

— Olha, estou até aqui da sua babaquice, você tinha dito que a gente ia fazer isso, fazer aquilo, fazer uma viagem pra Lençóis e, de repente, some, fica duas semanas sem ligar, podia pelo menos enviar um SMS, mas nem isso, afora esse seu jeito de cagar pro sentimento das pessoas. Quando eu tava indo no hospital ver meu avô, você nem se despediu direito, nem quis saber; e, depois, naquela vez que eu pedi pra você comprar um remédio, um RE-MÉ-DIO, meu Deus, e você chega lá em casa, "ih, esqueci de passar na farmácia". Eu não tenho tempo pra ficar aturando gente sonsa, chega, vou apagar seu número de celular, não me procura, tá? Vamos encerrar de vez, porque não tá dando. E outra coisa, esse teu projetinho é uma bosta, totalmente desconectado da atualidade, joga ele no lixo que ninguém vai se interessar por isso.

Julia atirou bruscamente a guimba do cigarro no chão, virou-se e seguiu a passos rápidos, cruzando a praça, em direção à estação do metrô. Camilo quedou-se paralisado por um instante, assistindo o movimento dos pedestres na calçada. *Ela não precisava fazer escândalo*, pensou. Mas foi melhor assim. Colocava-se um ponto-final. Não havia mais como prosseguirem. Ele já começava a se passar por um sujeito frio, egoísta.

E realmente fora egoísta, admitiu Camilo. Reconheceu que não conseguira estender mais que umas migalhas de compreensão a sua companheira, justo num momento de fragilidade e sofrimento familiar, em que ela precisava de consolo, acima de tudo. Camilo intrigou-se com a suspeita de que ele estaria "saindo com outra". Que outra? Não pôde acreditar que Julia realmente pensasse tal coisa. Ela podia acoimá-lo de egoísta e frio, mas ele não havia traído sua confiança.

Na editora, Camilo trabalhou concentrado até a noite. Ao voltar para casa, tomou um banho, encheu um copão de plástico com o mate que sua mãe deixara pronto na geladeira. Pôs num prato o restante do quibe cru que jazia sobre o fogão e sentou-se para jantar, enquanto a mente retornava à despedida desagradável daquela tarde. No seu acesso de raiva, Julia dissera algo a respeito de seu projeto. "Totalmente desconectado da atualidade." Estas palavras ressoaram na consciência de Camilo. Palavras vociferadas num surto de ira devem expor verdades que não se contam a pessoas queridas. O desatino de Julia fora desnecessário, mas sua sinceridade servia como um alerta.

Conexão com a atualidade. Mas por que se preocupar com isso?, questionou-se Camilo. Embora andasse um pouco afastado dos debates artísticos atuais, não ignorava que eles estivessem cada vez mais concentrados na arte contemporânea. As discussões na crítica e na academia privilegiavam os artistas do momento, atuantes nos últimos dez ou quinze anos no máximo, Camilo sabia disso. Que ele agora pretendesse resgatar do esquecimento um Chambelland, e que, ainda por cima, quisesse abordar a obra sob o prisma da nacionalidade, eis algo que não poderia deixar de parecer, bem consideradas as circunstâncias, um tanto desalinhado. Mas o que fazer? Deveria dobrar-se aos ventos da atualidade, apenas para ter mais chances de aparecer e repercutir? Deveria sufocar seu impulso genuíno e imolar suas ideias próprias ao bezerro dourado da tendência artística em voga? Isso seria dar um passo em falso.

Nesse ponto, Camilo recordou-se das palavras de Petel no almoço. Ao contrário de Julia, Petel pertencia ao meio artístico e suas objeções ao projeto do ensaio crítico adquiriam mais peso. Camilo regurgitou anteriores hesitações. Fizeram-no recordar a festa de despedida de Florêncio, outro ex-colega de faculdade, na semana anterior. Florêncio estava de partida para uma pós-graduação em história da arte na Itália e juntou os amigos para um encontro no ateliê de uma professora, no bairro do Estácio. Na ocasião, Camilo contou-lhe de seu projeto de ensaio crítico. Florêncio o escutou, agarrado a uma caneca de cerveja, já bastante alterado, e então disse:

— Você não acha que seria mais adequado trabalhar alguma obra do período da Antropofagia?

Camilo não insistiu no assunto, vendo que seu ex-colega não estava em condições de escutar com proveito. Agora à noite, comendo o quibe, depois da sua conversa com Petel, pôde refletir com mais realismo. Era previsível que Petel, tal como Florêncio, não compreendesse sua ideia e Camilo apenas tinha esperado uma reação mais nuançada de sua parte, por sabê-lo um sujeito sóbrio e cultivado. Simplesmente menosprezar alguém como Chambelland não caberia no seu perfil. Mas surpreendentemente não houve nuance alguma.

Ilusão minha, Camilo pensou. Com ou sem nuance, era praticamente impossível que seu amigo compreendesse o sentido de seu esforço. Desde o início tinha pressentido que teria de se confrontar com aquela resistência. A história da arte continha muitos exemplos do mesmo fenômeno, o percurso acidentado de grandes obras da pintura, do teatro, da literatura, desprezadas a princípio, quando não rejeitadas, em razão de circunstâncias políticas, de conjunturas sociais adversas, do embotamento da sensibilidade estética, por vezes condicionada pela força de receituários preconcebidos, pela influência de correntes hegemônicas do momento. Camilo sabia. O abatimento que lhe acometia o espírito se enraizava num motivo distinto: a conclusão de que precisaria seguir sozinho naquele projeto.

Na terça-feira seguinte, Camilo acordou mais cedo que de costume. Sentou-se à mesa da cozinha para tomar o café da manhã. As preocupações com o trabalho flutuavam-lhe na consciência: o dia não seria fácil na editora, pois haviam-no incumbido de mais um imenso fascículo especial, a ser publicado no domingo, e o prazo estabelecido era curto. As tarefas se acumulavam. Camilo considerou que uma passagem pelo museu aliviaria a pressão. Terminou de beber seu suco, buscou sua bolsa e saiu. Na rua, o frio de julho era intenso e os pedestres circulavam com seus casacos pesados, esfregando as palmas das mãos.

Ao entrar no salão 12, Camilo calculava o volume de trabalho que o aguardava na editora. As preocupações profissionais não se dissipavam. Sentou-se no banco com seu caderno, inspirou o ar abochornado do recinto, adernou ligeiramente para o lado, apoiando-se com um braço na madeira maciça. Sua visão havia se desfocado momentaneamente. Esfregou as pálpebras para corrigi-la, cogitando na hipótese de que estivesse precisando de óculos. Pegou a caneta, abriu em uma folha em branco. Nada lhe ocorreu. Ao cabo de vinte minutos, fechou o caderno, colheu sua bolsa de couro no guarda-volumes e se encaminhou para o trabalho, focado nos afazeres profissionais.

Ao chegar na editora, enquanto ligava seu computador sobre a mesa, Henriqueta o interpelou:

— Eu vi você agora há pouco entrando naquele prédio cinza na Rio Branco bem na frente do Teatro Municipal.

— Sim, no Museu de Belas Artes.

— Ai! Adoro museu! Ano passado em Nova Iorque eu fui quase toda semana ao Met, *it was just two blocks down the street from my flat*! Eu também fui várias vezes no MoMa, eles servem um *fantastic brunch* aos domingos no restaurante. Você conhece o MoMa? Ah, claro que não, você já me disse que nunca viajou pra fora do país...

Henriqueta estendeu o braço, alcançou sua bolsa que jazia sobre a mesa e cavoucou nela até achar um molho de chaves:

— Tá vendo esse chaveiro, comprei no Smithsonian, maravilhoso aquele museu! — exclamou, chacoalhando o objeto com um sorriso. — *You wander for hours and hours around that place* e nem assim a gente consegue ver tudo que tem pra ver.

Henriqueta devolveu as chaves à bolsa e então perguntou:

— E o que tem de bom nesse museu?

— Fui ver um... quadro chamado *Baile à Fantasia* — respondeu Camilo, titubeante —, é de um pintor brasileiro.

— E que tem de tão legal nesse quadro?

— Ele diz muito sobre os brasileiros, sobre a nossa cultura.

— Entendi... puxa, quero ver esse quadro. Você me leva lá um dia?

— Claro, quando você quiser — disse Camilo, se mexendo levemente na cadeira, para enxergar o rosto de Henriqueta.

— Não conheço quase nada dos pintores brasileiros — Henriqueta riu-se, coçando os cabelos momentaneamente —, só o Portinari... Ah! E Volpi! Minha mãe tem um livro lindo com as bandeirinhas dele, eu amo demais. Alguma hora você podia me mostrar seus quadros preferidos.

— Vamos combinar algum dia, na hora do almoço — respondeu Camilo, recostando-se de volta na cadeira —, eu te mostro algumas coisas legais.

— Combinado!

Camilo fez serão na editora até as nove da noite para terminar as tarefas do dia. Chegou estafado em casa, tomou um banho e se deitou, sem comer o jantar. O Chambelland surgiu-lhe à mente. Camilo considerou sua apreciação da pintura. Achou que tinha atingido um grau de discernimento, um refinamento condigno dos mais eruditos críticos. Ainda faltava organizar as notas e redigir o texto final. Camilo reconheceu que padecia de uma inércia, mas obtemperou que aquilo era natural, que escrever exigia suor e persistência, e que logo acharia por onde dar cabo da empreitada.

Sonhou que tinha sido convidado para expor uma coleção de ilustrações e caminhava entre os convidados de um vernissage em Ipanema, próxima à orla. O evento se desenrolava numa noite de verão. Todos estão sorridentes, descontraídos, empunhando copos de cerveja gelada, vestindo roupas curtas, homens em bermudas e sandálias, mulheres em saias e blusas sem manga, algumas em biquínis sob cangas de praia nas cinturas. Um frescor de maresia se evola pelo ambiente. Henriqueta, sua colega na editora, aproxima-se pelo lado esquerdo e comenta, em tom de surpresa e contentamento: "Lindos os seus desenhos... bem ousados... mas delicados, gostei muito". Camilo estende os braços, enlaça a cintura de Henriqueta, ela sorri e ergue seu copo de cerveja...

Na quinta-feira, não foi o despertador que acordou Camilo, e sim o estampido de um martelo. Pregavam algo na parede do apartamento vizinho. Camilo irritou-se com a violação da norma condominial, que vedava aquele tipo de perturbação antes das nove da manhã. Ligou o rádio, distraiu-se com o noticiário, enquanto se arrumava para o trabalho. Na cozinha, encontrou Leandro, seu irmão mais velho, que viera visitar a mãe, com quem terminava de tomar um café com pão e manteiga. Camilo pegou uma maçã na geladeira, despediu-se de ambos e seguiu para a agência.

O expediente se iniciou com estresse, em razão da preparação do caderno especial de cultura, que sairia no sábado. Ricardo, o redator-chefe, passou na mesa de Henriqueta para chamar-lhe a atenção sobre alguns erros que deixara passar na edição da véspera. Censurou-lhe a desatenção com respeito a duas palavras com letras trocadas no texto editorial, um "curvilíneo" sem acento agudo numa matéria do Caderno 2, e a uma vírgula colocada entre sujeito e objeto em duas frases na primeira página. A pressão do trabalho se adicionou ao exaspero da manhã.

Na hora do almoço, Camilo decidiu fazer uma visita ao Chambelland. Desceu à rua, comeu um sanduíche rápido na lanchonete da esquina. Depois, seguiu pela avenida Rio Branco, entrou no museu e se encaminhou para o salão 12 com seu caderno.

Ao olhar para o salão, viu que havia uma pessoa sentada no banco de madeira, a contemplar o Chambelland. Era um senhor grisalho, de bermuda cáqui, camisa de manga curta e sandália de couro. Mantinha-se hirto, com as mãos nos joelhos. Somente quando Camilo acenou com o indicador para solicitar espaço de assento à sua direita foi que o senhor grisalho percebeu sua presença, sobressaltado, mas sorridente:

— *Bonjour*. Porr favorr, porr favor, pôdi sentarr do lado.

A voz era rouca, e o português, esforçado. O senhor se deslocou ligeiramente para a esquerda. Ao sentar-se no banco, a um palmo de distância, Camilo lançou-lhe uma olhadela. O homem devia ter em torno de cinquenta anos, já descontados um ou dois lustros que seu ar circunspecto lhe acrescentava à compleição geral. O rosto era anguloso e o bigode cobria parcialmente os lábios. Carregava no peito, pendurada por um cordão, uma máquina fotográfica munida de um *flash*. A ostentação deste último apetrecho deixou Camilo inquieto, pois, pelas normas do Museu, era proibido fotografar as obras com *flash*. *O gringo não leu o aviso*, pensou Camilo. Mas como é que o segurança não o interpelou? Camilo olhou à esquerda, na certeza de que o guarda estaria ali em algum lugar. Mas não havia ninguém. Talvez esteja doente e faltou ao serviço. Camilo pensou em aconselhar o gringo, dizer-lhe algo como *"no flash"* ou *"flash prohibited"*.

O homem voltara sua atenção para o Chambelland. Camilo empertigou-se no seu lado do banco, pousou seu caderno entre as pernas e fitou a tela. Contudo, sua concentração se havia dissolvido. Percebeu apenas um silêncio, perturbado apenas pelo ligeiro siflar da respiração do estrangeiro ao lado.

— *Beau, le tableau*? — perguntou Camilo, virando ligeiramente o rosto para o outro.

Camilo não se orgulhava do seu francês, que aprendera nas aulas do colégio, ao contrário de alguns de seus colegas de classe, que frequentaram os cursos particulares. Mas franceses preferem um mau francês do que qualquer palavra inglesa perfeitamente pronunciada, ponderou Camilo.

Ao escutar a pergunta, o senhor se destacou ligeiramente da sua posição, dirigindo um olhar rápido para seu vizinho. Fitou novamente o quadro, hesitante, o sobrecenho elevado, um leve abanar da cabeça.

— *Je n'aime pas beaucoup ce tableau* — respondeu, erguendo o braço e apontando para centro da tela —, *les têtes du couple à gauche ne sont pas très achevées.*

O homem se ergueu com vagar, gesticulando gentilmente um adeus, e se retirou. Camilo quedou-se imóvel por um instante, com o eco daquelas palavras na mente. Não compreendera exatamente o que o outro havia dito. Voltou-se para seu caderno, folheou as páginas de anotações, sem qualquer ideia na cabeça. Distraíra-se. Olhou para o relógio. Sobrava algum tempo, que seria melhor aproveitado se retornasse logo para a editora.

À noite, em casa, depois de jantar, acendeu um incenso no quarto, sentou-se à sua escrivaninha, deliberado a iniciar a redação do ensaio, a escrever pelo menos a introdução, as primeiras cinco ou seis páginas, para deixar a concepção encaminhada. Ligou o computador, clicou no processador de texto. Principiou por digitar algumas frases, mas apagou-as em seguida. *Antes de tudo, preciso formular a estrutura*, pensou. Refletiu sobre a capitulação e as subdivisões do ensaio. Deveria ser claro e sistemático, dar encadeamento lógico às ideias, imprimir consequência aos raciocínios. Mas ao mesmo tempo era necessário ser impactante, causar um choque no leitor, empregar até mesmo alguma agressividade. Camilo buscou na memória textos críticos instigantes. O primeiro que lhe veio à mente foi *Paranoia ou Mistificação*. Riu-se por um instante, recostando-se na cadeira. *Me contaminei*, pensou, lembrando-se dos amigos com quem estivera recentemente e de suas conversas. Em seguida, recordou-se do sonho que tivera com Henriqueta. Alguma hora teria de levá-la ao museu. A colega o irritava com a mania de salpicar o inglês no meio das frases, mas Camilo reconhecia-lhe agora certo charme na maneira de andar e de mexer nos cabelos, uma comicidade no jeito de se exprimir que a tornavam estranhamente sedutora. Já tinha notado o interesse da colega por suas ilustrações, o entusiasmo com que as elogiava. Relembrou as conversas que ela encetava junto ao café do corredor. Pareceu-lhe que ela se insinuava de algum modo. Ela havia dito que queria ver o *Baile à Fantasia*. Camilo considerou a possibilidade de levá-la ao museu. Não devia ser para ela o ideal de um primeiro programa romântico, mas que romantismo se poderia esperar nesse estágio tão incipiente? *Não sei nada dela*, pensou Camilo, além do fato de que ela fizera uma pós-graduação em Nova York e que vinha de casa diariamente à editora dirigindo um Audi. Talvez ela fosse mais interessante do que entremostravam as reportagens de sua autoria sobre artistas de novela e celebridades. Mas que poderia ela ver de atraente num mero ilustrador, morador da zona norte, vivendo com a mãe, que nem sequer possuía carro?

Despertando da sua divagação momentânea, Camilo voltou-se novamente para a tela do monitor. Escreveu mais algumas frases. Releu-as duas vezes. Não gostou: o texto lhe saía truncado. Apagou tudo. Uma fadiga começava a lhe pesar nas pálpebras. Desligou o computador e se deitou na cama. Recomeçaria no dia seguinte. Sem pressa. Seria agora uma questão de uma ou duas semanas, um mês no máximo, para dar cabo do intento.

Na semana seguinte, uma sexta-feira de sol e frescor invernal, depois de haver trabalhado na editora a manhã inteira, Camilo desceu com Henriqueta na hora do almoço para levá-la ao museu. Dias antes, ele havia suscitado a possibilidade da visita e a colega aceitou a proposta. Camilo pensou que seria melhor passeá-la pelo século XIX naquela primeira ocasião, começar do começo, identificar as figuras mais relevantes da Academia, explicar algumas das obras mais célebres, comentar os temas paradigmáticos, dar uma situada geral no assunto.

— Você mora onde? — perguntou Henriqueta, enquanto andavam pela calçada da avenida Rio Branco em direção à Cinelândia.

— Na Tijuca, perto da praça Saens Peña.

— Ah, eu estive lá perto, no restaurante Fiorino, para entrevistar o chef, *they serve great food there*.

— Lá é outra praça, a São Francisco Xavier.

— Isso! Me confundi.

— E você, mora onde? — perguntou Camilo.

— No Cosme Velho, perto da praça do bondinho.

— Ah, sim. Ali tem o Museu de Arte Naïf, né?

— Onde é?

— É naquela casa antiga, quase na frente do ponto final dos ônibus.

— *Gosh*! Sabe que nunca fui lá?! — disse Henriqueta, tapando a boca com as mãos.

Na calçada, as pessoas andavam apressadas, grupos de pedestres que vinham em direção contrária dificultavam a marcha dos dois amigos. Henriqueta se chocou no ombro com um passante e depois outro, "ui!", "ei! olha para frente!", reclamava a moça. Camilo gesticulou para que caminhassem à direita, próximo do meio-fio.

— Mas vem cá, e você? — perguntou Henriqueta. — Não tem pinturas suas, além do que você faz no trabalho? *I would love to see them.*

— Eu já produzi algumas coisas, mas não tenho tido muito tempo pra me dedicar.

— Ah, algum dia eu quero ver!

Chegaram ao museu e foram à bilheteria, Camilo comprou um ingresso e o entregou à Henriqueta; retirou da sua bolsa a carteira de ex-aluno da Escola de Belas Artes, que lhe franqueava entrada livre às sextas-feiras.

— Vamos ver a seção do século XIX? — sugeriu Camilo. — Ela fica lá no primeiro andar, se ainda não mudaram tudo de lugar.

— Claro! Eu não conheço nada, já vou logo avisando.

— Eu acho que vai ser legal pra você conhecer as pinturas dos nossos primeiros artistas acadêmicos, esse prédio em que nós estamos aqui é de mil novecentos e pouco, já do período da República, mas a Academia não começou com esse prédio, ela foi criada lá atrás, por Dom Pedro I, quando ele recebeu uma comitiva de artistas franceses que vieram inaugurar o ensino da pintura por aqui, poucos anos depois da nossa independência, e essa questão toda, né... da formação política e social do país, foi um dos principais temas que os artistas da Academia passaram a desenvolver, sobretudo na época em que a Academia começou a ficar mais atuante, que foi com Dom Pedro II. Principalmente com a guerra do Paraguai, os artistas pensaram muito sobre isso, mas era uma situação bem estranha, porque os modelos, a inspiração continuava vindo da Europa, vinha dos grandes mestres da França, da Itália e tal, inclusive os pintores daqui viajavam pra Paris e ficavam um tempão lá nos ateliês estudando, visitando os salões e museus. E aí, quando a gente começou a ter uma crítica de arte nos jornais, nas revistas, esses críticos começaram a pensar que a gente precisava ter uma maneira própria de desenvolver esses temas, encontrar um estilo de pintura próprio daqui. Cismaram de criar uma arte nacional, característica da terra, do povo, e aí alguns pintores começaram a divergir dos modelos acadêmicos, e também deixaram de lado o interesse nos grandes eventos da nossa história e começaram a experimentar outros temas.

Os dois subiram a escadaria e prosseguiram lentamente pela ala esquerda, enquanto Camilo palestrava. Depois de cruzarem três salões, chegaram a uma passagem bloqueada por dois cones listrados de cor branca e vermelha, dos quais pendia uma plaqueta em que se exibia o alerta: *"Ala do Século XIX – Fechada para reforma"*.

— Putz! Que merda! — disse Camilo, colocando a mão na testa. — E agora?

— Puxa, que pena, eu já tava supercuriosa.

Camilo pegou a mão da colega e a conduziu através dos salões em direção inversa, seus passos ecoando pelo espaço, desceram a escadaria e voltaram à bilheteria. Camilo perguntou ao funcionário:

— Nós queríamos ver o século XIX, quando é que vai abrir?

— Não temos previsão — respondeu o bilheteiro, que mantinha ao seu lado um rádio de pilha, o qual emitia um som baixo de música.

— Não tem previsão!? — disse Camilo, voltando um olhar espantado para Henriqueta.

— Tá em reforma faz quase dois anos — disse o funcionário, reduzindo o volume do seu rádio — por enquanto só tá aberto pra visitação a ala do modernismo no segundo andar e no terceiro andar a seção de arte contemporânea. Tem algumas obras expostas no salão 12 e no salão 13, que estão aguardando reposicionamento.

Camilo voltou-se para Henriqueta, gesticulando sua decepção. Não queria visitar as seções disponíveis, seria precipitado conhecer o modernismo e a produção contemporânea naquela primeira incursão.

— Vamos comer alguma coisa? Outro dia a gente pode voltar aqui e ver com mais calma.

— Ah, que pena! — disse Henriqueta, com uma careta. — Então tá, vamos embora e outra hora marcamos, quem sabe naquele museu perto de casa que você falou.

Ao fim da tarde, terminado o expediente, Camilo regressou para casa com o espírito indeciso entre a alegria e o abatimento. O almoço com Henriqueta lhe valera um telefone celular. Trocaram contatos de ICQ. O jeito cômico da colega já o havia seduzido e, durante a refeição, ela contara casos de sua vida desastrada de estudante em Nova York. O único senão continuava a ser o inglês salpicado nas frases. *Alguma hora ela perde a mania*, pensou Camilo.

A perspectiva de um novo relacionamento poderia alegrá-lo, entretanto Camilo voltou para casa sentindo a fustigação de outro assunto em sua mente. Matutava sobre seu projeto: será que ele fazia algum sentido, afinal? Pensou na importância do crítico de arte para o aprofundamento da autocompreensão de um povo. De fato, a crítica não se resumia ao simples exame de objetos estéticos, a um juízo especializado acerca de certos produtos do engenho humano, ela cumpria o objetivo mais amplo de perquirir as potencialidades espirituais de uma comunidade, a essência de uma cultura. E por isso ela exigia um senso de missão. Para exercê-la, era preciso imbuir-se de uma nobre responsabilidade. Camilo se conscientizara de que passaria a pertencer, com seu projeto, a uma longa tradição, iniciada por vultos excepcionalmente honrosos para a arte do país. Entretanto, regurgitou o amargor de uma dúvida: será que seu esforço renderia algum fruto? Enquanto jantava uma macarronada, as questões surgiam, uma confusão poluía sua mente.

Depois de jantar, Camilo foi ao banheiro e tomou um banho quente, quedando-se imóvel por um longo tempo sob o chuveiro. Assistiu a um pouco de TV, fitando a tela sem captar coisa alguma dos assuntos do noticiário. Resolveu deitar-se pouco depois das dez horas. Puxou o lençol até o queixo, desligou o abajur e fechou os olhos.

De novo lhe veio à memória o sonho que tivera com Henriqueta. Agora se lembrava de que, no sonho, os dois estavam numa galeria de arte em Ipanema, onde ele expunha suas ilustrações. Imediatamente, pensou no conjunto de pinturas que havia executado ainda durante a faculdade, inspiradas na estética psicodélica dos anos 1970. Camilo havia dedicado um bom tempo àquelas obras. À época, considerava seguir pela via artística, palmilhar o tradicional percurso dos salões, das mostras, das bienais. Alguns de seus colegas já por ele se lançavam e ganhavam espaço rapidamente, pois o mercado tinha demanda por trabalhos de jovens artistas. Instituições lançavam editais e criavam premiações, multiplicavam-se as curadorias voltadas à produção contemporânea, vicejava na comunidade um mutualismo intenso. A situação político-econômica começou a ficar razoavelmente estável, havia condições favoráveis para a carreira. *Por que abandonei aquilo?*, questionou-se Camilo. Ele ainda se lembrava: estava começando a mudar seu foco de interesses naquela altura, mergulhava em outras leituras, sondava novas perspectivas artísticas, diversificava seu repertório cultural. Além disso, as incertezas da via artística o induziram a recuar, num momento em que sofria a urgência de ganhar uma renda firme. Por isso acabou guardando aquelas telas no fundo do armário e tratou de arrumar um emprego.

Mas que pensava Camilo agora de seu talento? A pergunta abriu o fosso da dúvida. Não se costuma ser bom juiz dos próprios dons. A meio caminho no curso da faculdade, Camilo se convencera de que era um pintor apenas razoável, senão medíocre, a despeito dos elogios de professores e colegas. Bem melhor se enxergava enquanto desenhista. Seus três anos de trabalho na editora, e os dois aumentos de salário recebidos, constituíam indício seguro de que suas ilustrações, se não eram excepcionais, pelo menos não decepcionavam. E o que dizer do talento de crítico? Camilo jamais publicara texto algum. Mas se considerava vocacionado para a crítica, para o exercício teórico. Via-se cada vez mais pleno de ideias e de inspiração, só não tivera oportunidade de divulgá-las. Entre idas e vindas, depois de meses, ainda não havia iniciado a redação de seu ensaio sobre o Chambelland. A energia para aquele projeto haveria de se esgotar alguma hora, Camilo se conhecia o suficiente para prevê-lo. O que fazer?

Naquele instante, Camilo se recordou de Olívia, a namorada de Petel. No almoço da semana anterior, ela havia mencionado um concurso de pintores estreantes, aberto na Funarte, onde ela trabalhava. A premiação não envolvia dinheiro, mas os finalistas certamente ganhariam ampla exposição. Talvez o concurso fosse a oportunidade de pôr seu talento à prova. Isso implicaria abandonar o ensaio crítico, depois de tanto tempo e esforço. *Mas e daí?*, pensou Camilo, importante não é fazer muito, mas fazer *bem*. Esse o mandamento primeiro da criação artística. As vidas e as carreiras dos grandes artistas estavam cheias de reviravoltas como essa.

Camilo abaixou o lençol, ligou o abajur, ergueu-se, foi até o quarto de empregada, utilizado como depósito, e buscou três enormes pastas de plástico, guardadas atrás de uma mesa de jogo de botão e da tábua de passar roupas. Dentro das pastas, sete telas perfeitamente acondicionadas. Trouxe-as ao quarto e as examinou detidamente, uma por uma, sobre o cavalete. Não estavam tão inacabadas como havia imaginado a princípio. Admitiriam uma boa demão de retoques, é certo, mas já constituíam um conjunto razoável. Constatar que não as havia terminado exasperou seu ânimo naquele momento. Talvez fosse este o seu problema: deixar tudo pela metade, começar e não acabar as coisas. *É a nossa sina*, pensou Camilo, rememorando leituras, passagens de textos contundentes, como a de José Bonifácio em seus escritos dizendo de seu povo: "empreendem muito, acabam pouco", além da censura de Couper a respeito da "energia intermitente" e as anotações de Kidder sobre "preguiça" e "indolência". Desde sempre, Camilo gostara de se enxergar como um sujeito pleno de iniciativa, enérgico, e agora considerava sua autoimagem à luz dos esforços baldados, abandonados pelo caminho. Não servia de nada a iniciativa sem obstinação. Não valia coisa alguma ser enérgico, mas sem controle, ser convulsivo, epiléptico.

Olhando para aquelas pinturas, com aqueles pensamentos na cabeça, Camilo foi tomado de uma agitação reativa que lhe tirou todo o sono. Puxou a cadeira, coletou suas ferramentas, pincéis, tintas, ajeitou-se ao cavalete. A noite estava silenciosa. Os ruídos que se escutavam, a intervalos irregulares, provinham dos automóveis a cruzar a avenida ao longe e da conversa dos frequentadores ébrios da birosca situada na esquina da rua.

Camilo se pôs a trabalhar. Pintou por algumas horas, retocando, reforçando, completando. Parou para buscar água na geladeira. Buscou uma das telas, levou-a para a sala, escorando-a na parede, debaixo da luminária. Tomou distância, andou de um lado para o outro, avaliando o resultado sob luz e perspectivas diversas. Voltou ao quarto e retomou as demais pinturas. Os ruídos dos carros diminuíram, já não se escutavam os frequentadores da birosca. Ao raiar do sol pela fresta da janela, o sono ressurgiu, e Camilo começou a escadelecer sobre a bancada, dando-se conta de que havia varado a noite aperfeiçoando as imagens. Guardou as telas e foi dormir.

Acordou ao meio-dia. Ligou para a editora e avisou que tinha adoecido de gripe. Entrou em contato com Petel e obteve o telefone de Olívia na Funarte, para se inteirar das condições do concurso de pintura. O prazo terminava na terça-feira vindoura. Faltavam quatro dias. Camilo precisaria dedicar-se integralmente ou não terminaria as pinturas até lá.

Durante o fim de semana, quedou-se o dia inteiro ao cavalete. Não tomou banho, manteve o celular desligado, comeu biscoitos no almoço e preparou miojo no jantar. Sua mãe estranhou que o filho não saísse nem para o passeio matinal costumeiro no domingo.

Na segunda-feira à noite, véspera do prazo final, Camilo já providenciara tudo para que pudesse entregar seus trabalhos a contento. Já deitado, exausto da faina que lhe consumira os últimos dias, a dúvida o assacou mais uma vez. De um lado, Camilo possuía um considerável volume de anotações para um ensaio crítico que não conseguia escrever, a despeito de todo o seu ardor pelo tema. De outro lado, tinha finalizado com incansável esmero e capricho um conjunto de pinturas, das quais não saberia dizer se eram excepcionais ou medíocres. A hesitação veio perturbar-lhe o sono.

Camilo se ergueu e se espreguiçou, como se houvesse dormido por doze horas. Sentou-se à escrivaninha, ligou o computador, discou a conexão da internet. Abriu o ICQ e verificou que Henriqueta estava online. Encetou uma conversa, digitando com rapidez:

[Camilo] Olaa vc acordada?

[Henriqueta] Me deu uma insonia de repente :(

[Camilo] Eu tb

[Camilo] Entao podemoss conversar ateh ficarmos com tedio e o sono voltar

Encontrar Henriqueta naquele momento lhe excitou o ânimo. *Não vou me entediar tão cedo*, pensou Camilo. Enquanto teclava, Camilo se dava conta dessa mudança, que evoluíra sub-repticiamente, sem que ele conseguisse racionalizá-la. Há movimentos da alma que não fluem por vias racionais. A inspiração artística era um desses movimentos, disso Camilo sabia. Tinha por dogma que a arte pertencia ao domínio do irracional. Certamente suas dúvidas a respeito daquelas telas ali no seu quarto decorriam de sua crença dogmática. E agora, ao ver o nome de Henriqueta surgir no ICQ, sentiu-se mobilizado por uma vivacidade que se despejava até a ponta dos dedos e que instantaneamente creu ter surgido por idêntica via.

[Henriqueta] Haha

[Henriqueta] E vc tah doente ainda?

[Henriqueta] Nao aparece na editora faz dias.

Por um momento, Camilo retirou as mãos do teclado, pensando na pergunta de Henriqueta. Que haveria de dizer sobre as faltas dos últimos dias? Que diria a seu chefe, quando voltasse para o trabalho? Será que deveria dizer a verdade ou insistir na história da gripe? *Mais fácil pedir logo a demissão*, pensou Camilo. Mas, nesse caso, ficaria sem o salário.

E sua mãe iria perguntar por quê. E seu pai, mesmo morando longe, afastado da família, ficaria siderado de raiva se ficasse sabendo. E o que Camilo responderia a tudo isso? Que saiu do emprego para ser pintor. Como assim? Se nem sequer se decidia pela pintura?

[Camilo] Nao fala nada pra ninguem mas eu nao fiquei doente nao

[Heniqueta] Como assim?

[Henriqueta] Vc faltou o trabalho pra pegar uma praia? :)

[Camilo] Eu fiquei em casa

[Camilo] Terminando umas pinturas minhas

[Henriqueta] Uau que maximo!

[Henriqueta] O artista jogando tudo pro alto em busca da sua arte

[Henriqueta] coisa de filme :)

[Henriqueta] E quando vc vai me mostrar essas pinturas?

[Camilo] Talvez eu use elas pra concorrer a um premio

[Henriqueta] E o premio eh uma grana legal?

[Camilo] Nao eh dinheiro

[Camilo] O premio eh uma exposicao individual

[Camilo] Se eu ganhar o concurso vou ter que fazer mais pinturas…

[Henriqueta] Haha ao vencedor as batatas!

[Camilo] O prazo do concurso eh amanha

[Camilo] Preciso escolher quatro pinturas, tenho sete aqui

[Camilo] estou na maior duvida

[Camilo] Nao sei se gosto delas, nao sei se desgosto, nao sei de nada :(

[Henriqueta] Ah, entao perai q eu vou aih escolher por vc

[Camilo] Agora?

[Henriqueta] Claro, o prazo tah acabando

[Henriqueta] Me diz seu endereco

Camilo se levantou de golpe e foi mirar-se no espelho do banheiro. Cabelos tumultuados, barba selvática, pelos excrescentes nas orelhas. Um aspecto franchão. Camilo alcançou seu barbeador, fez correr a água quente, espalhou sabão cremoso sobre o maxilar. Tinha poucos minutos para corrigir a aparência, mas eles sobejariam. Ao contrário do que ocorrera nos dias anteriores, naquele momento sentia-se contente de ter pressa, nada poderia diminuir sua expectativa. Atirou-se num banho frio. Será que ela entendeu as indicações do meu endereço, perguntou-se, agarrando a toalha para secar-se em lépidas esfregadas. Voltou ao quarto, desabalado, abriu o armário, vestiu uma roupa fresca. Esticou os lençóis sobre a cama, cobriu-a com o edredom, ajeitou o travesseiro, catou dois livros no assoalho e os devolveu à estante. Carregou suas pinturas para a sala, dispondo-as junto à parede. Inverteu a posição do sofá, de modo a ter um assento apropriado, de onde contemplá-las. Foi até o aparelho de som, com a intenção de colocar um CD para tocar, mas logo desistiu. A mãe dormia no outro quarto. Foi à cozinha, abriu a geladeira. Não havia cerveja, somente uma garrafa de vinho branco barato, para o preparo de comidas. Destrancou a porta, desceu pelo elevador e caminhou pressuroso até a loja de conveniência, no posto de gasolina do outro quarteirão. Comprou meia dúzia de *long necks* e um pacote de amendoim, voltou para casa. Sentou-se no sofá da sala e aguardou.

De repente, uma mensagem na tela do celular: "*to aki embaixo*". *Ela veio a cem por hora*, pensou Camilo, acorrendo à cozinha para abrir pelo interfone o portão do prédio.

— Boa noite — disse Camilo, ao abrir a porta da sala —, você chegou rápido!

Henriqueta adentrou a sala com passos tímidos, ostentando um sorriso fechado de Mona Lisa, a face sem maquiagem, um longo rabo de cavalo nos cabelos, uma mão no quadril, outra na bolsa. Virou-se para Camilo, com um olhar de quem viera tratar de uma indiscrição:

— Cadê as pinturas? *Let me see them.*
— Senta aqui nesse sofá, são aquelas ali.

Na manhã seguinte, Camilo acordou às nove horas. Arrumou-se, colheu as pastas com as quatro telas escolhidas por Henriqueta e saiu sem tomar café. Chegou ao escritório da Funarte no começo da rua México. O local estava movimentado com a presença de vários candidatos esbaforidos, carregando envelopes, telas, embrulhos, apressando-se no último dia do prazo, tal como Camilo. As cadeiras estavam todas tomadas. Camilo retirou uma senha e aguardou em pé a vez de ser atendido, com o braço em cima de suas pastas ao lado. Um funcionário lhe deu um formulário para preencher e oficializar sua inscrição no concurso, etiquetou as pastas e as levou para dentro de um depósito, registrando algo à caneta numa prancheta.

Camilo saiu depois de uma hora e meia, aliviado. Encaminhou-se para o expediente na editora, recapitulando a história que decidira narrar ao chefe. Conjuntivite, em vez de gripe, por ser mais grave e muito mais contagiosa. Ardência, vermelhidão. Antibióticos. Repouso. Produziria um atestado, se necessário.

Três semanas se passaram e certa noite, quando Camilo voltava do trabalho, sua mãe lhe entregou um envelope, que viera pelos correios. Camilo o abriu, sentando-se à mesa do jantar. A carta exibia a marca d'água da Funarte e informava:

Prezado Camilo,

Suas pinturas foram submetidas à Comissão de Julgamento do 2º Concurso de Pintores Estreantes e se classificaram em 1º lugar. No juízo da Comissão, seu traba-

lho "se destacou pela proficiência dos traços e pelo trato cuidadoso das cores, explorando imaginativamente as possiblidades de figuração dentro da temática proposta, impregnada de motivos estreitamente ligados à contemporaneidade, em especial a indústria do entretenimento, o cosmopolitismo e a diversidade no mundo pós-moderno". Concederemos a você, como prêmio, uma exposição individual temporária no Centro Cultural da Funarte no Rio de Janeiro e no de mais uma cidade de sua livre escolha, entre as de Brasília, São Paulo ou Recife, às expensas desta instituição. Informamos que você deverá apresentar-se ao escritório da rua México, nº 7, sobreloja, até o dia 31 de outubro, munido de documento de identidade e CPF, para formalizar a aceitação do prêmio e recuperar suas telas depositadas conosco.

*Parabenizando você pelo êxito,
subscrevemo-nos,
J. Costa Vargas - Presidente. Funarte.*

ESTRELA DO SUL

SÁBADO

Bem disposto e excitado com o prognóstico de um dia de descanso, após a semana de provas na faculdade, George acordou quando o relógio batia às oito horas. O sol nascera gordo de raios numa abóbada limpa de nuvens, e, quando George entrou na cozinha, fazia tanto calor que ele imaginou sua mãe a preparar algum assado no forno. Mas ela não estava em casa. George foi à estante de frutas, pegou uma dúzia de laranjas e lhes prensou as metades no espremedor elétrico, entornando todo o sumo dentro de seu velho copão de plástico impresso com a imagem do Coisa, já meio apagada. Suas fatias de pão pularam na torradeira e George esparramou nelas uma bolota farta de requeijão, lambendo os dedos ao término da operação. Ligou a televisão da cozinha, sentou-se à mesa, devorou seu café da manhã enquanto zapeava os canais da TV a cabo, sem achar algo que lhe interessasse particularmente.

Um barulho de carro familiar anunciou que sua mãe chegava. "Filho, me ajuda com esses trambolhos",

George escutou sua mãe a solicitar. Saiu amuado e foi até a garagem, onde viu o bagageiro do carro aberto e pleno de garrafões d'água.

— Pra que essa água? — perguntou George, certo de que os garrafões continham idêntico produto ao que se podia obter girando a torneira do filtro da cozinha. Sua mãe mencionou algo sobre uma promoção no supermercado, que George não compreendeu muito bem, pois já direcionara sua atenção para o encarte do supermercado, perdido no assoalho do bagageiro, e no qual se ofertavam engradados de cerveja Skaltica por um preço irresistível. *Vou estocar pro Réveillon*, pensou George, estimando o número de pessoas que ele planejava chamar para a festa de Ano Novo a ocorrer dali a duas semanas, na casa da Natália, sua namorada, em Saquarema. Considerou que por aquele preço talvez fosse o caso de adquirir uma reserva também para o Carnaval, mas ponderou que ainda não estava certo se iria passar o feriado em Arraial do Cabo, na casa de sua amiga Georgina com os amigos da rua, ou em Friburgo, com o Quiroga e a turma do remo, ou em sua própria casa de Búzios — e neste último caso não precisaria de adicionar coisa alguma à já substancial provisão de bebidas que lá se abrigava na despensa.

George terminou de descarregar o bagageiro do carro e se encaminhou suado para o banheiro, decidido a tomar uma chuveirada fria para restaurar o conforto corporal. Catou uma toalha nova no armário, secou-se em rápidas esfregadas, vestiu um short e uma camisa regata, calçou chinelos e saiu à rua, desceu pela calçada até a banca de jornais, comprou o último fascículo da revista *Quatro Rodas*, esperando que houvessem finalmente incluído na seção de avisos uma correção à matéria sobre o Mustang GT de 1968, publicada na edição de dois meses atrás. George havia enviado uma carta à redação da revista para esclarecer o erro, que se relacionava com o comprimento de diâmetro do pistão – a matéria dizia que a peça possuía 8,5mm, mas George tinha certeza absoluta de que o comprimento era de 8,25mm. Deu meia-volta, passando os olhos pelas manchetes.

Ao chegar de volta em casa, George subiu a escadaria frontal e deteve-se à porta de entrada, pois Oscar, seu vizinho de bairro, se aproximou pela calçada e o chamou, "E aí, seu mané!", convidando-o para ir à praia, avisando que o Jucá e o Dado iriam também, todos combinados – como sempre – de se encontrar na barraca do Bumba, ao que George respondeu: "Fala, zé bedeu!", e, após comentar sobre o voo duplo de asa-delta que Oscar tinha feito em São Conrado no sábado anterior, "muito irado, quero ver se faço esse voo também nessas férias", fechou a conversa sobre a praia: "Vou ver se passo lá mais tarde".

George bateu a porta atrás de si, já pensando em se esparramar na espreguiçadeira da piscina para ler a *Quatro Rodas* e tomar um sol em casa, o que seria mais lógico do que ter a trabalheira de pegar carro, deslocar-se até a orla, procurar uma vaga para estacionar, quando escutou o telefone tocando no corredor. Correu para atendê-lo. Era Rafael, seu amigo da faculdade, querendo chamá-lo para uma pelada no clube Caiçaras, "reservei a quadra pras quatro da tarde". George exclamou: "Fala, Rafinha!", e depois de cobrar do amigo a devolução de uma camisa oficial do Vasco, emprestada na semana anterior, respondeu ao convite para o futebol: "Vou ver se passo lá, tenho umas coisas pra fazer aqui em casa, mas devo ir sim".

Na cozinha, a mãe de George falava a Fábio, seu filho caçula, pedindo-lhe que desse banho no Hulk, "com esse shampoo novo que mata os carrapatos todos". Fábio respondeu que estava com preguiça e que pediria à Valdete, a empregada, para fazê-lo na segunda-feira. "Valdete vai ter muito o que fazer na segunda, deixa de ser preguiçoso e vá fazer o que estou mandando, é sua obrigação cuidar do cachorro", impôs a mãe, com voz de irritação. Fábio balbuciou qualquer reclamação e saiu em direção ao jardim, enquanto George vinha, sem camisa, vestindo sunga e calçando havaianas. Com um rápido movimento, abriu a geladeira, retirou uma garrafa de refrigerante e foi com sua revista *Quatro Rodas* para a beira da piscina. Ao abrir na seção de cartas, mais uma vez George se decepcionou, ao verificar que a editoria da revista não havia considerado sua emenda à reportagem sobre o pistão do Mustang GT de 1968. Compulsou as páginas da revista, com um olhar opaco, pensando em reenviar a carta à redação, sua missiva talvez estivesse extraviada, com os Correios nunca se sabe. Atirou a revista para o lado, levantou-se, voltou ao quarto para vestir uma roupa, inseriu algumas cédulas dobradas no invólucro de plástico de sua habilitação de motorista, desceu até a garagem, entrou no seu carro e seguiu rumo a Ipanema. Estacionou numa vaga na rua Paul Redfern, andou até o calçadão, adentrou a areia em frente ao Posto 10, girando a vista para ambos os lados à procura de seus amigos. Vislumbrou a poucos metros da água o Jucá em pé tomando uma água de coco ao lado de Oscar, de Dado e de Rui.

— Fala, seus paraíba, comé que tá essa praia hoje? — perguntou George, cumprimentando os amigos com espalmadas.

— Tá só começando – replicou Oscar, espalhando protetor solar sobre os braços.

— Por que tu não foi no jogo, seu mongol? — perguntou Dado a George, referindo-se à primeira partida final do campeonato brasileiro que havia ocorrido no domingo anterior, em São Paulo.

— Tava precisando estudar, senão eu ia me ferrar de novo nas provas — redarguiu George, em tom sério. — Não quero mais repetir matéria nessa joça de faculdade.

— O Vasco jogou *muita bola* — disse Rui, enfático.

— A Ticiana tá ali, ó — apontou Jucá com o queixo para a moça estendida na canga ao lado de uma amiga, a cerca de cinquenta metros. — Tá muito gostosa naquele biquíni laranja.

— Eu já sei que ela ficou com o Mário na festa da Virna — disse George, cumprimentando o Caio, também um vizinho de rua, que chegava de um mergulho n'água.

— Vamo fazê o que hoje à noite? — perguntou Jucá, sorvendo pelo canudo sua água de coco.

— Eu vou no cinema com a Natália ver um filme de terror — disse George.

— Tô pensando em chegar naquela nova boate de São Conrado — atalhou Caio, sacudindo os cabelos molhados —, mas antes tem um festa na casa do Godói.

— Do Godói? Mas aquele enrustido não ia viajar? — perguntou Rui.

— Ele vai semana que vem, vai ficar uns meses em Nova Iorque na casa do pai explicou Caio.

Os amigos sentaram-se na areia. O movimento na praia se intensificava. A passos lerdos, os banhistas chegavam com suas barracas sob os braços, carregando cadeiras. Os ambulantes de mate e de sorvete passavam anunciando seus refrescos. Desde as barracas, os vendedores corriam para atender aos pedidos de coco, de água e de cerveja. As quadras de vôlei ainda não estavam tomadas. Na areia molhada, a agitação dos jogadores de frescobol fazia um contraponto à leseira geral do ambiente. Discutidos os planos para a noite, Caio resolveu mudar de assunto e sugeriu:

— Vamos na churrascaria depois dessa praia?

— Demorô! — Jucá concordou. — Bora na Porcão.

— Porcão é muito caro — advertiu Rui. — Sou mais a gente ir na Estrela do Sul.

— Tu é muito mão de vaca, hein, Rui!? — censurou Oscar, provocando risadas entre os amigos.

— Cara, a Estrela do Sul é muito boa, sempre vou com meus pais.

— No Porcão não vai ter tanta fila — disse Caio.

— Bora então na Majorica — sugeriu Dado.

— A Majorica não é rodízio, sua anta! — disse Oscar, com esgar de afronta.

— Eu sei disso, teu fanfarrão! — respondeu Dado. — É por isso mesmo, a gente escolha umas peças de bisteca na vitrine e tá resolvido, lá não deve ter tanta fila.

— Na vitrine?! Tá pensando que cê tá indo às compras no shopping com sua titia, Dado? — disse Rui, provocando novas risadas. — Que viagem é essa de *vitrine*?

— Vamo na Estrela do Sul, então — disse George, concluindo o assunto. — Eu tô de carro e levo o Dado e o Rui, o Oscar leva o Caio e o Jucá. A gente chega lá rapidinho.

Combinado o horário de reencontro, os amigos se dispersaram momentaneamente: Oscar e George foram andar até o Posto 9, Rui e Caio foram mergulhar, Dado e Jucá entraram na de fora do vôlei que se armava na quadra do Zeléu.

A praia decorreu como de costume. Os amigos conversavam, antecipando hipotéticos placares da partida final do campeonato brasileiro marcada para o dia seguinte e prognosticando resultados para a competição estadual vindoura. Logo dois outros amigos de Oscar, o Múmia e o Feijó, se juntaram à turma. Às quatro horas, partiram todos para o almoço.

À frente da entrada da churrascaria, os rapazes encontraram um aglomerado de gente e descobriram que a casa estava lotada. Pediram ao maître que anotasse o nome de George na lista de espera e aguardaram, tomando Skaltica e jogando porrinha com palitos de dente.

Ao cabo de quarenta minutos, o maître chamou os rapazes e os conduziu a uma mesa central do salão. O vozerio dos comensais atingia decibéis suficientes para abafar o barulho dos carros e dos ônibus que se podiam ver através dos janelões de vidro, a cruzar em alta velocidade pelo aterro do Flamengo. Os garçons logo começaram com o serviço, trazendo sanguinolentas peças de carne nos espetos. Os colegas pediram mais cerveja.

— Eu tô com *muita* fome, galera — disse George, com um olhar de rapina. — Esse cheirinho de carne tá me dando água na boca.

— Aqui tem a melhor costeleta de porco que eu já comi — disse o Múmia. — Eles conseguem fazer muito macia.

— Eu tô seco pra comer uma picanha — disse Jucá —, mas vou com uma linguicinha pra começar.

— Eu me amarro em fraldinha — disse Dado.

— Todo mundo sabe que tu é um bebê chorão mermo — provocou Rui, levantando novamente gargalhadas de todos —, de levar talquinho no bumbum.

— A mesa de salada tá demais — disse Oscar, retornando de uma volta de inspeção visual pelo bufê.

— Hmmmmmm, essa alcatra tá muito boa — disse Caio, mastigando com boca aberta.

— Galera, tem uma mesa ali com *dois* neguinho de camisa do América — observou Feijó, ao sentar-se com um prato de salada. — Cadê o terceiro torcedor?

Hahahahah!

— O terceiro morreu semana passada — completou Dado. — Deu no Jornal Nacional, cê não viu?

Hahahahah!

— Tô caindo dentro dessa coxinha de frango, tá muito sucosa — disse o Múmia.

— Ih! su-co-sa! — provocou Oscar. — Lá vem o intelectual com as palavrinhas esquisitas.

Hahahahah!

— Que é isso que cê tá comendo? — perguntou Dado, apontando para o alimento no prato de Oscar.

— O garçom disse que é broto de palma, achei o gosto bem esquisito — respondeu Oscar. — Tem uns lances diferentes nesse bufê, beterraba branca, nabo sueco.

— Cês viram a Fabiana hoje lá no Posto 9? — perguntou Feijó. — Ela tá muito esquisita depois que pintou o cabelo.

— Ela é mó maconheira — atalhou Caio.

— Pode crer! — concordou Rui. — Ela é a deusa drogada da PUC, tá sempre fumando na casinha do CACO.

— Ela tava no Posto 9 hoje? — perguntou Dado. — Ela mora na Barra, tá sempre no Pepê, que eu saiba.

— Caramba, o Rui tá comendo que nem um ogro, aí! — notou Jucá, apontando para o prato do amigo.

— Sou mais eu — disse Oscar, orgulhoso. — Tô na terceira rodada de lombinho.

— Eu sou mais eu — disse Feijó. — Tô pegando pesado nesse cupim, tá muito macio.

— Cupim é muito ruim — disse o Múmia. — Eu prefiro comer carne de gato do que isso aí.

George ergueu-se e se encaminhou para o banheiro. Ao entrar no recinto, que recendia a Pinho Sol, reparou que a pia estava entupida com papel-toalha, e que não havia sabonete líquido na saboneteira. George passou água nas mãos, entrou numa das cabines, levantou a tampa da privada, apoiou-se com um braço na parede à frente, abriu a boca e enfiou o dedo na goela.

A valsa dos espetos prosseguia ao redor dos rapazes, agora um pouco mais lenta. O salão ia se esvaziando aos poucos e já se viam algumas mesas vazias, das quais os garçons retiravam pratos, copos e garrafas, limpando as toalhas, alinhando as cadeiras. A incidência do sol se havia atenuado e já não se projetavam sombras no assoalho seboso da churrascaria.

George retornou do banheiro e estendeu o prato para que o garçom depusesse uma fileira de corações de galinha, tomando cautelosa distância do espeto, do qual pingavam gotas de gordura quente. Pescou com dedos da mão esquerda algumas batatas fritas que jaziam numa travessa, ao mesmo tempo que despejava com a mão direita ao lado das vísceras o resto da farofa de ovos que restava noutra travessa.

— Cara, tô achando que vou finalizar com uma fatia de filé mignon no queijo — disse Rui.

— Eu já acabei também — disse o Múmia, recostado, passando a mão na barriga.

George devorou os corações de galinha, ergueu-se e foi à mesa do bufê, encheu um prato com salada de batatas, em cima da qual derramou uma concha de molho à campanha, adicionando uma colherada de arroz à grega.

— Amanhã eu vou entrar no regime — disse Oscar, rindo-se —, tô ficando gordaço.

— Isso é aquele chope que tu toma no Caneco toda quinta à noite — disse Dado.

— Chope não engorda — disse Feijó —, o que engorda é o petisco.

O salão se esvaziara e agora poucas mesas restavam ocupadas. Acenderam-se as luzes do teto, embora ainda houvesse uma fímbria de sol. Os espetos cessaram de vir à mesa dos rapazes. Um garçom a circundou, retirando pratos e travessas, outro recolheu copos e garrafas.

— Tem profiteroles de sobremesa — observou Feijó. — A calda de chocolate daqui é muito boa.

— Eu vou querer umas bolas de sorvete só — disse Dado.

— Putz, eu vou cair dentro do creme de mamão — disse Rui.

George ergueu-se e retornou à mesa do bufê e trouxe à mesa um prato repleto de tomates, muçarela de búfala e uns pedaços de palmito regados com azeite. Olhou para os lados e gesticulou a um garçom, que se aproximou com as mãos atrás das costas e um olhar ressabiado. George lhe solicitou um pedaço de maminha.

— Ih, ah lá! O George tá sinistro! — exclamou Oscar.

— É mermo — concorreu Caio, com entonação de humilhado —, o George parece um retirante da caatinga.

— De onde cê tirou essa fome, George? — perguntou o Múmia, jocoso. — Tá comendo que nem um Tiranossauro.

Os rapazes terminaram a sobremesa. O salão se esvaziara quase inteiramente, somente quatro mesas ainda tinham clientes fazendo refeição e a quinta era ocupada por um grupo de garçons que conversavam próximo à entrada da cozinha. O Dado e o Múmia tomaram o último gole de um café com creme. Jucá, Oscar, Rui e Caio iniciaram uma porrinha de palitos.

George arrastou um pão de alho sobre a pasta de berinjela que jazia no seu prato, mordiscou uma polenta frita, virou um resto de cerveja e chamou um garçom para pedir um pedaço de costela bovina. O garçom coçou a cabeça e disse, hesitante:

— Senhor, nós precisamos encerrar o serviço.

Feijó e Dado caíram numa gargalhada ao escutarem as palavras do garçom:

— Ih, galera, o George foi expulso da churrascaria!

George não se ocupou dos motejos dos amigos. Estendeu o braço, cutucou as costas do garçom e pediu uma fatia de pudim:

— Quero com *bastante* calda — enfatizou George —, mas sem ameixa, por favor — e, virando-se para os amigos, com um olhar triunfante, bateu a mão no peito: — Sou mais eu.

DOMINGO

Pietor se aproximou do balcão em U da lanchonete para desfrutar da visualidade com mais proveito. Nas bananas, rutilava o amarelo dos grandes cachos, nas melancias, exuberavam os tons verdíneos, nos cajus, irisavam-se as nuances de vermelho, as tangerinas se destacavam como pérolas alaranjadas, as mangas se exibiam anchas, infladas de rosados em suas cascas. As cores se orquestravam com harmonia de partitura mozartiana pelo mostruário, convidando à contemplação. Pietor deitou as mãos sobre o alumínio e inspirou fundo. Os aromas entraram por suas narinas como um bálsamo olfativo. Não foram recordações o que eles provocaram, mas outra espécie de pensamento, uma disposição apaziguadora que lhe suscitou imagens fugidias de praias ensolaradas, de ilhas circundadas por um calmoso mar azul-turquesa, de riachos sinuosos encaixados dentro de matas tropicais.

Cristiano quedava-se em pé, com o cotovelo sobre o balcão. Reparou nas feições de Pietor: os olhos argutos compunham um semblante vivaz, que não fazia qualquer esforço para esconder o maravilhamento. Havia um ricto em seus lábios, que parecia dizer um singelo "sim" a toda aquela circunstância.

Cristiano perguntou, em inglês bem treinado por anos de cursinho, e um ano de intercâmbio numa cidade da Virginia:

— Que você vai querer tomar? Estou vendo que você vai ter dificuldade de escolher.

Pietor olhou à volta, reparou nos sucos que uns poucos clientes tinham à sua frente, curioso de perguntar de que eram feitos. Respondeu, hesitante:

— Eu vou querer... um suco de caju.

Cristiano pediu ao balconista o suco de caju e para si uma vitamina de abacate acompanhada dum sanduíche de ricota com cenoura. Enquanto conversava com Pietor, George apareceu esbaforido sobre a calçada com uma carteira de dinheiro na mão.

— Fala aí, Cris — cumprimentou George. E, olhando com um sorriso para Pietor, perguntou: — É esse o seu amigo gringo?

— Sim — respondeu Cristiano. — Chegou de Buenos Aires anteontem.

George cumprimentou Pietor com um "*hi, how are you?*", notando uma enorme cicatriz que se estendia na parte interna do seu antebraço. George dirigiu-se ao balconista, pediu um açaí na tigela e se informou com

Cristiano sobre a origem e circunstância do visitante. Pietor era filho de um médico croata que seu pai havia conhecido em viagem aos Balcãs meses atrás. A guerra havia terminado, e Pietor, depois de haver juntado algum dinheiro, estava fazendo uma volta ao mundo.

— Levei ele na Prainha ontem, ele ficou horas no mar — disse Cristiano, sorvendo sua vitamina.

— Podia ter me chamado, pô — respondeu George. — Acabei indo na Estrela do Sul com o Oscar e a galera.

— Você podia levar ele hoje no Maracanã, dá pra ele ir?

— Claro, final de campeonato, vai estar lotado, ele vai se amarrar.

Pietor segurou o copo de suco. Cristiano ofereceu um canudo. Pietor revolveu o conteúdo, trouxe o vidro próximo aos olhos, reparou na consistência, observou a textura, cheirou o aroma. Pediu a George que interrogasse o balconista para saber se lhe podia vender um dos cajus expostos no mostruário. O vendedor prontamente colheu uma fruta e estendeu com as duas mãos a Pietor, gesticulando um "fica com esse pra você". Pietor segurou-a, sentindo-lhe a leveza, acariciando-lhe o glabro da pele. Deu-lhe uma mordiscada. As informações que Pietor lera no seu guia turístico sobre aquela fruta estrangeira se confirmaram e ele entendeu o que significava o tal adjetivo, "adstringente", um paladar a que não sabia até então designar pelo nome certo em língua croata. Veio-lhe instantaneamente à memória o momento em que o capitão de seu batalhão lhe acertou a boca e o nariz com um tapa de sua enorme mão embranquecida por magnésio de alpinismo, por ocasião de um exercício com cordas de rapel em um edifício nos arredores de Tuzla. Pietor conhecia bem aquele paladar.

— Vou levar ele a Búzios na sexta-feira — disse Cristiano.

— Boa ideia — respondeu George, entre colheradas de açaí. — Eu iria contigo, mas vou ter aula no sábado, já andei faltando, não vai dar dessa vez.

Cristiano terminou sua vitamina e pediu um suco de pitanga. George tomava em colheradas vagarosas o seu açaí e Pietor, apontando com um gesto de curiosidade, perguntou o que era aquilo. Cristiano interveio para explicar a mistura gelada, a origem nortista dos ingredientes, as maneiras diversas por que se utilizavam na culinária do Amazonas.

— *It's good for the muscles*! — disse George a Pietor, exibindo o bíceps com o braço dobrado.

Cristiano ofereceu a Pietor um gole da sua pitanga, que o amigo sorveu com apetência. "Pithângha", repetiu, ecoando a palavra com sua voz rouca. Atentou para o fruto no mostruário, que Cristiano identificava com o indicador por cima do balcão.

Um cliente ao lado começava a debicar um suco de acerola. Pietor perguntou a Cristiano o que era aquele líquido cor de abóbora. George se antecipou, explicando:

— *It's pure vitamin C in that juice*.

Uma mesa vagou no canto da lanchonete e Cristiano sugeriu que tomassem assento. George levou sua tigela de açaí e Pietor carregou seu copo com um resto de caju, que ele saboreava demoradamente.

Cristiano terminava seu sanduíche. George largou a colher de açaí e interpelou Pietor, pedindo-lhe que falasse sobre o conflito em Sarajevo.

— *If that's ok to you* — enfatizou George, segurando brevemente o braço do croata.

Pietor olhou para Cristiano com um riso discreto. Sorveu mais um gole do caju. Titubeou com algumas palavras ininteligíveis. Procurou encetar um discurso; falava lentamente, engasgado, como se envidasse esforço mental nas reminiscências.

— *Oh, forget about it*! — George disse, acenando com as mãos um abandono de assunto.

— *Today, all of that seems to me a long nightmare that I finally woke up from three years ago* — disse Pietor, com um semblante e com uma pronúncia quebrada, mas passável. E logo arrematou, com um sorriso conclusivo: — *Ever since then I only have nice dreams.*

— *And what about your trip around the world?* — perguntou George. — *Where do you want to go after here?*

— Ele já passou pela Bolívia, Peru, Chile e Argentina, ele vai seguir depois para Nicarágua, Cuba e México — acudiu Cristiano.

— Que maneiro, vai cruzar todas as Américas.

Cristiano sorveu ruidosamente pelo canudo a última quantidade da sua pitanga. Perguntou a Pietor se queria experimentar uma acerola ou se tinha fome para comer algum sanduíche. Pietor agradeceu, dizendo-se satisfeito. George se enfastiou de seu açaí e o largou pela metade na tigela, atribuindo a desistência ao churrasco da véspera que ainda percorria seu intestino.

— Ele vai visitar quais cidades na semana que vem? — perguntou George a Cristiano.

— Eu sugeri que ele fosse a Ouro Preto. Amanhã vou comprar a passagem de ônibus pra ele.

Cristiano pediu a conta ao balconista. Um garoto de rua, de uns doze anos de idade, sem camisa, calçando chinelos, aproximou-se da mesa. Carregava na palma da mão uma caixa com chicletes. George imediatamente o despachou, dizendo que não tinham trocado para dar. Pietor perguntou a Cristiano se podia levar sua câmera para o Pão de Açúcar ou se era perigoso. Cristiano respondeu que não havia problema, mas que no trajeto de ônibus mantivesse a câmera na mochila e não tirasse qualquer foto até entrar no teleférico. Cristiano e George ergueram-se da mesa após pagarem a conta dos três.

— Ele podia ir a Paraty também, tem muita praia bonita.

— Boa ideia — respondeu Cristiano. — Você já foi lá?

— No Carnaval do ano retrasado.

— Ah, no Carnaval lá fica cheio mesmo.

Na calçada, George e Cristiano se entretiveram por um instante acerca dos planos para as férias, quando perceberam que Pietor não os acompanhara. Olharam para dentro da lanchonete e divisaram o croata ainda sentado à mesa. Aproximaram-se para chamá-lo e viram que ele terminava de tomar, em colheradas vagarosas, o açaí abandonado por George.

— *Do you like it?* — perguntou Cristiano.

— *Yes, very sweet, with a different taste* — Pietor respondeu, com um largo sorriso roxo.

— Bom, passo na sua porta pra pegar o Pietor às quatro — disse George a Cristiano, informando em seguida ao croata: — *Four o'clock in the afternoon for the game, ok?*

Virou-se e seguiu pela calçada em direção à praça Antero de Quental, enquanto os dois outros tomaram o rumo oposto.

———

SEXTA-FEIRA

Sentado no chão do quarto de Oscar, de pernas cruzadas e com as costas na parede, embaixo de um novíssimo pôster do time do Vasco como campeão brasileiro, George compulsava um álbum de fotos da viagem que Oscar havia feito pela Austrália, nas férias de julho passado. Sobre a escrivaninha, jaziam um jornal dobrado, um pacote de biscoito aberto, um relógio de pulso, uma barra de chocolate embrulhada, um manual introdutório de engenharia mecânica, com a capa bastante maltratada, e o monitor do PC de Oscar, que mostrava o texto em Word de uma lista de jogadores de futebol, divididos por campeonatos. O aparelho de CD tocava "Paradise City" dos Guns n'Roses. Deitado na cama, sem camisa, Oscar fumava um cigarro e repensava seus planos para o Réveillon, quando sua mente voltou à partida de futebol do domingo anterior:

— E o gringo? — perguntou Oscar a George.

— Não voltei a encontrar. Deixei ele na casa do Cristiano depois do jogo. Ele me contou que na Croácia todo mundo se amarra em futebol.

— Ele se empolgou com a torcida no Maraca, vibrou mais que eu com a vitória.

— Parece que o Cristiano ia levar ele a Búzios esse fim de semana.

George fechou o álbum de fotos e o pôs de lado. Respirou fundo, esticou as pernas, virou-se de lado, sobre uma almofada, e olhou através da janela. A noite se instalara com um silêncio ominoso, revelando estrelas no céu. George imaginou como estaria aquele céu dentro de alguns dias, na noite do Réveillon. Muito barulho, muita pólvora, como no Maracanã no domingo anterior.

— Acho que vou contigo pra Saquarema — disse Oscar, apagando a guimba de cigarro no cinzeiro.

— Vai ser tranquilo lá, a casa é grande, tem vários quartos, piscina, tem um congelador irado pra cerveja, podemos ir na praia só na hora da virada e depois voltar logo.

— Posso levar meu som.

— Boa ideia. O som da Natália é bem fraco.

Oscar ergueu-se da cama, aumentou o som do aparelho de som. Encaminhou-se para a cozinha e voltou com um pote de amendoim e uma garrafa de mate gelado. Encheu seu copo e o de George.

— Tá bom pra mim — disse George, apontando com dois dedos a meia-altura do copo.

Uma brisa fresca entrou no quarto. George ergueu-se e se debruçou sobre a janela, e reparou que as folhas nas copas das mangueiras à entrada do prédio se mexiam ao vento. A tranquilidade que permeava a atmosfera lhe causou estranheza. As noites de sexta-feira no Rio não costumavam ser assim, mesmo considerando que já passava de uma hora da madrugada.

De súbito, Oscar ergueu-se da cama, jogou a revista de esportes que compulsava sobre a escrivaninha e disse:

— Bora no Gig Sucos tomar um açaí?

— Agora? Quase duas da matina?

— Bateu uma fissura.

— Então bora lá.

Os amigos desceram até a rua, entraram no carro de Oscar e partiram. Cruzaram o túnel, percorreram os bairros do Jardim Botânico e da Gávea em menos de cinco minutos e estacionaram à frente da lanchonete, situada numa esquina do Leblon. Um indivíduo magricela, de bermudas e chinelo, comia um sanduíche sobre o balcão. Um outro, parrudo e de cabelo raspado, com músculos protuberantes sob a camisa preta de algodão, abraçado em uma mulher, segurava um suco de mamão.

— Tá vendo aquele ali? — apontou Oscar, falando baixo ao ouvido de George. — É o Leo Jangada, o campeão de Jiu-Jitsu.

— Ah, é ele mermo — reconheceu George.

— O Dado disse que ele vem aqui no Gig Sucos com uma garrafa vazia de refrigerante de dois litros e pede pra encher de açaí.

— Sinistro, alimentação de ogro.

O movimento nas ruas do Leblon estava particularmente calmo. *Nego tá se guardando pro Ano Novo*, pensou George. Um senhor idoso, de andar vacilante, vestindo uma camisa bege bastante puída, se aproximou segurando uma porção de rosas enroladas em plástico e anunciando seu produto, "vai uma flor por um real?", e logo se afastou ao gesto negativo de Oscar. Cinco pedestres, oriundos talvez de algum dos bares vizinhos, haviam parado na calçada à frente e conversavam, segurando garrafas de cerveja *long neck*. De repente, George avistou uma silhueta familiar saindo da livraria localizada na esquina oposta à lanchonete.

— Fala, Cristiano! — gritou George, avançando até o meio-fio. Ao escutar o chamado, Cristiano atravessou a rua e veio encontrar-se com o amigo. Carregava um número da *Revista Bravo*. George o apresentou a Oscar.

— Cê tava em algum lugar? — perguntou George.

— Não, vim só na livraria dar uma olhada nas revistas — respondeu Cristiano. — Tava em casa sem sono e resolvi dar uma volta.

— Vai fazer o que no Ano Novo?

— Vou pra Espanha com minha família. Em janeiro meu pai vai dar umas palestras em Madrid, vamos aproveitar pra conhecer o sul, Sevilha, Granada, essas cidades.

— Pô, bem legal, hein! — disse George.

— Eu tenho mó vontade de conhecer a Espanha — disse Oscar. — E dizem que dá pra se virar falando portunhol tranquilo.

George olhou de lado e reparou por um instante no Leo Jangada, que falava ao vendedor na extremidade do balcão, segurando na mão uma garrafa de plástico transparente, certamente a de dois litros, plena de açaí.

— Caraca, mané! — cochichou George aos companheiros, apontando discretamente. Os rapazes direcionaram seus olhares para o lutador, que pusera a garrafa na boca e bebia o conteúdo de um fôlego só pelo gargalo.

— E vocês, vão pedir o quê? — perguntou Oscar, e então se virou para o balconista: — Eu quero uma tigela de açaí, pouco guaraná.

— Eu também vou querer uma tigela caprichada — disse George, com um polegar para cima.

Cristiano colocou sua revista sobre o balcão, passou a mão na barriga, franzindo um sobrecenho de dúvida ao olhar para os nomes dos sanduíches no letreiro iluminado da lanchonete.

— Eu não vou comer nada, tô meio sem fome agora — disse Cristiano —, me dá só um suco de goiaba.

George passou os olhos pela capa da revista. Recordou-se de sua carta à redação da *Quatro Rodas*. De soslaio, capturou mais uma vez o lutador ao canto da loja, que terminara de ingerir o açaí e conversava com um outro rapaz musculoso recém-chegado. Por um instante, quedou-se em silêncio, fazendo cálculos. Uma tigela rasa vem com quinhentos mililitros. Caprichada, ela deve chegar a uns setecentos. Vou encarar essa quantidade toda agora? *Também não estou com tanta fome*, pensou George. Voltou-se para o balconista novamente e redefiniu seu pedido:

— Cancela a minha tigela, pra mim pode ser um copo de trezentos, por favor — disse, e o vendedor acenou positivamente. Oscar se debruçou sobre sua tigela de açaí, enquanto Cristiano sorvia o suco de um canudo. George fitou o movimento na rua e principiou a se debater mentalmente com a questão da peça de automóvel. O pistão era de 8,25mm, não era de 8,5 mm. Certeza. Os pancrácios da *Quatro Rodas* não sabem porra nenhuma. Ligaria para o tio de Curitiba. Ele tinha um Mustang 1976. Não era o mesmo modelo, mas ele conhecia tudo. George espalmou com um estrondo o vidro do balcão. Claro. O tio iria confirmar. O pistão *com certeza* é de 8,25mm.

O CHEFE DA FAMÍLIA

O cansaço da viagem não chegava ao ponto de deixar Danilo prostrado, apenas se fazia sentir por uma debilidade geral das juntas e dos músculos, resultante do sono ligeiro e intranquilo, a toda hora interrompido por espirros, choros, turbulências e pelo vaivém nos corredores do avião durante as dez longas horas de voo. Agora, em casa, a manhã estava tão fresca e azulada que sair à rua pela primeira vez depois de seis meses vivendo num país estrangeiro e reconquistar os recantos amados do seu bairro, respirar o oxigênio daquelas árvores tão familiares, das quais conhecia cada tronco e galho, trocar um oi e um sorriso com transeuntes arquiconhecidos, não lhe soaria uma má ideia de modo algum. Então, quando Katia lhe pediu que fosse na padaria comprar pão, Danilo logo se prontificou a cumprir a vontade da mãe. As malas, ainda fechadas com cadeados, haviam sido trazidas e colocadas ao lado da sua cama, de onde Danilo as contemplava, contente de saber que não teria mais a trabalheira de lavar suas próprias roupas tal como fizera durante sua temporada no apartamento de seu pai, François, em Paris. Aquela faina de carregar o cesto semanalmente até a lavanderia; de jogar as peças na máquina; de aguardar a secagem, repetindo-a se necessário; de dobrá-las e deitá-las de volta ao cesto; e, finalmente, de agrupá-las e ajeitá-las nas gavetas de seu armário, tudo isso não seria mais necessário. Retomaria seu quotidiano de sempre, o conforto, que desde a infância tivera, de não ser obrigado a gastar tempo com arrumações domésticas.

Conforto que talvez não durasse muito, pois Danilo chegava naquele ponto a uma encruzilhada com duas alternativas: destrancar e terminar seu curso de faculdade ou então regressar a casa de seu pai e tentar a vida de *chef* no exterior. Em breve seria preciso definir. Para Danilo, não existia dúvida sobre o caminho de sua predileção. Havia quase dois anos, o sonho de se tornar um grande cozinheiro vinha crescendo em sua alma desde o dia em que assistiu pela primeira vez a *International Cuisine,* o programa dominical da TV a cabo. A partir de então, principiou a colecionar livros de receitas, pesquisou modos de preparo de carnes, aves, peixes, fungos e vegetais, examinou diversos tipos de massas e molhos, temperos e especiarias, e frequentou o fogão de casa, lançando-se em experimentos de toda sorte. O principal incentivador fora seu padrasto Terêncio, que passou a levá-lo para almoçar nos melhores restaurantes da cidade. Tudo aquilo culminara no diploma do *Cordon Bleu*, que Danilo trazia dentro da mala naquela manhã. Contudo, das duas alternativas, a última exigiria uma renúncia mais dolorosa. Pois a existência para Danilo se resumia a uma fórmula simples: a comunhão de interesses e de vivências entre a família e os amigos no lugar onde se criaram. No estrangeiro, pensava Danilo, jamais se apresentariam tais condições, mesmo que ele soubesse falar a língua com alguma desenvoltura. Seu pai concordava, notando que ele próprio só viera viver na França porque lá nascera. De outro lado, a opção de destrancar e terminar o curso de Administração afigurava-se a Danilo torturante. Futurava-se-lhe, nesse caso, um semestre exaustivo, denso de matérias a cumprir, algumas pela segunda vez, pelas quais não nutriria grande interesse. Na realidade, já teria desistido da faculdade, não fosse a intensa pressão psicológica exercida por sua mãe, que via como imprudência – como desatino mesmo – o abandono a meio caminho de uma meta tão fundamental.

Esparramado na cama, conjurando forças para erguer-se e buscar pão na padaria, Danilo fitou na prateleira da estante os cadernos de anotações utilizados nos anos letivos anteriores, antes do trancamento do curso. Refletiu sobre a montanha de papel e tinta gastos durante aquele período universitário: será que teriam algum valor em sua vida? E enquanto nisso pensava, lembrou-se da notícia mais candente da semana, da qual só pudera ter uma breve impressão pela boca de sua mãe, que a mencionou no percurso de carro desde o aeroporto. O governo havia implementado um novo plano monetário e há poucos dias começara a circular a nova moeda, denominada "real". Durante o semestre passado em Paris, Danilo havia perdido o fio daquela história, pois desligara-se de tudo o que se informava na mídia impressa e televisiva do país natal. Concentrado nas aulas do *Cordon Bleu*, e em conhecer a capital francesa no tempo livre restante, não lograra manter-se a par do que acontecia no outro lado do Atlântico, exceto por breves menções a episódios e incidentes aludidos nas conversas que periodicamente entretinha ao telefone com seus familiares. Agora se flagrava irresistivelmente curioso em conhecer o novo dinheiro da nação.

Foi à sua mesa e colheu uma das duas notas que sua mãe lhe entregara, examinando-a bem próximo ao rosto. Sentiu o odor característico de cédula recém-impressa, que ele bem conhecia. Colheu a outra e procedeu ao mesmo exame. A princípio, achou-as bonitas, mas logo se questionou sobre o sentido de todas aquelas inscrições. Guardou-as em sua carteira, ventilando em sua memória as cenas retratadas nas cédulas anteriores – entre as quais aquela de uma serpente imensa engolindo a cabeça de uma cobra menor, uma imagem que nunca lhe pareceu particularmente edificante. Recordou-se dos apelidos engraçados – "um barão", "um machadão" – pelos quais aqueles dinheiros eram designados.

Foi ao banheiro, tomou uma chuveirada rápida, voltou ao quarto, abriu uma de suas malas, enjorcou bermuda, camisa, meias e tênis e saiu com a carteira no bolso pela porta de casa, caminhando de cabeça erguida, para fazer uma sondagem visual da vizinhança. Ao transpor as primeiras esquinas, convenceu-se de que nada havia mudado, exceto pelas pinturas com motivos patrióticos sobre as calçadas e ruas, que denunciavam a Copa do Mundo em curso. Portões, fachadas de prédios, vias de paralelepípedo e de asfalto, placas e semáforos, letreiros e vitrines, esculturas e monumentos, tudo restara preservado desde que deixara o país, um pouco para seu alívio, pois durante a curta experiência dos seus vinte anos se acostumara a uma sensação de ruína permanente, embora não soubesse de onde ela vinha – talvez não correspondesse à realidade. Por outro lado, quis crer que percebia no semblante das pessoas a cruzar a rua Jardim Botânico um olhar diferente, um quer que fosse de contentamento, que não podia ter outra razão senão as vitórias que a seleção brasileira havia conseguido até então no campeonato.

Danilo adentrou a padaria e notou a fileira de pessoas em pé junto ao balcão fazendo o desjejum, debicando café de xicrinhas fumegantes, mergulhando torradas amanteigadas nos pingados, sorvendo por canudos plásticos em copos de suco de laranja. Alguns clientes, sentados nas mesas dispostas ao longo da parede, mastigavam mistos-quentes e joelhos, enquanto liam os jornais do dia.

Havia fila diante do caixa. Danilo pegou sua carteira e sacou a nota de dois reais, reajeitando a de vinte reais junto com os últimos francos franceses que restaram depois da compra de encomendas de seu irmão e de sua irmã nas lojas *tax free* do Charles de Gaulle.

Ao vendedor sentado atrás do gradil do balcão-caixa Danilo estendeu a nota e pediu sem demora:

— Me dá pão francês, por favor.

— Tudo? — perguntou o homem, apontando para a cédula.

Danilo hesitou por um segundo, sem captar o sentido da pergunta, ao distrair sua atenção para a figura de um mendigo fétido e mal-encarado que acabava de passar cambaleante por trás dele, estacando a seu lado enquanto segurava na mão trêmula uma garrafinha de *Caninha da Roça*.

— Sim — respondeu Danilo ao vendedor, tomado de um nervosismo instantâneo.

O vendedor bateu algumas teclas na máquina registradora e entregou a Danilo um tíquete. Danilo se encaminhou para o lado oposto da padaria, pressuroso, tomando distância do mendigo, que o encarava com um esgar de lunático. Contornando uma gôndola repleta de brioches empacotados, na esperança de escapar do campo visual daquele pobretão inconveniente, Danilo chegou junto ao balcão, erguendo seu tíquete a um dos funcionários que atendia na seção dos pães. O rapaz leu o tíquete, fez um gesto breve com as mãos e se virou, desaparecendo pela porta dos fundos do estabelecimento, através da qual se vislumbravam os fornos e as máquinas panificadoras. Ao cabo de dois minutos, regressou através da mesma porta, carregando dois volumosos pacotes de papel pardo:

— Vinte e cinco — disse o rapaz a Danilo, que soslaiava na direção do mendigo ainda parado com a garrafinha de cachaça na mão, próximo ao caixa.

— Estes são os meus?! — exclamou Danilo, atônito, ao perceber os sacos sobre o balcão.

— Sim, ué — respondeu o balconista, apontando para o tíquete —, vinte e cinco franceses, tá aqui.

Danilo fitou os pacotes com olhos arregalados, numa crispação momentânea. Uma nota de dois deu pra tudo isso?! Relaxou os ombros, rindo-se por um instante da confusão. Pensou em sanar o equívoco. Talvez fosse o caso de devolver uma parte dos pães e pedir o troco de volta. Entretanto, percebendo que o mendigo novamente se movia a passos de bêbado em sua direção, Danilo lançou os braços sobre o balcão, agarrou os pacotes e bateu em retirada pelo outro lado da gôndola.

Ainda perplexo com aqueles volumes nas mãos, retornou pela rua Jardim Botânico, desculpando-se pelo excesso que acabara de cometer. Um novo dinheiro circulava e era evidente que as relações de valor haveriam de mudar. Até então, o sistema monetário que conhecera se constituíra de números enormes, de cifras gigantescas. As coisas se precificavam em termos de mil, de dezenas de milhares, de milhões. Danilo não se lembrava da última vez em que utilizara centavos na compra de algum bem, há um bom tempo não existiam mais como meio de pagamento e cumpriam naquela distinta sociedade capitalista subdesenvolvida apenas uma função mística enquanto objetos de superstição e signos de esperança no fundo lodoso dos chafarizes.

No percurso até sua casa, Danilo se flagrou olhando para baixo, mirando rachaduras no pavimento, nos canteiros, nas quinas dos muros, em fundos de bueiros. Acharia velhas moedas perdidas? Dava por certo que, sem muito esforço, acabaria por discernir o brilho prateado de alguma num canto qualquer, aquela cintilação corriqueira que jamais perturbava o progresso de sua marcha pelas calçadas da cidade. Mas curiosamente não havia mais nenhuma moeda pelo caminho.

Eram cruzeiros, cruzeiros novos, cruzados, cruzados novos, cruzeiros reais, Danilo já não saberia designá-las pelos nomes certos. Da breve e tortuosa vida útil daqueles patacos, constantemente carcomidos, doía-lhe muito guardar a lembrança, pois ainda lhe reverberavam na alma todas as cenas angustiosas a que se associaram: as longas filas de compras, os racionamentos, as apreensões de estoques, as fiscalizações da SUNAB. Assolado por um profundo sentimento de impotência, Danilo assistira ao cortejo dos papéis-moedas como um drama nacional sempre mal ensaiado, uma tragédia elisabetana repleta de desilusão, de loucura, de bruxaria. Testemunhara a desesperada luta pela própria vida daquelas personagens por meio de tabelamentos, congelamentos, confiscos, dos remédios mais venenosos, dos subterfúgios mais estapafúrdios que se podiam imaginar, e se habituara a esperar sua morte brusca ao final da peça.

Chegando à porta de casa, Danilo depôs um dos pacotes no chão para colher a chave no bolso da bermuda, enquanto pensava em toda a montanha-russa monetária que vivenciara. Lembrou-se de que fora justo durante a época em que os economistas vieram reinar no país, destronando os antigos bacharéis. O Ministro da Fazenda, entidade ubíqua e onipotente, o titular absoluto da autoridade, o condutor da vida pública, fazendo sombra a todos os presidentes: havia muitos anos parecia que os anseios de toda a nação se alicerçavam numa única pasta do primeiro escalão de governo. E agora? Mais um "novo plano econômico". Será que dessa vez seria pra valer?

— Te esconjuro! — disse Lenilda, a empregada, ao ver Danilo adentrando a cozinha e colocando os dois pacotes sobre a bancada. — Isso é pão prum batalhão!

— Pra que tudo isso, filho? — perguntou a mãe, chegando logo em seguida. — A gente precisa de meia dúzia de pães no máximo, seu irmão Eduardo nem está em casa.

— Bom dia, gente! — exclamou Mariana, irmã de Danilo, que acabara de acordar. — O que tem nesses pacotes? — disse, abrindo um dos embrulhos para olhar o conteúdo.

Danilo coçou a cabeça. *Elas estão me achando doido*, pensou. Era óbvio que meia dúzia de pães bastava, ou menos até, pois ele próprio sequer comeria alguma coisa antes do almoço, tendo feito uma refeição matinal no avião pouco antes de pousar.

— Que que a gente vai fazer com tanto pão? — insistiu a mãe, espiando para dentro de um dos sacos.

— Não tem nem espaço pra guardar tudo isso no congelador — observou Lenilda.

Danilo riu-se ante a incredulidade das mulheres. Mirou por um segundo a panela de pressão que esquentava sobre o fogareiro e que deixava escapar pela válvula siflante o vapor em jatos intermitentes.

— É que eu fui comprar no caixa... tinha um mendigo fedorento... — Danilo iniciou o relato, mas logo viu que seria fútil explicar-se àquela altura. Melhor pensar numa solução. Devolver os pães na padaria já não lhe parecia uma ideia sensata. Poderia levá-los à cantina do colégio público na esquina e doá-los, mas, neste caso, teria de sair novamente à rua. Logo, outra ideia se lhe aninhou na mente.

— Vou usar esses pães pra fazer um almoço no sábado, vai ser aniversário do Terêncio — disse Danilo, olhando para sua mãe com o polegar para cima.

— Almoço com pães? — indagou Mariana, com ceticismo.

— Sim, uma receita especial que eu aprendi.

— Tá bom — disse Katia —, almoço no sábado então, vou falar com Terêncio.

Algumas horas depois, Danilo sentou-se na cozinha, na frente de Mariana, e devorou dois pratos fundos de feijão preto com paio, degustando-os demoradamente, quase sem acreditar que houvesse passado seis meses sem saborear seu cozido predileto. As aulas no *Cordon Bleu* lhe apresentaram comidas sofisticadas; Danilo se instruiu no correto preparo de um haddock, de ostras e de vieiras, de polvo e de columba, cozinhou receitas com trufas, com baunilha e açafrão, mexeu com todo tipo de produto fino e de ingrediente exótico. Entretanto, naquele singelo almoço de boas-vindas, aquilatava que as iguarias do planeta, por mais sedutoras que fossem, não podiam competir em sabor e afeto com a refeição caseira feita do legume mais ordinário de sua infância.

À tarde, Danilo se jogou na poltrona do quarto e ligou para Joca, seu antigo amigo de colégio. Queria matar a saudade, após tanto tempo sem encontrá-lo.

— Fala, Joca, como tá?

— E aí, Danilo? Já tá de volta?

— Sim, cheguei hoje de manhã.

— Como é que foi o curso?

— Foi maneiro, aula todo dia pela manhã, mas também deu pra passear.

— Vai seguir a carreira? Negócio de cozinha lá é sério.

— Vamo ver, acho que vou terminar a faculdade antes, depois eu vejo.

Após a longa conversa com Joca, Danilo logo ligou para Vasco, também amigo de infância, vizinho de bairro.

— Danilo, tu viu que a nova moeda já tá na rua?

— Sim, fui comprar pão hoje cedo e fiquei chocado que os centavos agora tão valendo alguma coisa, igual lá na França.

— A gente tinha perdido a noção, né?! Negócio de doido, será que agora vai?

— Eu não levo muita fé, mas nunca se sabe.

— Vamo ver se de agora em diante não vamos mais entrar no supermercado e encontrar pacotes de mercadoria com três etiquetas de preços diferentes...

Danilo ficou mais de uma hora ao telefone com os amigos. Narrou-lhes todas as histórias de sua temporada no estrangeiro e terminou por convidá-los para o almoço de sábado.

Pouco depois de anoitecer, a diferença de fuso horário se anunciou sobre o ânimo de Danilo, que logo se meteu debaixo dos lençóis. Antes de adormecer, pôs-se a elucubrar sobre o desafio que lançara a si próprio. Não sabia exatamente o que haveria de cozinhar no sábado. Nada no seu repertório conhecido se adequava àquele projeto de almoço, mas tinha lembrança de ter visto uma receita em algum de seus livros. Ergueu-se e foi à sua estante procurá-la. Virou e revirou as brochuras, mas não encontrou coisa alguma que lhe pudesse ajudar. Se não achasse uma solução, precisaria pensar numa estratégia alternativa. Poderia fazer um lanche. O convite aos amigos e a Terêncio já estava feito, o padrasto inclusive prometera trazer a irmã.

Entretanto, ocorreu-lhe falar com sua avó Cecília. Já estava na hora mesmo de atualizá-la com as últimas notícias da viagem. Escrevera-lhe uma carta duas semanas após chegar em Paris e depois não se comunicou mais com ela. Cecília haveria de sugerir algo para o almoço. Tinha uma longa vivência de dona de casa, e, junto com sua empregada Josefa, que era da Bahia, conheciam um amplo repertório de comidas típicas. Diziam sempre que seu avô, quando vivo, era um autêntico luculo, e os jantares que mandava servir aos amigos corriam madrugada adentro.

No dia seguinte, pela manhã, discou o número. Quem atendeu a ligação foi Cecília. Em casa, ela passava horas tricotando em sua poltrona predileta, estrategicamente posicionada ao lado do telefone. Danilo prestou-lhe as informações faltantes sobre a temporada francesa, mencionou os planos para os próximos meses, a possível volta à faculdade. Afinal, entrou no assunto que lhe mais interessava:

— Vó, no sábado, eu vou dar um almoço aqui em casa, você conhece alguma receita que leve pão?

— Pão? — indagou Cecília, intrigada.

— Sim, eu tô com uma quantidade de pães aqui em casa e achei que podia usar pra fazer uma comida gostosa.

— Ora, por que você não faz uma açorda de camarões?

— Açorda? — repetiu Danilo, incerto de ter escutado a palavra corretamente.

— Sim, é uma receita típica portuguesa.

— Você tem essa receita pra me dar?

— A Josefa pode te passar, ela tem de cabeça.

Cecília passou o telefone para a cozinheira. Danilo imaginou que a receita pudesse encontrar-se em algum dos antigos livros da avó. Mas não seria nele que Josefa se basearia, analfabeta que era. Impunha-se confiar na memória e na intuição da baiana. Danilo tomou papel e caneta e anotou os ingredientes e as quantidades, sugeridas de modo estimativo pela experiente doméstica.

Ao desligar o telefone, Danilo se tranquilizou. O problema estava parcialmente resolvido. O que havia de ciência na tarefa à frente ele já tinha em mãos. O resto – a arte – ficava agora por sua conta.

No dia seguinte, acordou cedo e foi à feira para comprar os ingredientes do almoço do dia seguinte. Embora nem sempre assistisse sua mãe nas compras, para Danilo ir à feira era um divertimento. Inebriava-se com a opulência do espetáculo, o cromatismo das frutas, o exotismo das leguminosas, o rórido frescor das verduras, todas expostas em pinha e com arte, espichando-se ao olhar dos passantes como pinturas maneiristas, numa combinatória esquisita, de irresistíveis texturas, de aromas narcotizantes. Gostava de conversar com os feirantes, escolhia os itens sem pressa e controlava com rigor sua pesagem nas balanças. Fazia usualmente uma parada de restauro na barraca dos pastéis, antes de encerrar a incursão na venda dos pescados. Desta vez, inquiriu longamente o peixeiro sobre a rotina de fornecimento e conservação do estoque para se assegurar de que os camarões estavam frescos, pois já se tinha decepcionado antes com frutos do mar vencidos e a ocasião vindoura não admitia qualquer negligência de sua parte, tratava-se de pôr à prova ante a família e os amigos a *expertise* haurida no exterior.

No sábado, Danilo acordou, tomou café e leu os jornais. Às onze horas, foi para a cozinha, colheu os ingredientes na despensa e na geladeira e se pôs a preparar a comida. Além da açorda, cozinhou também um suflê de alho-poró e compôs uma salada verde para diversificar o menu. Sua mãe e Mariana se ofereceram para ajudar, mas Danilo recusou todo apoio. Tinha por convicção que cada cozinheiro possuía um estilo próprio, uma filosofia culinária distinta, e naquele almoço ele queria imprimir seu selo exclusivo de *chef* diplomado.

Trinta minutos depois da hora marcada, os convidados começaram a chegar. Joca apareceu de bermuda e tênis, apesar do clima quase frio. Carregava um pote de sorvete para a sobremesa. Vasco veio de calça jeans e camisa de mangas. Logo depois, chegou o irmão de Danilo, Eduardo, que tinha saído pela manhã para jogar tênis no clube Caiçaras. Terêncio apresentou sua irmã, Lídia, uma mulher esbelta, com cabelos castanhos, enastrados por um arco branco. Danilo retirou seu avental e veio sentar-se com os convidados na sala de estar, conversaram sobre a culinária francesa e a vida no estrangeiro, discutiram a política, especularam sobre as novidades na economia.

O almoço foi servido. Katia havia decorado a mesa com um buquê de flores do campo ao centro. As travessas de comida fumegavam sobre o aparador. Eduardo reapareceu de banho tomado e roupa fresca. Todos se serviram e tomaram seus lugares.

— Você faz o que da vida? — Terêncio perguntou a Joca.

— Tô estudando pra concurso — respondeu Joca. — Eu fiz direito, terminei semestre passado.

Terêncio recostou-se na cadeira e, com um olhar cético, fitou o rapaz que remexia o talher no prato fundo de açorda. Tomou um gole do vinho que Katia havia servido nas taças do casal e na sua própria.

— Você não pensou em advogar?

— Eu fiz estágio num escritório, mas não gostei muito — respondeu Joca.

— Por quê?

— Ah, advogado trabalha demais — respondeu Joca, abrindo-se numa risada.

Os outros rapazes o acompanharam com um riso solto, entreolhando-se. Katia serviu mais um pouco de vinho aos convidados. Mariana comia vagarosamente, trocando palavras com Lídia. Eduardo se ergueu para pegar mais um pouco de açorda.

— Não, sério — prosseguiu Joca —, é que trabalhar em escritório não compensa, no contencioso pelo menos não compensa, é muito tenso, tem que ficar controlando prazo todo dia, e a Justiça é emperrada, os processos não andam, você protocola uma petição e aquilo fica semanas pro juiz ler, e aí vai pro réu, ou pro ministério público, e depois tem que levar pro contador fazer o cálculo da dívida, aí daqui a pouco os autos já estão se desfolhando e o escrivão precisa enviar os autos pra costura, fica um tempão lá e você não consegue consultar o processo, e aí quando o juiz dá a sentença vem um recurso, e depois outro, e depois outro, sobe pra segunda instância, desce pra primeira instância, volta mais uma vez pro tribunal, aquilo fica de lá pra cá nos corredores do Fórum, isso quando não vai pro STJ em Brasília, daqui a pouco ninguém acha o processo, cadê os autos? Estão na secretaria? Estão conclusos? A procuradoria fez carga e não registrou? É uma confusão…

— Mas se você vai fazer concurso, você provavelmente vai acabar trabalhando na Justiça, né? — atalhou Lídia, antes de levar à boca uma garfada de açorda.

— Ah, bom, mas aí ganhando bem e com estabilidade é mais tranquilo — respondeu Joca, com uma entonação de obviedade.

— E pra que você quer essa segurança toda? — perguntou Terêncio, fazendo-se notar em seu incômodo ao escutar aquelas palavras. — Você tem vinte e poucos anos, a vida toda pela frente, e já tá pensando que nem aposentado?

Joca se quedou imóvel na cadeira, com um sorriso na boca, hesitante na resposta, no momento em que Eduardo paralelamente interpelou a mãe para opinar sobre a comida, provocando a vaidade do irmão ao dizer que faltava sal no suflê.

— E você, Vasco? — Terêncio perguntou, apontando um indicador rígido e abrupto para o outro rapaz.

— Eu fiz economia — disse Vasco, recuando no assento em gesto defensivo, com o copo de refrigerante na mão — também tô estudando pra concurso.

— Concurso também!? — exclamou Terêncio, erguendo os braços aos céus. — Vocês estão querendo mamar nas tetas do Estado, né!?

Vasco e Joca riram ante a cara enojada do interlocutor, enquanto Lídia e Katia se serviam de mais comida. Eduardo já terminara o prato e se preparava para a segunda rodada de açorda, embora fizesse mais uma vez questão de registrar a insipidez do suflê de alho-poró, para incremento da zanga com o irmão. Mariana pensava se ainda tinha apetite para repetir ou se preferia esperar a sobremesa.

— Por que vocês não juntam uns colegas e montam um escritório de advocacia? — continuou Terêncio, olhando fixo para Joca, mas usando o plural. — Por que não pensam em criar uma empresa, uma marca, uma especialidade? Vocês têm que ter empreendedorismo, vontade de crescer! Nós estamos aí chegando no final do milênio, o comunismo morreu, aquele pensamento estatizante que coloca tudo nas mãos do governo, isso acabou, lá mesmo na Rússia abandonaram esse passado, veio o Gorbachev, tá aí o Yeltsin, os que acreditaram na liberdade venceram, e aqui a gente também tem que olhar pro futuro, e o futuro não tá na Petrobras, na Eletrobras, num-sei-quê-brás, esses cabides de emprego, o futuro tá na livre iniciativa, na criatividade, na invenção de novas tecnologias, é assim que se acredita no país, e vocês têm que acreditar no seu país.

Vasco refletiu por um instante nas palavras de Terêncio, que o deixaram desconfortável, pois seus pais eram ambos funcionários de uma estatal de minério.

— Essa visão liberal é contraditória com a nossa Constituição — ponderou Joca —, porque o Estado aqui tem que fornecer educação, saúde, tem que cuidar do meio ambiente, até o lazer e a felicidade ela promete, como é que vai fazer tudo isso sem funcionário público?

— Sim, a Constituição promete mundos e fundos pra população — disse Terêncio —, mas ninguém acredita que o Estado é capaz de fazer isso tudo por nós, isso é que eu tô dizendo, o Estado faz tudo de maneira capenga, ineficiente, e vocês são as cabeças mais brilhantes do país, vocês têm que virar empresários, empreendedores, criar riqueza, emprego e deixar as sinecuras pros medíocres, como acontece em todos os países de primeiro mundo.

Os rapazes terminavam de devorar a comida enquanto escutavam com perplexidade o discurso inflamado de Terêncio. Lídia e Mariana se entretinham em comentários sobre o cozimento do suflê. A conversa se enveredou momentaneamente para temas do noticiário recente. Danilo se ergueu e levou as travessas para a cozinha, ajudado por Katia. Retornou com as sobremesas, colocando-as sobre o aparador. Enfiou uma velinha na torta de damasco, acendeu-a com um isqueiro, trouxe o doce ao centro da mesa e conclamou a todos que cantassem parabéns ao aniversariante.

— Lídia é dona do Massangana, você conhece? — perguntou Terêncio a Danilo, que retomava seu lugar à mesa.

— Já ouvi falar, é um restaurante de comida nordestina, né?

— Sim — disse Lídia —, a gente trabalha com ingredientes típicos, mas fazemos uma cozinha contemporânea, com versões modernas de pratos tradicionais.

— A gente não foi comer lá ainda — disse Danilo a seu padrasto.

— Lídia quer te fazer uma proposta — disse Terêncio, olhando para a irmã.

— Proposta? — perguntou Danilo, abrindo olhos de curioso.

— A gente tá com uma vaga de cozinheiro assistente lá no restaurante — disse Lídia —, se você se interessar, poderia vir trabalhar com a gente.

— Mas é pra trabalhar mesmo! — asseverou Terêncio, fixando o sobrinho com o sobrecenho cerrado. — Não tem moleza, são oito horas por dia de pauleira.

— Minha mãe quer que ele termine a faculdade — disse Eduardo a Terêncio. — Se aceitar o trabalho, não vai ter tempo pra estudar.

— Ah, você tem que se formar, né — disse Katia, com um olhar severo, olhando para Danilo.

— Se formar pra quê? — perguntou Terêncio, surpreso, fitando sua companheira. — Ele já não tem diploma de cozinheiro? Precisa de mais um?

Danilo gesticulou com o queixo para o padrasto, Eduardo meneou a cabeça, dubitativo, e Katia se recolheu na cadeira, sorrindo, mas com um olhar de desconforto. Joca e Vasco tomavam sorvete, assistindo a conversa, enquanto Mariana enfrentava um pedaço de torta.

— Essa ideia de que todo mundo tem que fazer faculdade é uma coisa estúpida — continuou Terêncio. — Na nossa época, o diploma se tornou uma coisa obrigatória, um símbolo de status, mas quantos diplomados não tem aí que são umas bestas quadradas? Nem todo mundo precisa de diploma. Antigamente, você podia fazer uma escola técnica; se você tinha talento pra algum ofício, não faltava trabalho, você podia ganhar a vida. Walt Disney nunca fez faculdade, Henry Ford, aquele dos carros, nunca fez faculdade, o criador do McIntosh, vocês conhecem? Aquele dos computadores? Então, ele também abandonou a faculdade. E nossos maiores empresários aqui no país, vários não fizeram faculdade. O Matarazzo começou como mascate e virou o homem mais rico do Brasil sem nunca ter pisado numa universidade; o Silvio Santos idem, se formou em escola técnica, ficou milionário na televisão. Até mesmo entre os intelectuais, você pega um Drummond, pega o Mário de Andrade, que abandonou a faculdade e foi fazer escola de música; a mesma coisa os grandes chefs. Veja o Paul Bocuse, você acha que ele precisou de fazer faculdade pra ser o que ele é?

Danilo se recostou na cadeira, reflexivo, após terminar sua sobremesa. Trabalhar num restaurante no Rio. Uma proposta totalmente inesperada. Não havia cogitado na hipótese. Afigurou-se-lhe a princípio que o convite de Lídia fosse meramente formal, um gesto generoso mas inconsequente, quem sabe até uma maneira exagerada de lhe elogiar a comida. Entretanto, Lídia reiterou a invitação, fornecendo as informações faltantes:

— Nós pagamos cinco salários mínimos, o que é um pouco acima da média, e distribuímos semestralmente uma participação nos lucros pra todos os funcionários — disse Lídia, terminando a sobremesa. — Se você aceitar, seria pra começar já no início do mês que vem.

Danilo se excitou com a perspectiva de auferir participação nos lucros de um negócio no qual trabalhasse e especulou intimamente qual seria o percentual envolvido. Considerou bem razoável a remuneração, tratando-se de um iniciante como ele. Para quem ainda vivia de mesada, a perspectiva de passar a ter um ordenado fixo já no mês seguinte soava como um privilégio de que poucos entre seus colegas poderiam gabar-se.

— Eu acho que meu irmão devia aproveitar essa chance — disse Eduardo, enquanto se erguia para buscar o bule de café na cozinha. — O que você acha, mãe?

— É ele que tem que decidir, mas pessoalmente não acho que é o momento — respondeu Kátia, com um gesto negativo do rosto, recolhendo-se na cadeira. Danilo reconheceu naquele olhar materno o intento de alertar. E, de fato, ele bem a compreendia. Enquanto os convidados se erguiam e passavam para os sofás da sala, Danilo ruminava que aceitar o emprego de Lídia implicaria manter trancado seu curso universitário, e o prazo de suspensão não era ilimitado. Ademais, quanto mais longa fosse a interrupção, mais difícil se tornaria a retomada dos estudos, já em si mesmos tão estorvantes, e mais incerta seria a perspectiva de êxito no mercado de trabalho. Ficar para trás em relação aos colegas soava-lhe uma grave imprudência. No círculo de relacionamentos de Danilo, a hipótese de não concluir o terceiro grau se alçava ao nível de um disparate. Bastava olhar à volta: quem entre as pessoas conhecidas não ostentava um pergaminho universitário? Somente sua avó, que nascera em relativa prosperidade e numa época que desencorajava o trabalho feminino. Também seu tio-avô, avesso desde muito jovem aos estudos, completamente destituído de ambição, que por décadas se virou como funcionário do Banco do Brasil. E, finalmente, seu avô paterno, que atuara como cantor de ópera numa Paris em que se podia viver dignamente pela música clássica. Na geração de seus pais, os não diplomados já escasseavam sensivelmente. Lenilda era um pouco mais nova, mas nascera na pobreza e não tivera recursos para garantir sua instrução. Danilo pensou então nos conhecidos de sua idade e demorou a chegar em algum nome.

Havia o João Marcos, o colega com quem convivera desde a primeira série até o primeiro colegial. Mas este era um caso excepcional, uma daquelas personalidades em que ninguém pensaria em se espelhar. O pai de João Marcos era boliviano, de profissão pouco esclarecida – sabia-se que dominava a contabilidade – e com hábitos ultrarreservados, homem de uma austeridade inquebrantável que mantivera a criança sob as mais tirânicas regras domésticas, horários inflexíveis, condutas de higiene despropositadas. Além disso, excluía o filho das ocasiões corriqueiras da sociabilidade infantil, proibindo sua frequência às festinhas da turma e impedindo-o de participar das atividades extracurriculares. Provavelmente por isso João Marcos era, no início, uma pessoa introvertida. Ainda que lograsse um bom desempenho escolar, vivera numa bolha de solidão durante boa parte daqueles anos, fustigado por carências de natureza compreensível a um colega como Danilo, com quem tinha uma rara relação de camaradagem sincera. Entretanto, ao completar quinze anos, João Marcos passou por uma profunda transformação. Ainda no último ano antes que o colega abandonasse a escola, Danilo pôde perceber-lhe a mudança em toda sua intensidade: a costumeira introversão se demudou em um comportamento soberbo e destemperado, ao familiar comedimento de modos se substituíram a grosseria dos palavrões e as roupas extravagantes, o rendimento escolar se afundou pela manifesta distração em sala de aula. Um dos professores com quem Danilo privava de certa intimidade comentou que farejava em João Marcos os sinais de uma "síndrome maníaco-depressiva", expressão que lhe pareceu um tanto assustadora, pois só lembrava da palavra "síndrome" pelo título de algum filme de terror da videolocadora certa vez alugado e nunca terminado. Depois disso, Danilo acompanhou pela boca de conhecidos o percurso do ex-colega. Soube que ele saíra de casa – após uma briga violenta com o pai – para viver com uma mulher mais velha em algum apartamento na Glória e se lançara como ator de teatro. Escutou rumores de seu envolvimento com drogas. Desde então, Danilo receava que o amigo se encaminhasse para algum destino trágico, vista a direção que as coisas haviam tomado. Sucumbir tão abruptamente a um ímpeto desviante de suas tendências originais não podia constituir senão o evidente signo de um descontrole psíquico-emocional, que não poderia conduzir a um final feliz. Mas eis que de repente João Marcos ressurgiu, para a surpresa de todos, como astro de cinema. Após protagonizar um filme de sucesso inaudito nas bilheterias, com atuação premiada e elogiada entre os pares mais velhos, João Marcos foi alçado – abruptamente – ao pináculo da cena artística nacional, passando a ser requisitado por todos os produtores, ovacionado em eventos, entrevistado em todos os veículos. Tornara-se uma celebridade.

Danilo refletia no histórico de seu amigo. Será que aquele João Marcos tímido e introvertido dos anos de colégio já era desde a concepção no útero da mãe o ator de risos espalhafatosos e gestos espevitados que agora aparecia na TV? Ou será que a nova estrela do cinema nacional era o produto de uma revolta íntima contra a tirania doméstica imposta por seu pai, a resultante involuntária dos rigores sofridos silenciosamente ao longo de tantos anos? Danilo divagava sobre o que teria acontecido se João Marcos tivesse vivido uma infância normal como a dos outros colegas.

Como a minha própria infância, pensou Danilo, enquanto tomava um gole d'água, sentado no sofá ao lado de Lídia. Mariana voltou da cozinha com mais um bule de café, colocando-o sobre a mesa de centro na sala onde os convidados prosseguiam conversando. Joca e Vasco escutavam Terêncio a falar entusiasmadíssimo sobre as recentes medidas monetárias do governo, Lídia trocava impressões sobre os últimos torneios de Wimbledon com Eduardo. Danilo se esforçou por prestar atenção à conversa, mas não conseguiu extirpar da cabeça aquela oferta de emprego tão inesperada e atraente. Pensava agora em sua própria infância, que fora plena dos bens materiais e espirituais mais desejáveis para uma criança em desenvolvimento, e Danilo chegava ao estágio atual de sua vida sem qualquer motivo para odiar os pais. Ao contrário. Apesar do divórcio, reinava em seus dois lares – o materno e o paterno – uma concórdia, e quaisquer desavenças logo se resolviam pelo mútuo esforço de reconciliação. A consciência desses fatos aprofundava agora em Danilo a hesitação ante a proposta de Lídia. Empreitadas arriscadas desse tipo lhe pareceram coisa de proles problemáticas, de *enfants térribles*, candidatos à deserdação.

As palavras de Terêncio ecoaram então na mente de Danilo. O padrasto sempre manifestara ideais liberais ortodoxos com marcada intransigência. Sua concepção de mundo divergia muito do discurso mais geralmente difundido com que Danilo travara contato durante seus anos de adolescência, embora sentisse que nos últimos tempos começava a ganhar corpo no debate público do país uma nova massa de princípios ideológicos. De todo modo, ponderava Danilo, tais axiomas não lhe deveriam valer muito naquele momento. Aquelas ideias abstratas de liberdade e autonomia, de ousadia e empreendedorismo até que o seduziam deveras, mas o mundo real insistia em se mostrar refratário a quaisquer abstrações. A prova disto – Danilo se dava conta disso agora – eram todos os finados planos econômicos do passado recente, que, sem dúvida, constituíam produtos sofisticados da ciência dos números e dos gráficos, das métricas e das estatísticas, engendrados nas mentes sóbrias de economistas altamente graduados e que, todavia, afundariam tragicamente nas águas tormentosas da realidade concreta. De resto, Terêncio nunca fora ele próprio um empreendedor: herdara um patrimônio considerável dos ascendentes e jamais precisara trabalhar na vida. Para quem nunca precisou exercer uma vocação, devia ser fácil falar naqueles termos tão arrojados. Mas – continuava a refletir Danilo –, para quem não pode dar-se ao luxo de viver sem trabalhar, a vocação tem de ser sopesada seriamente com outros fatores condicionantes de uma subsistência digna: a situação patrimonial da família, a oferta de trabalho, as perspectivas de carreira, a realidade econômica e social mais ampla. Danilo se queria uma pessoa realista e conscienciosa. Fosse um romântico ingênuo e acreditasse nos refrões dos livros de autoajuda – "qualquer um pode realizar seu sonho", "saia em busca do que te faz feliz", "dedique-se de corpo e alma e você terá sucesso" –, certamente não pensaria duas vezes em assumir a posição oferecida por Lídia. Mas sua inteligência advertia-o contra qualquer atitude da qual poderia se arrepender mais à frente.

Foi neste momento que a reunião se interrompeu e uma comoção geral se instalou entre os convidados. O telefone tinha tocado, Mariana fora até o corredor atender a chamada. Ao cabo de uns minutos, voltou para a sala com olhos cheios de lágrimas, soluçando, mãos ao peito. Katia se ergueu imediatamente, olhando fixo para a filha. Eduardo e Danilo perceberam que algo de grave havia ocorrido, conheciam muito bem os gestos de desespero da irmã. Os demais convidados quedaram-se atônitos nos sofás.

— O papai... — balbuciou Mariana, apoiando-se numa cadeira — teve um acidente de moto... — e desabou no assento a chorar, enquanto Eduardo e Danilo acudiam-na.

A temperatura descera ao nível do quase frio na madrugada seguinte àquela terça-feira em que Danilo retornou ao Rio, depois da viagem arranjada às pressas para Paris em função do enterro, mas seu sono à noite não durou mais que poucas horas. Deitado agora em seu quarto, Danilo mantinha os olhos fechados – pois não suportava mais lacrimejar – e buscava escutar a própria respiração. Deveria ser possível escutar o siflar do oxigênio em suas narinas, mas Danilo não conseguiu distingui-lo dos sons que ecoavam em sua mente. Apesar de todo o luto vivenciado nos dez dias anteriores, tinha a impressão de que continuava imerso em um inferno de ruídos e imagens agoniantes. Na sua mente se repetiam cenas: o caixão sendo deposto na cova do cemitério de La Chapelle; Eduardo em completa desolação, batendo o punho sobre a mesa da cozinha; o choro convulsivo de Mariana; os últimos dias em que estivera com seu pai em Paris, durante o curso no *Cordon Bleu*, e sua voz grave a admoestá-lo: "lembra do que eu te disse, não perca a postura, você já é homem crescido". Danilo se virou de lado na cama, recordando-se das conversas que tivera com François nas noites frias de inverno em seu apartamento na *rue*

Pajol, à mesa de um jantar simples com sopa, massa e queijos comprados no mercado da esquina. François insistia sempre no que considerava essencial a uma vida digna para o filho: a honestidade. Não lhe importava muito o caminho profissional que Danilo escolhesse, contanto que tivesse seriedade e boa fé em suas ações. Uma subsistência modesta, mas auferida com probidade e dedicação, valia mais que qualquer posição conseguida pela via do arrivismo e da dissimulação. François alertava, de modo particularmente enfático, contra a tentação do subterfúgio: "cuidado, meu filho, existe uma linha tênue entre o jeitinho e a trapaça, tenha muito cuidado pra não cruzar essa linha…". Ter a consciência tranquila e não se deixar seduzir pelo ganho fácil, que é sempre ilusório, era princípio fundamental de uma formação exitosa. Pela enésima vez naqueles últimos dez dias, Danilo refletiu na própria negligência em face dos cuidados paternos. Durante anos, François não falhou em se comunicar com a família por meio de longos telefonemas aos domingos à noite, escreveu cartas mensais aos filhos para complementar as notícias e perguntar de suas andanças, enviou presentes pelos Correios, mas Danilo nunca soube corresponder com a empatia devida. Desde a adolescência se voltara quase exclusivamente para seus círculos de sociabilidade no Rio, sem se dar conta de que toda sua segurança e conforto se deviam em grande medida àquele francês do outro lado do Atlântico que nunca desistia de se interessar por ele. Doía-lhe agora constatar em retrospecto quão desidioso tinha sido na verdade, e a dor se agravava ao pensar que poderia ter sido diferente se houvesse considerado como real a possibilidade de perder o ente querido de forma tão repentina. Solitários se lhe afiguraram os anos vindouros sem poder confiar nos conselhos e apoio moral do pai. De algum modo, Danilo se tornava agora o chefe da família, já que era o primogênito e que Terêncio, embora nominalmente o padrasto, morava em seu próprio apartamento, exercendo na casa de sua companheira uma presença intermitente e discreta. Diante dessa circunstância, como enxergar o futuro?

Danilo se ergueu da cama, puxou a cortina e olhou através da janela, enquanto flexionava as costas. Sentia os músculos tensionados, como se tivesse jogado bola por horas na rua com os vizinhos. Foi à cozinha, pegou duas latas de cerveja na geladeira e voltou para o quarto. Precisava de algum álcool na cabeça para voltar a dormir. Sentou-se na cama e se aborreceu momentaneamente ao pensar nas chateações que se divisavam no curto prazo por força do inventário, contratação de advogado, ajuizamento de processo, emissão de certidões, apresentação de documentos, visitas a cartórios. Como se a morte de um parente não acarretasse, em si mesma, sofrimento suficiente, seus consectários legais impunham uma carga suplementar de suplício aos que vivos remanesciam.

Danilo abriu a segunda lata de cerveja e foi até a estante, compulsou um dos cadernos da faculdade que jaziam na prateleira, reparando nas linhas inscritas com seu próprio garrancho sobre as folhas pautadas. De repente, assomou-lhe à memória a figura de João Marcos. *Ao repor o caderno na prateleira*, pensou no sentido que poderia tirar de todo o seu percurso, comparando-o com o do ex-colega. Por mais sofrida que pudesse ter sido sua infância, João Marcos não apenas acabou por realizar seu sonho de vida, mas alcançou nele um sucesso inexcedível. Aquilo que aos olhos do mundo parecera provir de algum desequilíbrio mental constituía, na realidade, o desabrochar de um talento excepcional, prestes a angariar o reconhecimento merecido. Danilo imaginou que o pai de João Marcos não poderia deixar de sentir agora certo orgulho de seu filho. Como não sentir? Quem sabe até já estivessem reconciliados. Por um instante, Danilo se flagrou invejando a posição do amigo. Lembrou-se da frase que Lenilda gostava de repetir: "o mundo dá voltas". Será que se aplicava ao caso de João Marcos? Aqueles pensamentos confundiram Danilo.

Bebeu os últimos goles da cerveja, foi até o aparador da sala e derramou em um copo de vidro uma dose dupla do whisky do Terêncio, retornou a seu quarto. Sentando-se na poltrona, considerou que a ausência do pai não somente o deixava em relativo desamparo mas também prejudicaria o projeto de começar como *chef* em Paris. Perdera o principal agente da sua iniciação na carreira, lá onde ela se mostrava mais promissora, pois enquanto jornalista seu pai tinha contatos valiosos que haveriam de ser mobilizados em momento oportuno e que agora Danilo dificilmente conseguiria acessar. Durante seu semestre no *Cordon Bleu*, amigara-se com um espanhol simpático, filho de um produtor de presuntos, e conseguira anotar os telefones de dois outros colegas, mas Danilo calculou que esses vínculos recém-criados não teriam força suficiente para lhe servir de ajuda na busca de trabalho numa cidade como Paris, na qual nunca se acreditou verdadeiramente aclimatado e integrado, a despeito de seu razoável domínio da língua francesa.

Entretanto, Danilo se deu conta de que seus pensamentos estavam totalmente enviesados, e a causa disto não se achava apenas na tristeza da perda familiar. Percebeu que havia algo mais longínquo a se impor na sua alma: sua própria vivência de determinado momento ultracomplicado da nação e do mundo, daquele período dominado por crises terríveis em economias relativamente fechadas, afogadas em dívidas impagáveis, e acossadas por uma bipartição ideológica irreconciliável. Mas esses problemas pareciam agora encaminhados à fase terminal. A julgar pela evolução mais recente dos cenários local e mundial, toda aquela conjuntura estava em vias de desaparecer. Danilo se recordou dos artigos que lera recentemente nos jornais, em que se falava da "Terceira Via", do "Fim da História", dos prospectos otimistas para o novo milênio que se aproximava. Talvez seus cálculos a respeito do futuro estivessem totalmente equivocados. Quem sabe não viria no médio prazo um tempo de bonança, uma restauração da esperança no país e da irrestrita cooperação no plano internacional? Por mais que a Danilo custasse acreditar em outro milagre econômico, semelhante àquele dos anos 1960, considerou que não podia simplesmente excluir de sua equação a possibilidade de uma efetiva mudança de rumo na ordem das coisas até então vigente. Assim refeitas as contas, o panorama se mostrava algo diferente na sua perspectiva. E a oferta de trabalho que lhe haviam estendido se tornava irresistivelmente sedutora. Recusá-la seria menos um gesto prudente e responsável do que a covarde submissão às imposições sociais herdadas de uma década fracassada, ao passo que aceitá-la seria um ato de confiança em si mesmo, de assunção das rédeas de seu próprio destino. Provavelmente, se estivesse ali, seu pai gostaria de vê-lo pensando desta forma, desbastando-se de todo pessimismo e encarando o futuro com coragem e maturidade. Vou ligar pra Lídia amanhã, decidiu Danilo. Assinaria a carteira e começaria logo que pudesse no restaurante. Manteria trancado o curso da faculdade por mais algum tempo, até que se estabilizasse no emprego. E se tudo corresse bem ao longo do ano, cancelaria de vez sua matrícula para dedicar-se integralmente à cozinha. *Tá decidido*, pensou Danilo, imaginando para si um percurso de sucessos até o estrelato gastronômico. Construiria seu nome de *chef* no Massangana, revolucionando a comida nordestina com sua inventividade de inspiração francesa, depois abriria seu próprio bistrô, e então lideraria um programa televisivo semelhante ao *International Cuisine*, acabaria amplamente celebrado na mídia, convidado para os festivais, selecionado nos prêmios da gastronomia nacional.

Às nove e meia da manhã seguinte, Danilo acordou sentindo o odor de whisky proveniente do copo em que bebera horas antes, jacente na mesa de cabeceira a seu lado. Ao se erguer da cama, assomaram-lhe à memória as resoluções da madrugada. Por um instante, questionou-se sobre o acerto delas, numa hesitação derradeira, considerando que ainda poderia voltar atrás em toda aquela determinação. Mas decidiu prosseguir, concluindo que era hora de acabar com aquela "mania de não saber se vai ou se fica", como lhe dizia sua mãe. Pegou seu caderninho de telefones e foi até o corredor, discou o número de Lídia e aguardou.

— Alô, quem fala? — perguntou Lídia.

— Oi, Lídia, é o Danilo, tudo bem?

— Oi, Danilo, tudo legal, você já tá no Rio?

— Tô sim, cheguei ontem.

— Meus pêsames novamente pelo seu pai, não consegui falar com você desde então, sei que você deve estar sofrendo muito, espero que você consiga superar aos poucos essa perda.

— Sim, Lídia, foi um baque mesmo — disse Danilo, respirando fundo —, mas as coisas vão se resolver.

— Vocês três são muito abençoados de ter tido um pai como François.

— Obrigado mesmo, Lídia, realmente meu pai era muito atencioso — disse Danilo, com a voz embargada. Quis completar a frase, mas não lhe ocorreu senão fechar os olhos para impedir as lágrimas de escorrer. Naquele instante, as cenas do enterro se repetiram em flashes na sua memória. Para não começar a chorar, resolveu entrar no assunto da ligação:

— Lídia, eu tava querendo saber se você ainda tá oferecendo aquela posição de cozinheiro no restaurante, ainda... — disse, algo constrangido.

— Ah, Danilo — respondeu Lídia, com um tom de lamento —, pelo jeito você não esteve ainda com Terêncio, eu falei pra ele comunicar a você quando te encontrasse, é que anteontem nós acabamos fechando com uma outra pessoa conhecida, também muito talentosa na cozinha, eu na verdade insisti com o Terêncio pra contratar você, mas até sábado você não tinha me ligado, eu fiquei na dúvida se você realmente teria algum interesse, e também eu não queria sair ligando pra você numa hora dessas, todo esse sofrimento, essa viagem pro funeral do François, e o problema é que a gente tava precisando mesmo resolver essa questão do cozinheiro assistente, era uma posição que a gente tava já sondando fazia um tempo, e lá no restaurante o serviço tava muito demandado, nosso cozinheiro já não tava dando conta, então... — Lídia pausou por um instante, para tomar fôlego, e, nesse vácuo, Danilo se inseriu, já tendo compreendido a mensagem:

— Puxa, não tem problema, Lídia, eu entendo, na boa, eu realmente demorei a me resolver, foi uma semana de muita correria, muita gente pra contactar, papelada pra assinar, então eu acabei não dando atenção pro assunto do restaurante, mas muito obrigado mesmo pela oferta, de qualquer maneira, legal você e Terêncio terem pensado em mim como opção…

— Sem dúvida, Danilo — atalhou Lídia —, eu queria muito poder ter você trabalhando conosco, o Terêncio me falou superbem de você, de vocês todos aliás, eu fiquei muito interessada. Não é qualquer um que tem o diploma que você tem, que sabe francês; tudo isso que é tão bom pra gente desse setor de restaurante, mas agora ficaria muito difícil, muito chato voltar atrás no acordo com essa pessoa que a gente contratou, tenho certeza que você vai me entender, mas olha, eu conheço donos de restaurantes legais, e tem sempre alguma vaga sendo oferecida, se eu souber de alguma posição legal pra você pode ter certeza que eu vou te ligar, ok?

— Puxa, muito obrigado, Lídia, agradeço a preferência.

— E mais uma vez, espero que você, Eduardo, Mariana, superem tudo isso que estão passando, pensem que vocês têm a Katia junto de vocês, e o Terêncio, que a família tá unida, apesar de tudo.

— Obrigado, Lídia, fico emocionado com suas palavras... e qualquer hora vou marcar de jantar no Massangana.
— Claro, venha sim, vai ser ótimo, quero ver se você aprova nosso cardápio. Tchau então.
— Tchau.

MISSIVA DO EXÍLIO

From: Carlos Monteiro <carlosnmonteiro@umbralmail.com>
Sent: Sunday, January 04, 2015
To: Pedro Silva <psilva1968@megamail.com.br>
Subject: Re: notícias

Caro Pedro,
Me perdoe demorar tanto para te responder, fiquei umas semanas muito atarefado por causa de um projeto no Porto, tive de ir e voltar de Lisboa algumas vezes, não tive muito descanso em casa, e acabei deixando a correspondência pessoal de lado.

No seu último e-mail, entre outros assuntos, você me perguntou do Ronaldo e eu fiquei pensando no nosso amigo de infância. Fui tomado por muitas memórias de coisas que a gente vivenciou naquela época no Santo Inácio, mas também de coisas que aconteceram anos mais tarde, porque depois que você se mudou para Porto Alegre (foi no meio do primeiro colegial, não foi?) eu ainda passei um bom tempo encontrando com o Ronaldo no Rio, até a minha mudança para Lisboa em 95. Depois da formatura no colégio, ele passou por um período bem complicado, não sei se você soube de toda a história; então, vou te contar, porque eu acompanhei de perto, ele me narrava tudo em detalhes (como era do feitio dele).

A maré baixa começou certo dia em que ele sofreu um acidente no centro da cidade, nessa altura eu já tinha entrado na faculdade. Ele vinha caminhando pela rua Uruguaiana na direção da estação do metrô. À época, aquela rua já estava cheia de camelôs, e, se existia alguma coisa que Ronaldo não gostava, era de camelôs. O que, aliás, não me espanta. A maioria das pessoas normais tinha antipatia pelos camelôs. Não sei hoje, mas naquele tempo me lembro bem que se podia vê-los em todas as vias movimentadas da Zona Sul e da Zona Norte. No centro da cidade, desde as grandes avenidas, eles se propagavam com intensidade redobrada, espalhando-se pelas praças, instalando-se sobre os canteiros dos largos, avançando pelas travessas secundárias, brotando até nos becos mais desolados. Nos passeios apinhados da avenida Rio Branco, na estreiteza da rua Gonçalves Dias, no entorno da Cinelândia, na azáfama da Praça Mauá, os camelôs se depositavam e reproduziam como bactérias, formando colônias. Era sair à rua e ei-los na sua frente, sentados em banquinhos, adossados às suas barracas desconjuntadas, dispostas em andaina pelos quarteirões, ou parados em pé, a segurar os cordões de nylon de seus paraquedas de lona, cobertos de mercadorias. Encontravam-se invariavelmente sobre o calçamento sujo de pedras portuguesas, nos cotovelos das passarelas, embaixo dos viadutos, por vezes até mesmo sobre o asfalto das ruas, a desviar o livre trânsito dos automóveis. Sim, havia uma antipatia geral aos camelôs. Não era apenas que eles se colocassem no seu caminho, atrasando seu passo; não era apenas que eles comprimissem a largura útil das calçadas, impelindo a gente a andar temerariamente sobre o meio-fio; não era apenas que eles privatizassem o espaço público, arrogando-se o direito de lotear e usucapir os pavimentos; não era apenas que eles contribuíssem para a visualidade poluída do ambiente já depauperado da cidade; e não era apenas que muitos deles adotassem por ofício a receptação, o contrabando e o descaminho, fomentando uma cadeia internacional de transações ilícitas. Essas razões já sobejariam para tirar a paciência ao mais compreensivo e caridoso dos cidadãos. Mas Ronaldo tinha razão para sentir não apenas antipatia, mas ódio aos camelôs, pois logo veria neles uma ameaça ainda mais perniciosa. Foi naquele dia, na rua Uruguaiana, a caminho de uma pastelaria que ele o descobriu.

À época, Ronaldo trabalhava numa corretora de valores e passava por um período de aperto financeiro. Trabalhar em corretora não tinha sido sua vontade inicial, ele queria muito fazer direito naquele tempo, mas tentou por dois anos o vestibular e chumbou nas duas tentativas. Como ele precisasse de uma renda, havia-se resignado a trabalhar como operador numa corretora de valores, por incentivo de um tio que o indicou a conhecidos seus e que lhe deu instruções detalhadas acerca dos títulos, dos contratos e das operações com os quais deveria negociar. Não foi longo o tirocínio, ele logo pegou o traquejo do negócio. A posição não exigia qualificação universitária e tinha muita flexibilidade em termos de jornada. Por outro lado, além de não garantir direitos laborais, era um trabalho estressante, ainda mais porque você não se limita jamais a operar os investimentos alheios. Seduzido pela conversa ilusória dos ganhos fáceis que alguns poucos investidores renomados logram fazer, essa gente acaba tomando riscos excessivos na ciranda financeira (no caso de Ronaldo foram mais que excessivos, foram "jogadas muito loucas", disse-me ele). E na ciranda é aquilo que todos sabem: de uma hora para outra você pode vir do céu ao inferno. Com alguns anos de prática na corretora, depois de acumular uma boa soma na conta bancária – na verdade, uma quantia que o tornava tecnicamente um milionário –, ele, a certa altura, sofreu um desses abalos fulminantes. Perdeu quase todas as suas economias numa aposta equivocada, uma venda arriscada de opções que, em questão de minutos, lhe desfalcou o pecúlio a ponto de forçá-lo a suspender o aluguel do apartamento e voltar a morar com o pai, obrigando-o a vender o Golf recém-adquirido e seguir de metrô para o Centro (eu cheguei a ir pra Búzios com Ronaldo nesse Golf, era feriado de Carnaval e lembro que estava um engarrafamento horroroso na estrada e Ronaldo cismou de seguir em alta velocidade pelo acostamento, quase atropelou uma senhora que vinha de bicicleta na direção contrária, ele era um louco no volante). Tudo isso veio depois do pai dele ter sido demitido do cargo de diretor numa multinacional de alimentos, e o pior é que a situação da família, que nunca fora confortável, tinha-se agravado com o confisco da Zélia, do qual Ronaldo só soube por acidente, como, aliás, eu também e o resto da população, excetuados talvez alguns palacianos em Brasília e os banqueiros agraciados com informações privilegiadas.

Mas Ronaldo não desistiu – até porque não teria alternativa fora da corretora. Convenceu-se de que se tratava apenas de uma fase e se reconfortava no fato de ter alguns clientes cujas ações ele usava para realizar, em nome próprio, operações menos arrojadas no mercado futuro, arbitragens lucrativas e razoavelmente seguras que lhe devolvessem aos poucos o poder de alavancagem (não eram operações totalmente lícitas, confessou-me ele, mas muita gente fazia a mesma coisa, teve até aquele imbróglio do Nahas, "ninguém fiscalizava", disse-me). Ronaldo estava conseguindo um fôlego, mas ainda não dava para voltar a almoçar na Casa Urich, então ele se limitava às coxinhas e ao refresco de caju de uma pastelaria ali perto do Mercado das Flores. Naquele dia, porém, ele não conseguiu chegar lá, porque no meio do caminho, entre as ruas do Ouvidor e do Rosário, foi surpreendido.

Ele vinha pela rua Uruguaiana na hora do almoço, dizia eu. Caminhava tranquilamente pela rua quando, de repente, se viu no meio de um campo de batalha. Os ânimos dos transeuntes subitamente se crisparam, suas faces vincaram-se de apreensão e horror; e então, em meio a um crescendo de rumores, de pessoas apertando o passo com suas bolsas recolhidas sob os braços e logo prorrompendo em correria insana e de lojistas acorrendo às entradas dos estabelecimentos para fechar as portas e descer as grades de enrolar; eis que uma turbamulta surgiu à sua frente, um vórtice humano, formado por indivíduos de duas categorias que na hora Ronaldo não pôde muito bem identificar: de um lado, os guardas municipais, com seus mal-ajambrados uniformes beges, e camelôs – os malditos – de outro. Naquele ponto, bem à sua frente, ambos se chocaram, desencabrestados, aos rebolos e trancos, batendo cassetetes, lançando pedras, socando e chutando, numa conflagração hedionda e sangrenta, a que os passantes se viam imediatamente dragados, chupados para dentro de um ciclone voraz, não importando o quão rápido dessem meia-volta e tentassem fugir. Os guardas municipais e os camelôs, digladiando-se com fúria descomunal, em plena rua Uruguaiana: uma cena degradante, um espetáculo insólito protagonizado pela brutalidade e pelo desespero, em que a cólera e o ressentimento, fermentados em silêncio reprimido nos recônditos mefíticos da cidade, extravasaram, manando como lava vulcânica de desgoverno e de calamidade.

De repente, Ronaldo sentiu uma pancada forte na nunca. Foi tudo muito rápido, não soube se foi pau, pedra ou cassetete. Por um breve momento o dia se fez noite. Não se lembrava de ter caído na calçada, nem de ser arrastado por quem quer que seja.

Quando abriu os olhos, viu-se deitado num leito do Souza Aguiar, ao lado de seu pai, e com uma agulha aplicada a uma veia de seu braço, que se conectava ao frasco de soro pendurado num pedestal. Eu posso testemunhar, pois fui visitá-lo no hospital no dia seguinte. A primeira coisa em que pensou não foi o motivo de estar ali naquele leito hospitalar e nem quanto tempo ali estivera. Pensou na corretora, precisava voltar ao trabalho e restaurar as finanças. Quis erguer-se da cama e fugir, mas seu pai o impediu de sair, exortando-o a ficar ali até que lhe dessem alta e sugerindo que tirasse umas férias, que ligasse para a corretora quando voltasse para casa e dissesse que ficaria umas semanas sem aparecer.

Ronaldo não tinha a menor intenção de tirar férias. Sua situação financeira não o permitia, e, ainda que o permitisse, dela não redundaria melhora alguma do seu ânimo, subjugado que estava por preocupações pecuniárias e pelo desejo de voltar a morar sozinho, de ter sua vida, de recuperar a independência, enfim. Contudo, à insistência de seu pai se jungiram ainda as exortações da mãe. Depois de quatro anos trabalhando ininterruptamente, decidiu aquiescer àquelas súplicas e se afastar da corretora por umas semanas.

Não quis viajar, pois não tinha dinheiro. "Eu tava duro", disse-me Ronaldo, e resolveu apenas descansar. Fez uma visita à serra, no sítio de uma tia, ao qual me convidara duas ou três vezes, e também passou uns dias em Piratininga, na casa dum primo. De resto, aproveitou para andar de bicicleta na Lagoa, jogar boliche, escalar a Pedra da Gávea, fruir coisas que o Rio tinha – será que ainda tem? — para oferecer. Também conheceu uma tal Noêmia, a mulher do vizinho que vivia no apartamento ao lado ("eu entrava escondido pela janela do quarto de empregada", revelou-me o sacana, mas só por três ou quatro vezes, antes que a coisa acabasse em escândalo no condomínio onde o pai morava). Tudo correu bem e Ronaldo acabou por estender as férias além do inicialmente previsto. Retornou ao trabalho e por alguns meses imaginou que a situação, se não havia melhorado, pelo menos se estabilizara. Foi amealhando o dinheiro que podia, com a expectativa de que progressivamente pudesse deslanchar outra vez. Tinha também a esperança de captar mais um ou dois clientes por indicação do tio. Aí, num domingo depois de uma semana particularmente feliz nas operações financeiras, decidiu fazer algo que raramente fazia: ir ao Maracanã.

Diferente de mim, que apenas assistia às finais de campeonato, Ronaldo tinha uma particular paixão por futebol, mas não lhe agradava ir aos estádios, o que aliás é compreensível. Eu mesmo só pisei em estádios no Rio muito de vez em quando. O problema não eram os estádios em si, embora só por eles a experiência de assistir a uma partida já se tornasse algo desagradável. Tome-se o Maracanã para exemplo. Não era apenas que o Maracanã fosse longe de casa e para visitá-lo eu precisasse programar-me e partir horas antes do início do jogo; não era apenas que os flanelinhas no entorno da arena praticassem os preços mais extorsivos da cidade e fossem especialmente agressivos ao receberem uma contraproposta aos seus achaques; não era apenas que as arquibancadas se encontrassem invariavelmente sujas e que o betão fosse tão duro e desconfortável a ponto de deixar minha coluna vertebral dolorida já bem antes do segundo tempo; não era apenas que os ambulantes vendessem cervejas quentes e cachorros-quentes frios, sem molho e com pão amassado – e mesmo assim disputados a tapas entre os torcedores. Esses motivos já bastariam para afastar do Maracanã – e de quaisquer arenas, na verdade – os mais fanáticos entre os fãs do futebol. Mas, a certa altura, com o crescimento das torcidas organizadas, os jogos passaram a representar um perigo mais grave, que eu soube evitar, renunciando aos estádios a certa altura da minha vida. Foi justamente naquele Flamengo e Vasco que Ronaldo veio a descobrir esse perigo, da pior forma possível.

Ele havia combinado de encontrar com Roberto, um amigo nosso que morava em Laranjeiras, às quatro e meia, portanto trinta minutos antes do jogo. O ponto de encontro era a estátua do Bellini, e ele o aguardaria lá, vestindo uma camisa verde. Contudo, Ronaldo não tinha carro e não queria pedir emprestado o de seu pai, então deliberou ir de autocarro. Como ele calculasse mal a duração da viagem, que acabou por demorar quase uma hora a mais do que o previsto, em razão do trânsito e da bagunça dentro do próprio autocarro, com flamenguistas a pular as roletas sem pagar o transporte ao trocador, a entrar pela porta de saída, a batucar nos bancos, a vociferar em uníssono os cânticos do clube, acabou por chegar no Bellini já depois do início do jogo. É claro que Roberto já lá não estava, certamente havia desistido de esperar. Agora Ronaldo teria de assistir ao jogo sozinho. Entrou correndo pela roleta da entrada e subiu a rampa em direção às arquibancadas.

Já na pré-adolescência, ainda menino, eu havia aprendido a me situar nas arquibancadas do Maracanã, por instrução dos meus amigos de rua, a maioria deles vascaínos como eu. A ordem era sentar afastado da Torcida Jovem, porque, na Torcida Jovem – diziam meus amigos –, só tinha gente perigosa que gostava de "arrumar encrenca". Ronaldo não dava importância àquele tipo de alerta, confiava na sorte, jamais havia testemunhado qualquer grande tumulto nos jogos a que assistira. Certa feita, fui com ele ao Maracanã, participamos de uma preparação da *Mancha Vascaína* a convite de um membro da torcida que trabalhava numa lanchonete da nossa rua e que era "diretor de bandeiras" da torcida. O que testemunhamos naquele dia, de fato, não confirmava a má fama daquelas agremiações. Nós chegamos ao Maracanã ao meio-dia, entramos de graça com credenciais concedidas pela administração do estádio e passamos a tarde inteira a limpar e hastear as bandeiras, a separar e testar os fogos de artifício, a encher balões de ar, enquanto batíamos bumbos e rufávamos caixas, cantando em coro, arrumando tudo, enfim, para que às cinco da tarde o show dos torcedores pudesse começar, junto com a partida. Tudo me pareceu extremamente pacífico e bem ordenado, e, embora aquela gente me parecesse excessivamente absorvida no futebol, e embora alguns me parecessem até mesmo idiotizados pelo futebol, nada houve que indiciasse a disposição de criar problemas. De qualquer maneira, fiz questão de escolher o lugar, com alguma distância da Torcida Jovem.

Naquele Flamengo e Vasco, porém, Ronaldo não pôde escolher o lugar. O jogo já havia começado, ele estava com pressa, não havia tempo de procurar a melhor seção e ângulo de visão na arena: entrou logo no primeiro corredor de acesso às arquibancadas, e, ao sentar no primeiro espaço disponível, deu-se conta de que estava a poucos metros da Torcida Jovem. Pior ainda, tinha-se aboletado na estreita faixa de torcedores que ficava entre a Torcida Jovem e a torcida adversária. Devo observar que naquela época o isolamento entre ambas as torcidas era bem mais precário do que hoje em dia, pois não só o espaço de separação era bem mais exíguo, como o número de policiais que o guardavam era irrisório.

A partida começou pontualmente às cinco da tarde, contou-me Ronaldo; o sol ainda ardia na pele e a agitação no estádio era contagiosa. O Vasco fizera 1x0 já no segundo minuto. Deviam-se ouvir – imagino eu – os costumeiros brados e cânticos por todos os lados, vulcanizando ondas sonoras que vibram dolorosamente os tímpanos, percussões ecoando, acompanhadas do bater de palmas sincrônico e ritmado, fogos espoucando, cornetas trombeteando, nuvens de papel picado lantejoulando a visão do gramado, aquela coisa toda que conheci do Maracanã. Nas arquibancadas as pessoas se acotovelavam, forçando por onde achar um espaço vazio, e, lá embaixo, no poço, os espectadores se apinhavam por toda a largura do anel, como sardinhas em lata. Mesmo nas cadeiras especiais não se divisavam senão poucos assentos vazios. O Flamengo faz 1x1 aos quarenta minutos. O placar informativo ainda não anunciara as estatísticas, mas os rumores prenunciavam a presença de mais de noventa mil pagantes. Era uma semifinal, jogo crucial do campeonato brasileiro.

O Flamengo faz 2x1 aos cinco minutos do segundo tempo. Ronaldo sente que os ânimos no seu raio de alcance se entrevam rapidamente. Pessoas bradando com raiva, berrando impropérios contra o juiz, lamentando contratações de jogadores, cobrindo as faces com as mãos, crianças segurando os braços de seus pais, chorando copiosamente, mulheres encolhidas nos bancos, silenciosas e contritas. O Flamengo faz 3x1 aos trinta e oito do segundo tempo. Fogos de artifício, comprados para a vitória, explodem por raiva e desespero dos vascaínos com a derrota iminente (Ronaldo me contou de sua tática para se aliviar da raiva, mijando dentro de um saco plástico e o lançando em direção à torcida adversária apinhada na geral). Os uivos da corrimaça atingiam decibéis inauditos. Do outro lado da faixa de segurança que separava as torcidas, viam-se centenas de membros da Raça Rubro-Negra, apinhados na fronteira, de cima até embaixo nas arquibancadas, acenando insistentemente com provocações, chistes, palavrões. Alguns poucos policiais acuados guardavam sentinela. Àquela altura, Ronaldo pensou em se levantar e mudar de lugar, atendendo às antigas advertências. Porém, seria muito difícil e incômodo singrar através do público e voltar até o anel de circulação para reganhar as arquibancadas em outro ponto. Ronaldo perderia mais alguns minutos de partida, que de resto já estava por acabar. Ficou lá mesmo.

Até que o inimaginável aconteceu: por uma falta claramente fora da área o juiz marcou pênalti aos quarenta e quatro minutos. Flamengo faz 4x1 justo antes do apito final.

Neste momento, a massa se movimentou. "Foi um *tsunami*", disse-me Ronaldo, tudo muito rápido, ele não pôde sequer pensar em fugir. Olhou para o lado da Torcida Jovem. Uma vaga de torcedores destrambelhados se projetava em fúria de tropelia em direção à torcida rival – ou seja, na sua direção – por cima e por baixo nas arquibancadas, com os punhos cerrados, brandindo morteiros, carregando paus, urrando, praguejando, trombando indiscriminadamente com as pessoas à frente, que se viam sitiadas, ante o bloqueio dos corredores de escoamento. Do lado adversário, a mesma cena: era a Raça Rubro-Negra que se apresentava para o combate, com seus batalhões bem avançados sobre a faixa de segurança, onde não se viam senão alguns poucos policiais, impotentes, acuados, incapazes de impedir o entrechoque dos inimigos. Já na fronteira, a choldra dos encrenqueiros se havia convertido em franca pancadaria, grotesca refrega de caceteiros descamisados, que batiam e se debatiam em socos e chutes. As frentes de combate não obedeciam aparentemente a comandos unificados, mas havia algum método nas investidas de ambos os lados, como se o ódio impusesse às coletividades a sua norma e a sua ordem, uma organicidade diabólica, de dança marcial, de ritual xavante de guerreiros impelidos à conquista de território, mobilizados na sede rábica de sangue do inimigo, dementes, viscerais, votados à morte. Hordas de flamenguistas surgiam do anel superior e desciam, já agora pela projeção do campo vascaíno, numa raide surpresa, acometendo em carga cerrada pelos bancos, através dos grupos de espectadores indefesos e estupefatos que se atiravam em desespero uns contra os outros, buscando guarida na indistinção dos corpos humanos ao redor, na tentativa de esquivar-se dos golpes desfechados pelos valentões. Alguns peões rubro-negros seguravam hastes de bandeiras nas mãos como espadas, e vibravam pauladas nas cabeças dos inimigos. Pela margem inferior das arquibancadas, junto ao gradil de proteção coberto de faixas, eram os contingentes do Vasco a forcejar através do domínio flamenguista, Torcida Jovem à frente, impingindo às tropas da Raça Rubro-Negra ali arregimentadas, bem como aos incautos que se não tinham apercebido da investida a tempo, uma contrabateria massacrante de murros, rasteiras e voadoras. O movimento geral naquele perímetro devia lembrar – eu bem posso imaginar – uma ciranda infernal, um redemoinho dantesco, em que a frustração e o malogro, agrumulados nos mondongos da cidade, desencadeavam um arranco de barbárie e de estultícia, catalisado pela ira e pelo despeito.

De repente, Ronaldo sentiu um violento golpe nas pernas, rasteiro, desferido por um torcedor que vinha de trás. Imediatamente, caiu de costas, com uma dor excruciante no fêmur. Ficou ali uns minutos, em meio à confusão, que só então se foi debelando após a chegada do batalhão de choque. Deitaram-no em uma maca, enfiaram-no dentro duma ambulância, onde dois paramédicos providenciaram um curativo para lhe estancar o sangue na perna, enquanto lhe faziam perguntas sobre o estado de saúde. Levaram-no ao pronto-socorro, onde trataram a fratura e verificaram o resto dos sinais vitais, a pressão sanguínea, as batidas cardíacas, a visão, a audição. Deram-lhe alta, com ordem de repousar a perna e retornar dentro de duas semanas para trocar o gesso.

Voltou para casa e passou os dias deitado no quarto, escutando álbuns de MPB, brincando com seu *beagle*. Tais amenidades não puderam desanuviar pensamentos de desistência, disse-me Ronaldo. Sua cabeça se inundou de planos para alguma mudança radical. Entregou-se a elucubrações sobre suas últimas desventuras e sentiu que lhe crescia no íntimo a revolta, uma raiva profunda contra tudo e contra todos. Mas tentou esquecer aquilo, não tinha meios de fazer algo a respeito. Deliberou jamais pisar de novo no Maracanã, em São Januário e no Caio Martins. A ideia de uma incursão a qualquer arena desportiva, se antes lhe soava uma chateação, agora se lhe afigurava uma insanidade.

Retornou ao trabalho, apesar de àquela altura achar que deveria tirar mais umas férias. Já ao se vestir pela manhã, contou-me, sentia-se cansado, exausto de tantas decepções, atormentado por essa "energia ruim" que parecia ter-se instalado na cidade. Mas ele precisava seguir normal com a vida.

Algumas semanas depois do último incidente, as circunstâncias o haviam induzido a acreditar que não seria fácil recuperar a saúde financeira de outrora. Conseguiu até um novo cliente, também com ajuda do tal tio, e começou a procurar um apartamento para alugar, fez um empréstimo, comprou um carro usado. Mas o mercado estava tremendamente instável, os investidores graúdos movimentavam-se com agressividade, e Ronaldo perdia seguidamente os lances mais favoráveis para arrematar lucros maiores. Na hora do almoço, dirigia-se a um restaurante na rua da Carioca, pois desistira de caminhar pela rua Uruguaiana através dos camelôs. "Eu não queria mais ver camelô nem se fosse a minha mãe", contou-me, e para isso construiu um mapa na memória, com os percursos livres ou bem afastados de qualquer chapéu de sol – o que o forçava, às vezes, a caminhar em pleno asfalto. Passou a vagar pelo centro em trajetos tortuosos, e sempre tenso, paranoico, lançando olhadelas para trás e para os lados, atento aos apitos dos ambulantes, que sinalizavam a aproximação dos guardas municipais, os quais, por sua vez, costumavam surgir por andainas, em fileiras de dez ou quinze, na tentativa de debelar da camelotagem endêmica as calçadas e praças do centro. Um esforço ineficaz da Prefeitura, penso eu, ante a imensa dificuldade de impor ordem àquilo que já se integrou à ordem urbana há tanto tempo.

Os meses se passaram, Ronaldo foi levando a vida. Havia a família, o seu cão *beagle*, seus discos de MPB. E havia, claro, a praia de Ipanema. O Rio tinha essa vantagem, pelo menos eu sempre o quis crer: por mais que estivéssemos chateados e cheio de aporrinhações, o sol sairia colosso e impávido para lembrar-nos de que levar a vida ainda valia a pena. O sol e também a vista da natureza frondosa, despudorada, quase fescenina. Se as crenças holísticas tinham sentido, então ei-las comprovadas no espírito do carioca. Nota-se-lhe a alegria que resulta de ter nascido e crescido naquele cálido ninho entre o mar e a floresta.

Foi num domingo que Ronaldo então decidiu ir à praia. Na realidade, ele nunca gostara muito de ir à praia, o que, aliás, era o meu caso também. Em regra, quando eu sentia necessidade de luz e ar fresco, eu dava uma volta pelo calçadão, bem cedo, acompanhado apenas das gaivotas a planar sobre as ondas no terral do amanhecer. Raramente eu me dispunha a ficar na areia propriamente dita. Não bastasse o engarrafamento enfrentado por todos os que já a partir das dez da manhã se propusessem ir à praia e não morassem em Ipanema e adjacências, e o fato de que, em chegando na freguesia, eu tivesse de dirigir pelas ruas durante quinze, vinte minutos, à procura de uma vaga onde estacionar o carro; não bastasse ser impossível nos fins de semana ensolarados sentar na faixa de areia próximo à orla, de tão apinhada que ficava, e que, calhando de achar um lugar confortável à beira do mar, eu arriscasse ser alvejado por bolas de frescobol disparadas por desportistas negligentes e descorteses; e que os vendedores dos quiosques formassem um cartel e cobrassem todos o mesmo absurdo por um picolé ou por um sandes natural; e que, estando longe a época dos tatuís de areia – doce lembrança da minha infância – eu temesse pegar alguma doença grave ao entrar n'água, invadida de tempos em tempos por línguas quilométricas de poluição provenientes dos emissários submarinos. Tudo isso já viria de molde a desmotivar os mais empolgados entre os banhistas cariocas. Mas, a certa altura, frequentar a praia de Ipanema passou a representar um risco ainda mais hediondo que eu nunca me dispus a correr. Mas, naquele domingo, Ronaldo haveria de descobri-lo pessoalmente e sofrê-lo na própria pele.

Ele havia acordado de bom humor, disse-me, olhou pela janela do quarto e viu aquela vista encantadora, que eu e você bem conhecemos, das matas densas a cobrir o anel inferior das encostas graníticas do Corcovado, íngremes, ribançadas, com seus cabedelos iluminados por raios solares. Imediatamente lhe ocorreu tomar um banho de mar. Considerou os pontos onde pudesse ter mais espaço e mais tranquilidade. Eliminou desde logo o Posto 9, onde não teria nem um nem outro, e ainda haveria de suportar a presença dos malucos-beleza, e, ao final da tarde – na remota hipótese de que conseguisse ficar por tanto tempo –, o bate-palmas dos *Hare Krishnas* a prestar culto à divindade heliocêntrica. Excluiu também o trecho na frente do *Cap Ferrat*, onde seria o único joão-ninguém no meio das celebridades, no meio dos *playboys* surfistas com bermudas de *black trunks* e das patricinhas sentadas como sultanas em suas cangas esplendorosas, no meio de toda aquela *geração saúde* malhada e sarada. Ponderou um instante sobre a alternativa do *Caesar Park*, mas logo abandonou a ideia: lá teria espaço e tranquilidade, mas seria o espaço e a tranquilidade oficiosamente reservados aos gringos, onde entraria como invasor e só permaneceria em regime de tolerância vigiada, em meio àqueles branquelos empastelados com *Sundown* de 50. Descartou ainda o Posto 10, onde poderia encontrar membros da família que moravam na rua Aníbal de Mendonça (parentes a quem ele devia algum dinheiro, que não pretendia devolver tão cedo, e nem poderia naquele momento, dada sua situação financeira instável).

Deliberou parar o carro na proximidade da praça General Osório e acessar a praia na altura da rua Teixeira de Melo, um ponto neutro, despercebido da alta sociedade, perdido entre o Arpoador e o restante da orla. Ali ele teria a praia como desejava, para desfrutar não apenas da sua essência – a proximidade do mar –, mas também de aprazíveis acidentes: o ar puro, a areia limpa, a doçura de uma água de coco, sentado numa cadeirinha confortável sob a sombra duma ampla barraca.

Já dentro de Ipanema, como não houvesse vaga próxima à praça, foi procurá-la nas ruas mais afastadas ("Estacionei com as quatro rodas em cima da calçada", disse-me, a vários quarteirões da orla). Um flanelinha apareceu do nada – eles se materializavam do éter, eu sei bem disso – cobrando vinte pratas pela vigilância. Ronaldo ofereceu umas moedas que carregava no bolso, que o extorsionário lançou bruscamente de volta para dentro do carro, rosnando algum protesto ininteligível. Ronaldo se irritou com aquela agressão. ("Guardei a cara do mulambo, depois voltei lá pra descontar", disse-me. Ele não levava desaforo para casa). Trancou a porta e seguiu em direção à praia.

Ao chegar no calçadão em frente à rua Teixeira de Melo, confirmou-se-lhe o temor: a praia estava lotada. O que não me surpreende. Ridículo achar que seria diferente. A praia no Rio tinha deixado de significar tranquilidade havia tempos. Com a crise econômica prolongada por que passava a cidade, a praia tornara-se o destino inescapável dos cariocas, todos sem dinheiro, numa pindaíba humilhante. E ressentidos das conquistas econômicas dos paulistas, o ato de ir à praia transmutara-se em gesto de vingança contra os vizinhos. E também havia a descarga da concupiscência. O sexo dissolve e alivia, expelindo as energias negativas. Eu me lembro do dia – muitos anos atrás – em que estávamos eu, Ronaldo e o Lauro na praia, éramos pré-adolescentes ainda, e Ronaldo avistou o que não duvido fosse a primeira mulher a passar em Ipanema com um fio-dental. Ele saiu correndo, esbaforido, aos tropeços pela areia, e eu atrás sem saber exatamente o que ele procurava ou perseguia. Quando percebi ao longe a beldade a desfilar o corpo de linhas voluptuosas – não era hipertrofiada e *definida* como as de hoje –, pernas de um moreno-jambo impecável, nádegas refulgentes de óleo bronzeador, marchando na beira do mar naquele microbiquini amarelo, eu compreendi o frenesi.

Vendo que seria impossível obter um lugar melhor, Ronaldo sentou-se na areia quente, no trecho entre as quadras de vôlei e os quiosques. Fincou a barraca, passou um protetor solar nas pernas, peito e braços, sacou os jornais da mochila, recostou-se na cadeira para apreciar o visual.

As expectativas de Ronaldo para aquele domingo sofreram então mais um abalo, pois o panorama que se abria adiante não era alvissareiro. Havia um grupo de jovens à esquerda, eram em torno de quinze, alguns já marmanjos, outros mais garotos, todos de parca constituição, ossudos e escaveirados. Estavam agitados, arredios, conversavam com gestos agressivos das mãos, fumavam, bebiam latinhas de Malt 90. Ostentavam nos olhares uma procacidade ostensiva, aquela insolência irremissível da malandragem local. Dois se haviam engalfinhado numa briga de socos fingida, mas que se parecia em tudo com uma refrega verdadeira. Outro pelintra, que mantinha no ombro um aparelho de som, ligado no volume máximo, acrescentava à visualidade belicosa da quadrilha a batucada de uma música *funk*, que inspirava aos companheiros uma dança de gingados ofídicos e que abafava – posso imaginar – o trestalo das ondas ao quebrar na areia.

Ronaldo lamentou que estivesse tão próximo daquela reunião nervosa. Levantou-se, girou a cadeira para o outro lado, sentou-se novamente. Reparou na sujeira que cobria aquele entorno: grande quantidade de detritos – cascas de cocos, garrafinhas de vazias, copos e sacos plásticos, embalagens de biscoito Globo, jornais amassados – haviam sido juntados em monturos como se os lixeiros houvessem abandonado o trabalho pela metade.

Foi nesse momento que Ronaldo escutou um rumor súbito, vindo de trás, uma sonoridade esquisita que demorou a decodificar-se em seu cérebro. "Era som de gente correndo na areia aos gritos", disse-me ele. Esse atraso de percepção seria fatal. Quem corre na areia não faz barulho, exceto se gritar.

Ronaldo se virou e pôde então entender a cena com alguma clareza. Parecia o estouro duma boiada: os banhistas todos a se precipitar em carreira desenfreada para todos os lados, num salve-se-quem-puder, catando no caminho suas bolsas e mochilas, derrubando cadeiras e barracas, passando por cima de gente ainda deitada, buscando os espaços vazios da areia quente ou entrando a galopes trôpegos na água do mar. No centro da movimentação se podiam divisar, concentrados em três ou quatro núcleos, quadrilhas de pivetes deslocando-se em fileiras, num assalto coordenado: batiam, chutavam, aterrorizando as vítimas, arrancando-lhes com violência tudo o que pudessem. Era uma arruaça de mil-diabos, um indistinto tétrico de estocadas, coices, pinchos, em que não se diferençava os que davam dos que recebiam. À esquerda, o grupo dos putos que Ronaldo avistara momentos antes desaparecera, embora ainda se pudesse escutar o funk, ao longe e atenuado agora pelo som da gritaria. Poucos metros à sua frente, uma mãe espremia o resto de um creme rinse na cabeça da filha, atirava o frasco vazio na areia, massageava o cabelo da adolescente e tomava-lhe a mão na intenção de conduzi-la ao mar, quando foi separada violentamente dela por um senhor, que fugia do perigo em galopada, a mão na cintura segurando a capanga, seguido logo atrás de vários banhistas espavoridos. Um pouco afastada, uma sexagenária de maiô e touca se levantava, esticava os braços para frente e exercitava o reumatismo das suas juntas inferiores com uma série de rebolados e agachamentos, quando percebeu a explosão e quis dar meia-volta para se proteger da onda humana que se formara à sua frente. O marido, sentado embaixo da barraca, arrumava cervejas numa caixa de isopor, e, ao atinar com a turbamulta tombando na sua direção, levantou-se a muito custo, com órbitas esbugalhadas, gâmbias trêmulas de paúra, e tentou correr, abandonando as bebidas, barraca, cadeira, e todo o resto atrás. Ao lado do casal, duas crianças brincavam num buraco cavado na areia, ao lado da mãe que se deitara de bruços na canga, besuntada de óleo, quando foram surpreendidos os três pelo pisotear inclemente das pessoas que disparavam em carreira. Naquele instante, Ronaldo teve vontade de sair correndo em direção à areia quente, mas o grotesco de todo o panorama impôs às suas pernas uma paralisia invencível, e ele se quedou ali, tonto, a mirar o espetáculo, uma selvageria acicatada pelo ódio, em que explodiram os instintos mais primitivos, acesos nos ínvios subúrbios da metrópole, incendiando-se num coquetel de anarquismo e de vindita.

De repente, Ronaldo sentiu uma pancada nas costas. Caiu de bruços, a cara afundada na areia, sentindo a dor no lado direito do tórax. Aguardou imóvel, na esperança de que houvessem levado sua bolsa – o que de fato ocorreu – para não correr perigo de receber outro golpe. Ao girar de costas, entreviu alguns banhistas à sua volta, um deles se agachou e o ajudou a ficar de pé.

Passou o resto do fim de semana deitado, contou-me ele. Até que se sentia bem no seu quarto, com seus objetos à volta, os móveis, os discos na estante. Todavia, cresceu-lhe um ódio visceral a tudo que estivesse fora daquele quarto. Um ódio que principiava na sua própria família e se expandia, alcançando a vizinhança do condomínio, os quarteirões da freguesia, a cidade, o país inteiro. Enojavam-no todas aquelas pessoas. "Queria ficar no meu quarto até definhar e desaparecer da face da Terra", disse-me ele. Foi naquele momento que Ronaldo decidiu mudar-se para Lisboa. Ainda teve de permanecer no Rio por algum tempo, mas, afinal, conseguiu fazer a transição.

A nossa sorte foi que nos encontramos depois de tudo isso, numa época excepcional, quando eu já tinha dado um jeito em todos os meus documentos, e aqui em Portugal eu já estava bem aclimatado, sentindo-me um lisboeta nato. Estava começando a realizar meu sonho de fazer outra faculdade, arrumei um trabalho temporário na biblioteca da universidade para fazer algum dinheiro extra enquanto estudava. Nessa época, soube de uma vaga na cantina e avisei ao Ronaldo, que ficou trabalhando lá, encontrávamo-nos frequentemente. Logo depois consegui uma boa vaga no escritório de arquitetura.

Com o tempo, acabei perdendo o contato com Ronaldo, então não poderia te dar notícias recentes do gajo. Na última vez que nos falamos, ele me contou que estava trabalhando numa casa noturna e morando na Baixa com dois colegas, me ligou para saber se eu tinha o telefone de algum advogado criminalista em Lisboa, estava precisando resolver algum problema, mas não entrou em detalhes. Ele mencionou brevemente que estava pensando em tentar a vida em Milão, ele tinha algum conhecido morando lá, andava um pouco emburrado com as coisas aqui, achava que a Itália seria um lugar de melhores oportunidades. Não sei agora onde ele anda, alguma hora vou buscar notícias dele por via do irmão, que é amigo da minha ex-mulher. A bem da verdade, eu fui perdendo contato com toda a malta daquela época, até mesmo com o Nunes, também nosso velho conhecido dos tempos de colégio, que chegou a passar uma vez aqui por Lisboa. Tenho algumas boas histórias dele para contar, algum dia eu paro para escrever-lhe também.

E você? Da sua parte estou aguardando aquela visita prometida. É bom que venhas logo, pois tenho meditado sobre a possibilidade de voltar para o Brasil no ano que vem, aqui em Portugal tivemos uma crise bem ruim nesses últimos anos, e eu tenho sofrido com saudades da terra, da bagunça que a gente conhece. Acho que depois de tantos anos já basta desse meu exílio, minha carreira aqui já foi bastante enriquecedora, venci os desafios, e voltando ano que vem eu poderei abrir novas perspectivas para minha vida.

Gostei de saber da sua mãe, que bom que ela melhorou. Também fico feliz por sua resolução de contratar uma cuidadora pra ela, é a melhor maneira de você ficar tranquilo.

Mande notícias quando puder.

Abraço,

Carlos

ABALO SÍSMICO

No relógio da cabeceira finalmente se mostraram em segmentos oblíquos de LED vermelho os números 21:30, pelos quais Bruno aguardara com olhadelas intermitentes enquanto lia *A Carne*, deitado em sua cama. Hora de se arrumar e sair. Bruno pôs o marcador de página entre as folhas do romance e o jogou de lado, levantou-se e ligou o rádio, que tocava Wicked Game do Chris Isaac. Foi à geladeira da cozinha, retirou uma latinha de cerveja, demorou-se no paladar incomparável do primeiro gole. Bem sabem os jovens – e especialmente os enamorados – que os preparativos para a noite devem funcionar como uma prelibação da noite. O momento do *esquenta*, da *pré-night*, adquire entre a juventude foros de um ritual sagrado, cuja liturgia inclui música e substâncias capazes de alterar a consciência. Bruno entrou no banheiro, alisando com as mãos o maxilar. Abriu a gaveta de mantimentos, colheu a caixinha de Gillette, trocou a lâmina dupla do barbeador. Rasoirou-se lenta e meticulosamente, considerando pela undécima vez que era o momento de deixar crescer a barba. A um novo relacionamento convinha um novo visual, e Nicole não tinha nada contra homens barbudos – ela já o havia mencionado. Buscou no guarda-roupa a blusa preta com bolsos na altura do peito, mirou-se no espelho, lembrando-se da única informação que sua amiga Vanessa lhe havia fornecido sobre o programa da noite: "uma festa com gente descolada". Bruno não sabia o significado exato daquela gíria, mas na sua intuição tinha algo a ver com mente aberta e roupas diferentes. Voltou ao guarda-roupa, pegou a blusa azul de colarinho anos 1970, a única destoante da normalidade. De novo ao espelho. E ainda uma vez mais ao guarda-roupa. *Este cabideiro está precisando duma renovação*, pensou Bruno. Seu amigo Pietro vivia a dizer de algumas de suas camisas que "já sabiam andar de ônibus sozinhas". Certamente não seria o caso de tomar "um banho de loja", que isso era coisa de mulher. Mas não custava muito ir nalgum shopping center e adquirir duas ou três peças de reforço. Decidiu-se pela camisa verde de botões e mangas compridas. Testou duas calças cumpridas, recompôs o conjunto duas vezes com seus sapatos. Indo novamente à cozinha, destampou mais uma cerveja.

De manhã naquele dia Bruno havia acordado cedo e seguido a pé até a academia para fazer exercícios. Costumava encontrar nos aparelhos de musculação alguns amigos do bairro com quem ficava a conversar, revezando-se nos pesos. O papo aliviava um pouco a monotonia daquele ambiente.

De regresso, Bruno tomara um farto café da manhã e depois sentara-se na varanda para continuar a leitura de *A Carne*, pensando na indignação e no sentimento de afronta, nos sobrecenhos cerrados e nas carantonhas de nojo com que aquele livro fora recebido pelo público e pela crítica. Enleou-se pela nostalgia de uma época em que se podia ofender o pudor dos leitores e causar escândalo com a literatura. Pôs-se a ler imaginariamente pela primeira vez as obras malditas, as *Flores do Mal*, de Baudelaire, *Thérèse Raquin*, de Zola, *Madame Bovary*, de Flaubert, *O Crime do Padre Amaro*, de Eça, e concentrou-se no esforço de simular a cólera de uma senhora piedosa, o agravo de um pai de família, a repulsa de um bispo zeloso, o melindre de uma jovem dama da burguesia. Jamais conhecera tais emoções. No repertório de suas reações figuravam a tristeza, o riso, o constrangimento. Lembrava-se inclusive de algo próximo à libido que sentira quando, durante sua primeira – e única – viagem à Europa, com seus pais, entrou na *Galleria degli Ufizzi* e se colocou defronte à Vênus de Urbino. Havia algo naquela pose, no glabro ebúrneo daquela cútis, na fescenina audácia daquele olhar, e no lúbrico exalo daquele toque de mão, havia em tudo aquilo qualquer coisa que lhe suscetibilizava a fantasia. Mas indignação, ultraje, afronta, isso ele nunca havia experimentado ante uma obra de arte.

À tarde, Bruno fora visitar seus avós a pedido do pai. Jogou cartas com seu avô e se entreteve ao ouvir sua avó narrar o passado da família, salpicando com ditos espirituosos a reminiscência. Contou a maneira como Bruno, quando criança, brincava com os primos na fazenda em Três Rios: não era muito de polícia e ladrão, mas adorava os passeios a cavalo, nos quais montava sempre em sua sela preferida. E no salão de jogos ficava horas a se revezar entre as mesas de pingue-pongue, de totó e de sinuca. Embora não fosse o mais velho, oferecia-se para custodiar a chave do armário em que se guardavam raquetes, tacos, bolas. Distribuía-os pela manhã aos companheiros e ao sino do almoço os recolhia, trancava-os no armário do corredor, guardava a chave no estojo, dentro de sua mochila, e finalmente escondia a mochila na gaveta debaixo de sua cama. Sua avó lembrou do dia em que Bruno fora buscar a chave e viu que haviam subtraído os chocolates guardados em sua mochila. Bruno cismou que o furto fora obra do filho da empregada e gerou uma consternação geral na casa, até que um de seus primos se acusou, devolvendo apenas os papéis de embrulho das barras de chocolate rasgados e amassados.

Agora, noite iniciada, Bruno aprontava-se com entusiasmo. Aumentou o volume da música, desligou o ar-condicionado. Prendeu seu relógio no pulso, reconhecendo que aquele único cebolão seu já estava visivelmente avariado, e adicionou o item à sua lista mental de compras urgentes. Recolheu sua carteira, as chaves de casa, o maço de cigarros e as pastilhas de menta aos bolsos da calça, devolveu *A Carne* à mesa de cabeceira, arreglou com os lençóis da cama. Lembrou-se das unhas – não queria incorrer no mesmo vexame do primeiro encontro – e foi à escrivaninha para apará-las com o trim. Desligou o som, apagou as luzes do quarto, saiu à rua, entrou no carro e deu partida com destino ao Catete.

Durante o dia, a claridade não permitia que os transeuntes se enganassem a respeito do Catete, e custava a crer que outrora o bairro abrigasse a sede da presidência da República. Entretanto, ao anoitecer, a visualidade no local se demudava bastante. As fileiras de sobrados antigos, com suas sacadas iluminadas por bulbos elétricos, adquiriam certo charme; as pichações nas paredes se esmaeciam, e o próprio palácio-museu se transfigurava, ao se obliterarem da vista os traços mais evidentes da decrepitude. O volume de gente andando pela via principal fazia parecer dinâmico o comércio dos arredores. A presença de joaninhas chegando e partindo no entorno da delegacia podia causar a impressão de que a administração pública mantinha a ordem na localidade, desde que o observador ignorasse os semáforos cegos e as alfurjas de lixo junto aos postes. Os desatentos à mendicância e à pedincharia nas calçadas talvez supusessem tratar-se de um bairro próspero habitado por uma classe social afluente.

Ao descerem do ônibus em frente ao bar onde haveriam de começar a noite, os quatro amigos – Nicole, Fabrício, Vanessa e Pietro – entreviram Bruno em meio às pessoas que se apertavam na entrada do estabelecimento, à espera de uma mesa.

— Viu, Vanessa, tá lotado — disse Pietro. — Eu te falei pra gente chegar aqui antes das dez.

— Ah! Pra que ficar nesse bar? Vamos pra festa logo! — sugeriu Nicole, entre dois goles da sua garrafa de cerveja.

— São nem onze da noite ainda, gente, tá meio cedo — disse Vanessa. — Vocês nunca foram num balaco desses, começa tarde...

— Aliás, eu tô meio ressabiado com essa festa que você arrumou, Vanessa — atalhou Fabrício —, conta aí o que vai rolar.

— É num casarão abandonado que tá pra ser demolido — disse Vanessa, retirando da bolsa a filipeta e estendendo-a a Fabrício —, vai ter duas pistas e tequila dupla até meia-noite. Ah, e brechó e exposição de arte. É um evento meio misturado.

— Eu tinha ouvido falar nessa festa — disse Pietro —, acho que é organizada pelo Otacílio, amigo de um primo meu, vai ter um pessoal GLS, não é bem o tipo de festa...

— Hmmm, diz aqui que a música é *dance*, *trance* e *techno* — atalhou Fabrício, lendo a filipeta e retorcendo os lábios. — Não sei não, só vou porque não tem mais nada pra fazer hoje.

Empurrando e abrindo caminho com os ombros, Bruno escapuliu da pequena multidão que se comprimia à entrada do bar e veio ter com seus amigos:

— Galera, estou com nome na fila pruma mesa de seis — Bruno disse, olhando para Nicole —, mas acho que não tá valendo a pena esperar aqui.

— Também acho — disse Pietro. — Vamos logo pra festa. A casa deve ser logo ali, descendo o quarteirão.

Nicole avançou, cumprimentou Bruno com um estalinho nos lábios e postou-se a seu lado, fazendo-lhe alça no braço. Bruno sentiu o aroma do perfume primeiro. Era o mesmo que ela havia usado na primeira vez em que ficaram. Foi uma surpresa, pois nos encontros subsequentes ela havia usado outras fragrâncias, inclusive na noite do sábado anterior, quando ela dormiu na sua casa. Será que havia alguma lógica secreta naquela alternação? Bruno não descartou a hipótese de que Nicole estivesse emitindo algum tipo de código olfativo que ele devesse decifrar. Pensou no feitiço daquela perfumaria. Os aromas produziam o efeito da ubiquidade: borrifados na pele de Nicole, aderiam ao longo da noite à sua própria pele e prolongavam a companhia depois que ela se despedia.

Nicole vestia um vestido preto rendado, os cabelos em madeixas espiraladas e, no pescoço, um colar de contas prateadas. Bruno considerou a exuberância dos guarda-roupas femininos e retornou mentalmente a seu armário de puídos trapos, calculando que na próxima saída seria obrigado a repetir a camisa ou a calça, como já fizera no último encontro, se não desse um jeito de passar no Rio Sul.

— Eu acho que tá cedo — insistiu Vanessa —, não vai ter ninguém lá agora.

— Essa festa vai ser esquisita — disse Fabrício —, mas eu não tô botando muita fé nesse boteco aqui não, pra te falar a verdade.

— Pô, então vamo nessa — disse Nicole, sorrindo. — Entramos cedo e ficamos no bar tratando do mais importante.

— Vamo lá então — disse Pietro. — A gente chega ainda a tempo de pegar a promoção de tequila.

Ao dobrarem a esquina, seguiram adiante, escutando o som de "Love Vodoo", do Duran Duran, que reverberava desde o local da festa. Da calçada em frente não era possível enxergar a fachada do imóvel, que estava guardada por um muro estiolado, com pináculo coberto por telhas de cerâmica e cuja pintura branca, enegrecida de sujeira asfáltica, descascava-se aqui e ali em fendas que revelavam o cimento do emboço.

A fila de entrada não era pequena, mas andou rápido. Bruno e os amigos pagaram a entrada à moça do caixa, que atendia atrás duma mesinha ao lado do portão de madeira. Ao avançarem para o exíguo pátio frontal, depois de revistados pelo segurança, toparam com uma *doorwoman* espessamente maquiada, ostentando uma tiara dourada na testa, e que distribuía *glowsticks* aos entrantes. Notaram que o evento não estava tão vazio, contrariamente ao que haviam suposto. Nicole reparou nas roupas das mulheres, comentando com Fabrício:

— Essa gente caprichou no visual.

A Fabrício, algumas daquelas moças se afiguraram modelos num desfile de costureiro parisiense com pendor para o chocante. Uma delas, alta e magra, vestia calças semelhantes a bombachas, sobre as quais se prendia um cinto desproporcionalmente largo, que mais lembrava o de um campeão de boxe. Uma outra, trajando uma calça de vinil preta cingida por correntes e laços de couro, parecia saída duma sessão de sadomasoquismo.

Bruno sentiu uma mão a tocar-lhe o ombro. Girou o rosto. Era Xavier, colega da faculdade, saxofonista por *hobby* e apreciador do jazz.

— Baita surpresa te encontrar aqui, Xavier! — disse Bruno, cumprimentando-o com um abraço.

— Esse mundinho *clubber* não é mesmo o meu estilo — respondeu Xavier, passando os dedos das duas mãos nos cabelos —, mas um conhecido arrumou de eu entrar de graça e não tinha outra coisa boa pra fazer.

— Você não perde uma boquinha, né, Xavier!? — disse Pietro, também com um cumprimento.

— Vamo se falar por aí — disse Bruno, prosseguindo seu passo —, a gente vai só dar uma volta pra conhecer a casa.

Vanessa entreviu uma amiga no fundo do pátio, "gente, vou ali falar com a Milena!", e foi ao seu encontro, dizendo que já voltava. Fabrício convidou os demais a comprar bebidas. Bruno e Nicole o acompanharam, entrando pelo casarão adentro até acharem o bar, que ficava embaixo da escadaria. No corredor, cartazes com poesias escritas à mão, letras de música, desenhos coloridos com figurações psicodélicas, revestiam as paredes. Os alto-falantes que ocupavam as extremidades da pista de dança ao lado começaram a pulsar com "Cosmic Girl", do Jamiroquai.

— Quatro tequilas e quatro cervejas — pediu Fabrício ao balconista.

A improvisação do bar se evidenciava em todos os detalhes. O balcão consistia em uma porta de madeira branca sobreposta a dois latões pintados de amarelo, sobre a qual haviam fixado com durex uma folha A4 contendo o restrito cardápio dos drinks oferecidos. Não havia congeladores, as cervejas ficavam sob o gelo em isopores descobertos. Sobre a mesa de trabalho, potes cheios de limões inteiros, vasilhas de frutas picadas, saleiros, um saco de açúcar, um par de coqueteleiras, pilhas de copos e maços de canudos plásticos. Nas prateleiras que cobriam a parede traseira, montadas com estreitas ripas de compensado, enroladas aqui e ali com seções de *silvertape*, dispunham-se garrafas de Bacardi, José Cuervo, Seagers e Orloff, além de litros de batidas diversas. Dois litros de cachaça, mal perceptíveis no canto do mostruário, pareciam encabulados por sua impopularidade. Os rótulos de Jack Daniels e de Red Label fechavam a composição das ofertas visíveis.

Bruno pagou a rodada de tequila. Os copinhos foram dispostos em fileira. O *barman* manuseava a garrafa com um olhar *blasé*, como se estivesse a servir o néctar dos Serafins a porcos de ceva. Nicole mirava a transparência do líquido com lábios de salivação. Encostados com os cotovelos sobre a porta-balcão,

Fabrício e Pietro haviam tomado o momento para absorver a visualidade geral do ambiente. Ao voltarem seu olhar para o corredor, viram que uma das inscrições visíveis na parede reproduzia versos de "Girls Just Want to Have Fun". Fabrício gostava daquela música, assim como Pietro, que todavia se questionava sobre a futilidade crassa da mensagem. Considerou por um instante o abandono daqueles indivíduos a cruzar sua vista em diversas direções, bebidas à mão, sorrisos fixos nos lábios, olhares de entorpecimento. Supôs que o anseio por divertimento e socialização talvez integrasse a configuração genética do ser humano e que o comportamento natural da imensa maioria das pessoas tendia ao ócio, à vacuidade e à busca incessante de prazer. Apenas uma minoria conseguia escapar da frioleira, contra os próprios instintos inatos. Mas, por outro lado, Pietro prosseguia em seus pensamentos, que haveriam de estar fazendo todos eles para que não fossem tachados de vazios? A revolução? Os tempos da revolução passaram. Agora, o mundo *inteiro* estava permanentemente convulsionado pelo capitalismo voraz que devorava seus filhos e até seus netos ainda não nascidos. Uma sacudidela na bolsa de Jakarta ou uma oscilação nos mercados da Rússia podiam abalar a situação aqui no país. A informação voava a mil, a Internet revolvia tudo – desde a cultura popular até a política – nos quatro cantos do planeta em questão de poucos dias, o *bug* do milênio prometia levar tudo de volta à obscuridade dos séculos ágrafos. E os terremotos mortais – Pietro podia jurar que eles se haviam multiplicado nos últimos anos – completavam o quadro pré-apocalíptico da virada. Tudo se precipitava, todos se apressavam para alguma coisa, e até os restaurantes começavam com o negócio de comida a quilo, para que ninguém precisasse ser colhido pelo destino durante uma aprazível refeição. Revolução? Era só aguardar que as nações todas se revolucionariam por si mesmas inexoravelmente em direção a algum tipo de socialismo. Ou destruir-se-iam mutuamente numa guerra nuclear planetária, no pior dos casos. Pietro acreditava-se diferente daquela gente ali na festa apenas por pressentir, com muita segurança, o que elas não eram capazes de discernir. Mas, quanto ao resto, tinha como elas a mesma consciência da inanidade do anseio revolucionário. Não havia alternativa.

Fabrício voltou-se para o balcão, lambeu a pitada de sal entre o polegar e a falange, virou sua tequila e foi juntar-se à Vanessa na pista. Bruno e Nicole pegaram suas garrafas de cerveja e subiram as escadas para fazer um reconhecimento do segundo andar, cruzando com Vanessa, que descia:

— A música lá em cima tá demais! E a exposição de fotos tá bem legal, gente!

Chegaram a uma antessala ampla, de paredes laranjas, que certamente haviam sido pintadas exclusivamente para a festa, e nas quais se expunha uma coleção de fotografias em preto e branco. À direita, entrava-se num quarto, onde haviam instalado um brechó com cabides de roupas, *racks* com bolsas e sandálias, e artigos de moda expostos em uma pequena estante. Ao lado, havia ainda um outro cômodo, com paredes repletas de pôsteres, pufes espalhados pelo chão, e que rescendia fortemente a *cannabis*, apesar de não haver ninguém no recinto. À esquerda da antessala, passando através de uma porta, uma outra pista de dança se abria, iluminada por um estroboscópio. Espremido sobre sua mesa de trabalho a um canto do quadrado, o DJ pusera "Another Night" do Real McCoy. Da pista, podia-se passar através de um adito envidraçado a uma sacada, onde alguns outros, debruçados sobre o gradil, fumavam e conversavam, avistando o movimento na rua.

Vanessa foi até o balcão do bar, virou uma tequila, espremeu um limão entre os lábios, retorcendo uma carantonha dolorida, e foi dançar a música na pista, que havia atraído passantes e espectadores diversos. Notou que os alto-falantes distorciam o som, sem força de suportar o nível de amplificação aplicada pelo DJ. Uma moça com gel nos cabelos curtos, de feições andróginas, dançava à sua frente, vestida numa malha prateada, e fixava os olhos em Vanessa enquanto girava os braços sobre a cabeça. A ela, logo se juntou um rapaz magricela, calçando algo semelhante a tamancos, que se remexia desajeitadamente, como se evitasse um escorregão a cada batida da música. Enquanto observava as silhuetas, discerníveis contra a luz dos refletores, Vanessa percebeu a aproximação exagerada de um desconhecido atrás dela, que parecia nutrir a falsa impressão etílica do flerte. Vanessa não pretendia dar mole a homem algum naquela noite. Já fazia algum tempo se livrara da obrigação da paquera. Mas achou por bem não reclamar do mancebo, nem da saturação sonora, nem de coisa alguma. Seria pedir demais. Era preciso reconhecer o luxo de uma festa assim e o privilégio de poder curtir aquele som junto com tantas pessoas em comunhão. A bem da verdade, um privilégio triplo, já que historicamente se sobrepusera à possibilidade de dançar sozinha, sem um necessário acompanhamento masculino, e à própria possibilidade de dançar sem receber olhares suspeitos. Conhecendo o assunto por havê-lo estudado, Vanessa se chocava ao pensar que não ia tão longe no passado a época em que, dançando daquele modo, ela seria considerada a maluca no salão. Ou mesmo uma prostituta, como ocorrera nos idos do século XIX, quando se pretendeu enquadrar as expressões corporais na moldura estreita da moralidade burguesa. Quiseram acabar com a polca e até com a valsa! Isso para não falar da Idade Média, com toda sua profunda misoginia, quando se enxergava no corpo da mulher o quartel general do Diabo e em cada gesticulação feminina um espasmo de possessão satânica. Vanessa se questionou sobre o porquê de tanta opressão. Não compreendia o tolhimento de um direito tão singelo como o de se expressar, de se expandir, e – por que não? – de seduzir por meio dos movimentos, que comunicam tanto e que exprimem por vezes de modo mais inteligível e delicado aquilo que as palavras mal podem sugerir. *Não estou nem aí*, pensou. Estava ali para aproveitar a ocasião e a total liberdade de dançar como uma doida na pista.

Ao voltarem ambos para a antessala, Bruno encostou-se na balaustrada e abraçou Nicole. Sentiu o volume da bolsa que pendia do seu ombro e que decerto continha seu infalível casabeque, sempre à mão em caso de urgência. Sua namorada anterior também levava a peça de roupa a tiracolo, seja no inverno ou no verão, não fazia diferença. Bruno refletira sobre o fenômeno, concluindo que o sistema homeotérmico das mulheres devia ser menos eficaz que o dos homens, o que certamente resultava de uma epiderme mais sensível e delicada que a masculina. A Bruno aquela diferença se afigurava um encaixe perfeito. Nas aulas de biologia, ele aprendera que a pele é o maior órgão do corpo, mas somente após um namoro começou a discernir nela funções insondáveis pela ciência dos seres vivos.

Notou que Nicole se distraía com a exposição fotográfica. Bruno percorreu os olhos pelas fotos. Eram todas do mesmo tamanho, com largura de aproximadamente 30 cm, altura de 20 cm, emolduradas em branco *passe-partout*. A maioria pendurada nas paredes, algumas pendendo a meio palmo do teto por arames ligados a perfis de alumínio que o cruzavam de lado a lado.

Bruno deteve o olhar sobre uma das fotos, fixada em uma moldura mais estreita que as demais, a cerca de um metro e meio de distância de onde estavam. Imediatamente reconheceu que se tratava de uma silhueta feminina, em razão dos seios nus. A mulher tinha sido fotografada atrás de um vidro fosco e por isso ela aparecia apenas em seus contornos gerais, sem exibir detalhes do semblante. Contudo, algo de familiar o atraiu para aquela imagem.

Bruno largou a cintura de Nicole e se aproximou da fotografia para examiná-la de perto, supondo que a mistura da tequila com a cerveja lhe já houvesse prejudicado a visão. Mas da proximidade não exsurgiu qualquer traço suplementar. E a semelhança que ele percebera continuava lá, o que só agravou sua aflição.

— O que você viu nessa foto? — perguntou Nicole a Bruno, ao chegar por trás e abraçá-lo na cintura.

— Essa mulher se parece com você — respondeu Bruno, titubeante.

— Comigo?! Haha!

Nicole largou a cintura de Bruno e se aproximou para mirar de frente o enquadramento. Quedou-se um instante a esquadrinhá-lo. Recuou um passo, alisando o queixo. Riu-se por um instante ao perceber a perplexidade na face do companheiro. Uma nova música começou a tocar. "Being Boring", do Pet Shop Boys. Nicole saiu em disparada em direção à pista de dança, para onde outros acorriam igualmente pressurosos. Antes de adentrá-la, virou-se para Bruno rapidamente, fazendo-lhe um aceno de convite.

Bruno declinou. Encostou-se novamente na balaustrada, quebrantado, o olhar sempre fixo sobre a fotografia. Aquela ondulação dos cabelos, o torneamento dos ombros, o volteio dos seios, algo quase nítido nos lábios. Embora revelada em filme preto e branco, a imagem lhe dava agora a impressão de ter captado bem mais que a silhueta de sua namorada. Reproduzia-lhe o jeito de sorrir. Fazia-o enxergar até mesmo a tonalidade da pele.

Fabrício e Vanessa subiram ao segundo andar e avistaram Bruno. Fabrício estendeu-lhe uma garrafa de cerveja. Vanessa exultava com o repertório musical da festa:

— Gente, adorei ter vindo pra essa festa!

Bruno baixou o queixo, pensativo. Torceu o braço, olhou para o relógio. Estava na festa havia pouco mais de uma hora, entretanto sentia um cansaço nas pernas, como se houvesse dançado incessantemente até o acender das luzes. Em seu íntimo, a vontade já era de ir-se embora para uma chuveirada e cama. No entanto, deliberou permanecer mais um pouco, até que todos se embriagassem a ponto de não mais notarem sua ausência. O álcool possui essa capacidade de ensimesmar progressivamente as consciências. A essência do seu poder está na fuga que ele entrega a seus consumidores. Uma fuga provisória, de curtíssima duração, algumas poucas horas no máximo. Boêmios experimentados aproveitam-se dessa janela para desideratos diversos, e naquele momento a intenção de Bruno era partir dali sozinho e sem risco de o tacharem de estraga-prazeres. Ergueu a cabeça, com um olhar opaco:

— É... tá legalzinha.

A música nos alto-falantes da pista se interrompeu por uns segundos, por desatenção do DJ, e o vozerio das conversas pôde ser escutado com certa nitidez.

— Se essa casa vai ser demolida eu não sei — disse Fabrício —, mas tô com medo dela afundar hoje mesmo.

— E vai chegar mais gente ainda — respondeu Vanessa, em voz de cochicho e lábios de mímica, pressentindo olhares escandalizados à volta. De súbito, a música voltou a pulsar através dos alto-falantes, agora com mais amplificação. Vanessa fez uma cara de alívio.

Pietro se juntou ao grupo, segurando um copo meio cheio de batida de maracujá. Na sua camisa, que exibia uma estampa do cartaz de *Pulp Fiction*, uma mancha de molhado acusava o crescente aperto da multidão. A medida do sucesso absoluto de qualquer festa se alcança – do ponto de vista do empresário – quando não mais se pode percorrer o local sem ter de empurrar e ser empurrado pelo caminho. Do ponto de vista do organizador, esse sucesso é menos evidente, já que a circunstância indicia uma subestimação do espaço físico necessário ao trânsito confortável dos frequentadores. Do ponto de vista destes últimos, todavia, a superlotação pode decepcionar ou agradar, a depender da índole do folião. Há os que padecem de hafefobia e se afligem ao se verem espremidos entre ombros alheios; e há os que só permanecem no evento enquanto houver quem lhes retarde os passos. Pietro pertencia ao segundo grupo. O contentamento aureolava seu rosto anguloso. Mexia-se por espasmos das pernas ao som da música, enquanto girava o canudo no copo de batida.

— Você viu que a Maria Gabriela tá na festa? — perguntou Fabrício a Pietro, em tom provocador. Tratava-se duma amiga em comum da faculdade. Fabrício sabia da vidração de Pietro pela colega, com quem mantinha uma relação platônica.

— Não. Tá mesmo? Então hoje eu acho que vou faturar — respondeu Pietro, com a língua mordida num sorriso.

No ínterim, Vanessa foi à pista de dança e voltou abraçada a uma moça mais alta e robusta de compleição, com um sorriso estampado na face, que vestia uma meia-calça com ligas de alumínio e calçava coturnos. Nicole as seguia logo atrás.

— Pessoal, essa é a Raíssa, minha amiga de infância — disse Vanessa —, ela tá na organização da festa.

Ao escutar aquela notícia, Bruno se empertigou, levou a garrafa à boca e engoliu triplo volume de cerveja, enquanto olhava para as unhas cor de laranja nas mãos da moça. Coçou os cabelos, olhou para o lado, notando o crescente movimento acima e abaixo na escada. Talvez já fosse possível escapar despercebido de todos, bastando esquivar-se no momento certo.

— Oi, pessoal! — disse Raíssa, acenando com as mãos — Estão gostando da ferveção?

— Eu tô me a-ma-rrando — disse Pietro, visivelmente embriagado —, a cerveja tá *geladésima*.

— Geladésima?! — disse Fabrício, com facécia no olhar, motejando a fala forçada de seu colega.

— A festa tá animada mesmo — concorreu Xavier.

— Só o Bruno que não tá gostando — disse Nicole, com uma piscadela —, e tudo por causa daquela foto ali.

— Qual foto?! — perguntou Pietro, percorrendo as peças da exposição com os olhos. — Eu achei bacana essas fotos.

Vindo do andar térreo, pôde-se escutar o início duma nova música: "Material Girl", de Madonna. Vanessa reagiu imediatamente, "uhuuuuuu!", dando saltinhos, antes de correr escada abaixo. Os demais a seguiram, forçando o caminho ao longo do corredor. Buscaram um vácuo no canto da pista próximo às caixas de som e formaram uma roda. A temperatura ambiente se havia elevado. A música chiava nos alto-falantes com mais força, sem causar incômodo visível aos circundantes, que dançavam corveteando antebraços, nadando de *crawl*. Alguns mantinham os olhos fechados. O solipsismo alcoólico atinge o ápice quando o ébrio renuncia ao sentido da visão e passa a estetizar o momento unicamente através dos tímpanos.

Bruno se esgueirou para a direita. A custo, chegou ao balcão-porta do bar e comprou mais uma cerveja. Sorveu um gole, revirou-se, lançou um último olhar sobre o salão. Cruzou o corredor em direção à saída. Estacou por um momento. Retirou um cigarro do bolso, pediu fogo a um passante, deu uma tragada nervosa.

— Vai embora sem mim? — perguntou Nicole, ao surgir detrás do portão, no exato momento em que Bruno colocava um pé para fora da festa. Ele girou o pescoço, para ver de onde ela falava. Conheciam-se não havia muito tempo, mas Bruno já podia discernir quando a namorada falava sério, ainda que ela não dissesse nada. Entreolharam-se por um instante. Bruno buscou por palavras, mas sua inquietação o confundia. Nicole abriu a bolsa e sacou o casabeque, colocando-o sobre os ombros. Estendeu-lhe a mão, como quem perdoasse uma falta antes da confissão.

— Não tô passando bem — disse Bruno, e no mesmo ato questionou mentalmente suas próprias palavras, duvidando de que fossem mesmo mentirosas, o que lhe atenuou a má consciência de estar sendo miseravelmente infantil. Bebera mais do que a prudência recomendava naquelas breves horas de festa, e com rapidez anormal. Ou talvez fosse o estado de espírito, do qual depende em grande parte a regularidade das funções hepáticas. De todo modo, Bruno sentia algo que ainda não constituía o enjoo da temulência, mas que se acercava dele irreversivelmente. Quis falar:

"Vou chegar em casa e vomitar", mas a voz lhe feneceu na garganta: seria acrescer à puerilidade a grosseria.

— Aproveita a festa — disse Bruno, convicto, dando um passo à frente.

— Bruno, deixa de besteira — Nicole avançou rapidamente e segurou Bruno pelo braço.

O segurança na porta mirava curioso o casal, passantes esticavam os pescoços para observar a cena. Bruno sacudiu o braço abruptamente:

— ME LARGA!

Jogando a última carta na mesa, para fechar mais uma vitória, Fabrício se ergueu de súbito, afastando a cadeira com sua coxa grossa de samarrão, entrou no bar, foi até o balcão e pediu mais uma garrafa de cerveja. Sacou do bolso um maço de *Dallas*, puxou um cigarro e o acendeu com o isqueiro que pendia por um barbante na cabine do caixa. Voltou para a mesa com a garrafa dentro da camisola de isopor e a colocou junto das três já esvaziadas. Sentado à frente, Bruno estendeu o braço, retirou a tampa da camisola, derramou um pouco de cerveja no seu copo e sacou do seu maço um cigarro, acendendo-o na ponta do de Fabrício com uma sucção tão poderosa que lhe escavou as veias no pescoço.

Havia alguns minutos, Fabrício hesitava em entrar no tema da briga de namorados. Percebera a irritação de Bruno, o que aliás explicava as derrotas em série. O amigo permanecera cabisbaixo, calando todas as palavras na garganta, exceto por balbucios irritados à conversa que Fabrício propusera:

— Tá vendo essa rachadura começando ali na calçada, no outro lado da rua?

— Sim, que que tem a porra da rachadura? — perguntou Bruno, olhando para o longo percurso da fissura que se abria no pavimento à frente e que seguia através do acesso ao estacionamento da universidade.

— Você acha que é rachadura de sol, né?

— Ou de chuva. Nossos temporais de verão às vezes fazem esse tipo de estrago por aí.

Fabrício riu-se ante a inocência do amigo. Mas também seria esperar demais de um filhinho de papai da zona sul. Bruno podia ter mais facilidade com a interpretação de textos literários do que ele, Fabrício, tinha com os cálculos de Topometria, isso era demonstrável pelos C.R.s comparados de ambos. Mas, quando chegava a hora de interpretar as linhas do mundo real, seu amigo ficava aquém do mais rústico matuto do Sertão.

— Pois eu te digo: aquilo ali é um sismal.

— Sismal? — repetiu Bruno, tirando o cigarro da boca. — Que porra é essa?

Fabrício serviu-se da cerveja e trouxe o copo à boca, fitando o amigo.

— Você não é letrado? — disse, devolvendo o copo à mesa. — Deveria saber o que é um sismal.

— Tem a ver com abalo sísmico?

— Exatamente — disse Fabrício, com um sorriso —, é uma cicatriz deixada por um sismo.

— Tá, você e Pietro com essa teoria dos terremotos...

— Mas é verdade — atalhou Fabrício —, os terremotos estão acontecendo com muito mais intensidade em todo o mundo ultimamente, você estuda letras e só fica lendo romances, não consegue compreender as coisas mais sinistras a respeito do destino do nosso planeta.

Bruno ignorou a provocação do amigo. Prosseguiram com as partidas. Fabrício sacou da mochila um maço de canhotos da lotérica para terminar de preencher os números:

— O que você faria se ganhasse nessa Supersena acumulada, hein?

— Sei lá que porra eu faria — retrucou Bruno.

— Eu compraria uma casa no Novo Leblon, mandaria construir uma minissala de cinema, botaria TVs em todos os cômodos, até na cozinha, PABX nos banheiros. E teria um helicóptero estacionado pra quando eu quisesse ir pra Angra. E viajaria pros Estados Unidos na primeira classe pra ver a final da NBA de camarote, depois já pegava o Concorde pra Europa pra comer em todos os melhores restaurantes. Arrumaria uma gata na arquibancada do GP de Mônaco. Saca o romance? Ela de saia curta, olhando a corrida de binóculo, e eu só do ladinho, com óculos escuros, uma *viseira* na testa, camisa polo, uma cebola dum Rolex no pulso, falando no meu Motorola Elite, gastando onda. Voltaria pro Brasil de navio, pimpão, cabine superluxo, depois dum cruzeiro pelo Mediterrâneo. E aí pra deixar a garagem bonita eu comprava uma Merce...

— Nada mal pra quem se considera um socialista — interrompeu Bruno.

— Hah! Pode deixar que eu não ia esquecer dos amigos. Alugava um jatinho e levava a galera prum fim de semana no *Club Med*, cada um com uma suíte, café, almoço e jantar incluso, passeio de *jet ski*, festa com DJ à noite, tudo regado a vinho chileno e vodka importada, não pode ser milionário pão-duro, né...

— Se eu ganhasse esse prêmio eu proporia uma noite com a Valéria Balença por um milhão de dólares.

A amargura de Bruno ressumava em cada palavra. E a cerveja devia ter piorado seu ânimo. *Ah, nem vou entrar nesse assunto*, pensou Fabrício. Não queria falar de relacionamentos. Quem precisa de consolo é fruta. Homem que é homem não choraminga por causa de namorico, segura a tranqueira e resolve sozinho. Mas agora, repensando, o caso o intrigava, pois a hipótese era absurda. Embaralhou estrepitosamente o deque de cartas. Tirou o cigarro da boca:

— Mas por que vocês brigaram? Só por causa daquela foto? Quando Vanessa me falou isso ontem eu não acreditei, cara. Pedi pra ela explicar direito mas ela não queria falar muito no assunto.

— Não era *só* uma foto — asseverou Bruno —, era uma foto sensual, indecente.

— Mas de onde você tirou que era a Nicole?! — retrucou Fabrício, irritado de ter que fazer pergunta tão óbvia. — Eu lembro da imagem, não dava pra ver porra nenhuma da mulher!

Bruno recostou-se na cadeira, com o cigarro entre os dedos, fitando o amigo com uma expressão de desconsolo. Viu-se encurralado numa situação algo patética. Uma briga motivada por uma fotografia em preto e branco, a figura feminina distorcida, captada através dum vidro fosco. Exposta numa festa, entre duas dezenas de outras fotos. Não podia soar plausível para alguém como Fabrício e, na verdade, para qualquer pessoa. Contudo, Bruno não lograva desvencilhar-se dos pensamentos que o reconduziam intermitentemente ao fato e às circunstâncias, às conexões, às coincidências.

— Foi a Nicole que pilhou a gente de ir praquela festa — disse Bruno.

— Que viagem! Foi ideia da Vanessa! — exclamou Fabrício, com as mãos nas têmporas. — A gente não tinha outra coisa pra fazer, eu até ficaria naquele boteco, mas todo mundo quis ir pra festa.

Bruno fitou o fundo do copo de cerveja vazio. As palavras de Fabrício ecoavam razoabilidade, todavia não faziam senão afundar Bruno ainda mais na psicastenia que o acometera nos últimos três dias. Questionou se sua expectativa, no fundo, era que o amigo o confirmasse na sua suposição. Mas, neste caso, que atitude tomaria? Terminaria de vez o namoro? Largou o copo sobre a mesa, buscou no bolso o telefone celular para verificar se alguém havia ligado, mas a bateria havia acabado. Reconheceu que ele próprio estava ficando sem energia com aquela chateação.

— Nicole conhece a organizadora da festa, a tal da Raíssa.

— Porra! Isso não quer dizer nada! — esbravejou Fabrício, colocando o copo de cerveja na mesa. — Esse tipo de festa tem sempre mil organizadores! É que nem sarau de colégio. O Pietro conhece alguém que também tava na organização, você pode pegar o telefone dele e perguntar se o fotógrafo por acaso tirou alguma foto da Nicole.

— Ah, não vou ficar dando uma de detetive — disse Bruno, dando um último trago no cigarro —, eu sei que isso tudo é viagem minha...

— Viagem total!

Fabrício recolheu as cartas e as guardou na caixinha de plástico. O garçom do bar veio até a mesa e retirou as garrafas vazias da mesa, perguntando se queriam mais uma cerveja. Fabrício gesticulou um não com o dedo.

— Cara, vamo embora, depois a gente termina esse papo — disse Bruno, colhendo a mochila e alçando-a nos ombros. — Já tá tarde, e eu preciso deixar meu computador, que quebrou, na loja pra consertar.

— Eu vou correr na lotérica pra fazer essa fezinha. Se eu ganhar, eu compro um PC novinho pra você.

A *Verde Gaia* era uma pequena loja de produtos naturais, localizada no fundo da galeria que ficava a dois quarteirões da universidade. As três mesas, com uma cadeira de cada lado, preenchiam praticamente todo o exíguo espaço não ocupado pelas estantes de mercadorias e pelo mostruário de salgadinhos, que também servia de balcão do caixa. Vanessa sentara-se numa das mesas para almoçar, antes de partir para o curso de italiano. Nas outras duas mesas, estudantes também faziam sua refeição. As opções do dia: a) carne de soja com arroz integral e *mousse* de beterrabas; b) salada de folhas com quiche de brócolis. A princípio, Vanessa inclinou-se pela salada. Vegetais ajudam no peristaltismo, favorecem o sono. Dormira menos que de costume nos últimos dias. Entretanto, considerou a outra opção, calculando ser mais nutritiva, calórica. Precisava alimentar-se bem, caso contrário já sentiria fome no meio da aula. Reclinou-se no encosto, pensando naquela irresolução, admitindo que não era a única a molestá-la. Quando se está em dúvida sobre algo sério, as outras decisões a tomar, por mais prosaicas que sejam, também são afetadas. Acenou para a balconista, que veio à sua mesa:

— Hoje você escolhe a comida por mim, Noemi — disse-lhe Vanessa, com um sorriso forçado.

Bruno vinha pelo corredor da galeria em direção ao cabelereiro, quando, através do vidro transparente da *Verde Gaia*, avistou Vanessa debruçada sobre um prato de comida. Prosseguiu no seu caminho, sem fazer-se notar. Alguns passos adiante, no entanto, reconsiderou seu rumo, dando meia-volta. Já se haviam passado cinco dias da festa e o assunto da foto não cessara de o assombrar. Acordara no meio da noite, quedando-se insone por horas, perdera o horário da faculdade duas vezes seguidas, não fora jogar o futebol semanal com seus antigos amigos do colegial. Talvez, conversando com Vanessa, ele achasse o caminho de escapar daquela abulia.

— Posso me sentar? — disse Bruno, retirando a mochila das costas e puxando a cadeira.

— Ué? Você por aqui? — respondeu Vanessa, em tom dissaboroso. — Você gosta da comida da Noemi?

— Eu não vou comer, estava indo ali no cabelereiro.

— Ah, tá. Eu já passei dessa fase — disse Vanessa, com um gesto amuado.

Bruno hesitava sobre o modo de abordar o assunto. Fitou o cabelo da colega, curtíssimo, espetado aqui e ali, sem uniformidade. Passara a cortar o próprio cabelo? Não fazia muito tempo ainda ostentava mechas onduladas pouco abaixo dos ombros, como as de Nicole. *Mulheres têm essa mania*, pensou Bruno. Um dia acordam de manhã, miram-se no espelho, e resolvem revolucionar o visual. A Bruno, que mantivera o mesmo corte a vida toda, a mesma direção de penteado, e que por semanas se debatia sobre crescer uma barba, aqueles arroubos se afiguravam coisa de alienígenas.

— Tem falado com a Nicole? — perguntou Bruno, olhando para o prato de Vanessa.

— Ela tá puta contigo.

— Eu passei mal com aquela tequila batizada...

— Não tem graça — atalhou Vanessa, largando o garfo no prato, para gesticular com as duas mãos. — Qual o problema com a foto? Era uma foto artística! Se era a Nicole ou não era, que diferença faz?

Bruno recostou-se na cadeira, que, no aperto do espaço, friccionou a outra cadeira às suas costas. *Cada um tem seus problemas*, pensou. Mas aquele de que tratavam não era lá tão idiossincrático. Qual a dificuldade de entender o seu lado? Será que Vanessa se colocou em seu lugar? O lado dela ele bem compreendia. Ela estava defendendo a amiga, sugerindo por acréscimo de argumento o enfoque artístico, a indiferença quanto à pessoa fotografada. *Não era quem você achou que era, mas, mesmo que fosse, você não tinha razão de ficar chateado*. Bruno passeou os olhos pelas mercadorias expostas nas estantes. Pacotes de granola, de cereais, biscoitos de arroz, saquitéis de sementes diversas, mel, açúcar mascavo. Riu-se ao pensar por um instante que todos aqueles *produtos naturais* se podiam comprar em versões mais saborosas no supermercado.

— Você tá rindo, parece até que você não entendeu — disse Vanessa, retomando a refeição.

— Rindo não... eu tava olhando esses paco...

— Você foi machista e grosseiro! — interrompeu Vanessa, antes de trazer o garfo à boca.

Machista? Grosseiro, talvez. *Provavelmente*, pensou Bruno. Mas onde o machismo? Sentiu um ligeiro solavanco atrás de si. Era a cadeira do sujeito sentado às suas costas, que se levantava. Bruno segurou seu assento para aproximar-se ainda uns centímetros da mesa e acabou por balançá-la bruscamente, fazendo cair no chão a faca que jazia no prato de Vanessa. Bruno pediu um novo talher à balconista. Reconheceu a inconveniência da sua presença naquele almoço. Independente do motivo – fosse a solidariedade a Nicole, fosse alguma outra razão insondável – estava claro que Vanessa não queria conversar. Bruno já pressentia o momento em que ela explodiria com um "sai daqui!" vexaminoso. Apressou-se a evitar o papelão:

— Bom, tá na minha hora do cabelereiro — disse Bruno, olhando no relógio de pulso —, outra hora a gente conversa.

— Vai lá então — disse Vanessa, pegando a faca que a balconista lhe viera entregar. — Saiba que eu tentei aliviar o seu lado, mas tá complicado.

Pietro chegou na casa de Xavier duas horas após o horário combinado para o churrasco e passou em revista as travessas de arroz, farofa, salada de batata e molho à campanha dispostas sobre a mesa. Quase cedeu à tentação de fazer um prato vegetariano para cumprir o dever da nutrição diária, mas conteve-se, preferindo guardar o apetite para o principal, que não tardou a se materializar: as primeiras carnes logo começaram a sair da grelha. O principal, na realidade, tinha sido o filme que assistira no cinema com Maria Gabriela na noite anterior. Depois da sessão, levou-a para jogar dardos e beber uma cerveja no Big Ben. Deixou-a no portão de casa e foi a pé para a sua, alimentando a esperança de atar-se naquele amor finalmente correspondido. Acordara tarde, após sonhar com uma viagem de nave espacial transplanetária, e não se erguera da cama sequer para um café preto. Leu o jornal da véspera, zapeou pelos canais de TV, fez alguns exercícios de xadrez, tudo que estava ao alcance das mãos enquanto jazia sob os lençóis. Qualquer programa naquele dia seria um luxo, uma excrescência mesmo. Por ele, encostaria a cabeça no travesseiro e dormiria dias inteiros até o próximo encontro com a moça. Todavia, resolveu-se ao cabo de muita hesitação a vir à casa de Xavier comer uma carninha na brasa.

Bruno escutou Pietro narrar seu encontro enquanto se havia com um naco de picanha malpassada. Não gostava de ver sangue em comida. Quando ainda vivo, seu avô, que era português, mandava servir morcelas nos almoços de família. Bruno suou frio na primeira e única vez em que ingeriu um pedaço da iguaria, quase sem mastigação, sentindo um violento engulho, apenas neutralizado com ajuda dum copo inteiro de guaraná. Agora, na casa de Xavier, Bruno fazia uma concessão, pois a fome suplantava a repulsa, tal como suplantava nos outros comensais a paciência de aguardar o tempo correto de assamento.

Fabrício voltou à mesa, colocando ao centro dela para compartilhamento uma travessa com linguiças fatiadas e drumetes de frango. Encheu de cerveja o copo de plástico.

— Pô, Pietro, vocês foram assistir aquela história romantiquinha? — disse, colhendo um faneco de linguiça com a mão e colocando em seu prato plástico.

— Não tinha muita opção — ponderou Pietro, espetando o garfo num drumete.

Bruno fitou o resto de gordura em seu prato. Ao fundo, por baixo do vozerio, uma música de *jazz fusion* soava através de duas caixinhas de som que compunham o *microsystem* disposto sobre a bancada, ao lado da churrasqueira. Xavier remexia o carvão sob a grelha, enquanto conversava com um rapaz magro, de bigode, vestindo short curto de tenista e uma camisa com estampa da Aretha Franklin.

— Não liga pra essa neura do Fabrício — disse Bruno, erguendo o olhar para Pietro —, o que importa é que vocês saíram. Eu sabia que ela tava a fim, ela jogou vários verdes e você não se deu conta.

— Ela tava no cio — disse Fabrício, com uma risadinha de pirraça —, e o Pietro num enxergando nada, haha!

— Eu demorei a decodificar os *jogos do amor* — disse Pietro, exprimindo com certa insegurança aquela última expressão, enquanto devolvia o osso do frango ao prato.

— Ih! Saíram ontem pela primeira vez, já tá falando em amorzinho? — provocou Fabrício.

Segurando uma travessa repleta de fatias de maminha e de lombinho, Xavier veio em conversa com outro rapaz até a mesa, tomando assento ao lado de Pietro.

— Esse é o Nélio — disse Xavier a Bruno e Fabrício, apontando para o amigo —, ele que tá organizando as festas lá naquela casa do Catete.

— Prazer, Nélio — disse Bruno.

— Prazer — disse Fabrício, acenando com um drumete na mão.

— Nélio tava me contando que a festa de sábado passado foi lotação esgotada, mais de seiscentas pessoas no total da noite — disse Xavier, servindo-se do lombinho. — Estão organizando mais uma pro mês que vem.

— A música não era meu estilo — disse Fabrício —, mas a cerveja tava gelada, tinha a exposição de fotos, o *lounge* pra descansar, eu curti.

Bruno largou o garfo sobre seu prato e recostou-se na cadeira, mirando o umbigo. Pressentiu que Fabrício lhe dirigiria o costumeiro risinho irônico, esperando uma reação qualquer. Sabia comportar-se como um babaca da pior espécie. Mas Bruno não se deixava provocar. E certamente não pretendia revolver o assunto naquele momento. Já se inclinava a ligar para Nicole, a tentar a reconciliação talvez ainda naquela tarde ao voltar para casa. Ou no dia seguinte. Imaginou que depois de uma semana a decepção de Nicole já poderia ter refluído um pouco.

— Eu também — disse Bruno —, as bebidas tavam boas...

— As batidas tavam ótimas, eu exagerei na de maracujá — atalhou Pietro. — Aquelas fotos quem fez? O fotógrafo tem um olhar cinematográfico.

— Olhar cinematográfico?! — repetiu Fabrício, fitando Pietro com sarcasmo.

— A exposição de foto quem arranjou foi a Raíssa, colega minha que também ajudou na organização — respondeu Nélio, acomodando-se em uma cadeira. — Acho que o fotógrafo era um venezuelano, amigo dela que tava de passagem pelo Rio. Venezuelano ou boliviano, não sei direito. As fotos foram tiradas em Caracas, ela disse.

Bruno abriu a gaveta do armário e pescou a primeira entre as camisas dobradas na pilha: tecido de algodão azul desbotado, a gola um pouco alargada, a barra retroflexa à força das lavagens reiteradas. Vestiu com uma bermuda de *nylon* que usava para jogar futebol. Mirou-se no espelho. *Não vou assim*, pensou. Não bastasse o franciscanismo da roupa, seu aspecto facial era lastimável. A barba intonsa de quatro dias lhe sujava o rosto. O cabelo precisava do corte que ele não fizera, pois perdera a hora no cabelereiro dias antes. Notou uma remela no canto do olho. Quedou-se imóvel por um segundo diante do próprio desleixo, incrédulo de achar que partiria ao encontro de Nicole com a aparência de um fandinga. Hoje não iria tratar de algo corriqueiro. Recordou-se da reprimenda constante na boca da sua avó sempre que lhe fazia uma visita: *"Você já é homem crescido, não pode ficar andando por aí como um pingão"*.

Desvestiu-se e entrou no banho frio, com a informação a ecoar em sua mente: o fotógrafo era peruano ou boliviano. Bruno pensou que jamais conhecera um nacional daqueles países. Nicole também não devia conhecer, decerto. E as fotografias retratavam ruas, pessoas, prédios em Caracas. Nicole nunca estivera na capital venezuelana. Rememorando as imagens, deu-se conta de que havia nelas uma certa uniformidade, apenas perturbada pela única foto que lhe chamara a atenção. Talvez. Não podia ter certeza.

O fluxo d'água resfriara seu corpo. Sentiu frio, desligou o chuveiro. Contrito, secou-se com a toalha, penteou os cabelos para trás, não para o lado, como de costume. Aparou as unhas. Pegou o barbeador, passando a mão no maxilar. Decidiu manter a barba. Cresceria rápido. *Estou atrasado*, pensou. O encontro tinha hora marcada. Mas fizera bem. Saíra do banho um tanto acalmado, com o rosto revigorado, e um balanço mais detalhado da sua insensatez. Foi ao armário, vestiu calça e camisa de mangas. Desceu até a garagem, entrou no carro e dirigiu até o prédio de Nicole.

Ao chegar na frente da portaria, enviou uma mensagem pelo celular. *"To aki embaixo."* Aguardou em uma das vagas de visitantes. Nicole entrou no carro apressada. Estava de saia comprida e uma blusa de alça, com um arco branco a diademar-lhe os cabelos. Ao sentar no assento, olhou para Bruno, que sentiu o aroma de um perfume inusitado. Por um segundo, observou a pele sem maquiagem de Nicole, enquanto ela o fitava silenciosa com um olhar que ressumava a um só tempo censura e tristeza. Notou a beleza das pintinhas no entorno do nariz, que se lhe evidenciava como a superfície esmaltada de um enfeite enjoiada de fina pedraria.

— Eu sei que fui infantil — prorrompeu Bruno —, mas eu não queria ter gritado com você.

— Você viajou demais! – disse Nicole, com lágrimas a escorrer dos olhos.

— Eu vomitei quando cheguei em casa.

— Não põe a culpa no álcool — disse Nicole, raivosa —, você foi grosso!

— Eu tô pedindo desculpa. Só tô te falando o contexto.

— O contexto?! O contexto é uma foto distorcida de alguma mulher irreconhecível pendurada numa exposição que você cismou porque cismou que era eu, *esse é o contexto*!

— Eu sei que foi viagem minha, mas... vamo esquecer isso, tá?

— Eu não sei o que eu vou fazer! — disse Nicole ao abrir a porta e sair do carro bruscamente. — Só desci pra te devolver seu cordão de pescoço que você tinha deixado comigo — e lançou o cordão sobre o assento.

Bruno se quedou em silêncio dentro do carro, observando Nicole a marchar a passos firmes de volta pela portaria do prédio. Brigas e decepções entre namorados nesta idade precoce costumam envolver cenas dramáticas, gestos tresloucados e, por vezes, até derramamento de sangue. A inexperiência e a ebulição dos hormônios impedem um juízo mais refletido das circunstâncias particulares do caso e sobretudo uma consideração compassiva das fraquezas alheias. Toda desavença, por menor que seja, constitui uma potencial ameaça à subsistência do relacionamento. Mas, no caso de Bruno, embora lhe caíssem lágrimas de tristeza, não chegou a passar por sua cabeça que aquele episódio pudesse gerar um rompimento definitivo. Bruno fizera sua confissão e se desculpara pessoalmente, olhos nos olhos, demonstrando arrependimento sincero. Nicole daria provas de total insensatez se ignorasse sua contrição. Alguma hora o desentendimento entre ambos se resolveria. O que Bruno não imaginou naquele momento foi o modo inesperado pelo qual ele se resolveria. Para entendê-lo, é preciso deslocar a atenção para a conversa ocorrida mais ou menos ao mesmo tempo numa cafeteria em outro ponto da cidade.

Raíssa veio à cafeteria de carro, pensando nos encontros maravilhosos que tivera na festa do penúltimo sábado. Rever amigos de infância, reatar com pessoas há muito distanciadas, conhecer gente vinculada à produção cultural da cidade: eis o que de melhor lhe aconteceu por ter participado da organização. A ideia de montar uma exposição de arte no evento, convidando Fabian a expor suas fotos de Caracas, havia-lhe rendido uma nova amizade na pessoa de Jamile, a filha de um galerista no shopping Cassino Atlântico, que era conhecida do Nélio e com quem trocara telefones. No seu amplo círculo de amizades, Raíssa privilegiava a gente ligada às artes, que, a seu ver, tinha mais estofo do que a média. E, no caso de Jamile, o contato adquiria importância ainda maior, pois Raíssa também estava iniciando-se na fotografia, tal como Fabian, e começara a nutrir o sonho de expor seu próprio trabalho em algum momento. Seus planos para novas excursões com sua câmera Cannon ganharam um incentivo adicional.

Também encontrara Maria Celina na festa, acompanhada do namorado. Raíssa fora vizinha sua no prédio no Humaitá e estiveram muito achegadas durante uns anos, até que Maria Celina se mudasse para Vargem Grande. A amiga tivera à época uma gravidez não planejada, era muito jovem e decidiu fazer um aborto, separou-se do antigo companheiro, refez a vida. Raíssa foi um ombro consolador para a moça durante aquela fase tenebrosa. Na festa combinaram um encontro futuro para que Raíssa conhecesse sua casa "na roça".

Reencontrou também Vanessa, uma surpresa inimaginável. Tinham sido amigas ainda no C.A., imitavam reciprocamente as caligrafias inscritas nos silabários, faziam piqueniques juntos na floresta da

Tijuca com os pais, andavam de patins no Roxy Roller, cursaram a mesma escola de *ballet*. Por intermédio de Vanessa, conheceu também Nicole, que, por vezes, se juntava aos programas das duas. Qual a razão de terem cessado a amizade por tanto tempo? A certa altura, terminado o primário, Raíssa mudou de colégio e as duas acabaram por se desconectar completamente. Esses afastamentos entristeciam Raíssa, mas ela se resignava a sofrê-los como incontornável parte de uma vida agitada numa cidade imensa e superpopulosa.

Rememorou o primeiro encontro com Vanessa depois da longa separação. Havia cruzado o túnel com intenção de ir à papelaria que ficava dentro da galeria próxima à universidade para comprar o material – cartolina, papel A5, cola, durex, *pilots* – a empregar nos cartazes e enfeites da festa. Ao entrar na galeria, avistou Vanessa saindo de um restaurante. Uma coincidência que deixou Raíssa comovida de um jeito ambivalente, entre o contentamento e a melancolia, pois afinal se dava conta de que entre ela e sua amiga de infância não havia praticamente mais do que a distância de um único túnel e mesmo assim haviam permanecido mais de dez anos sem se falar. Consolou-se pelo fato de que revia Vanessa em um bom momento, ambas no último ano de faculdade, cheias de planos e de expectativas.

Raíssa estacionou numa vaga localizada a um quarteirão do local combinado e sacou o celular enquanto andava. Releu a mensagem que Vanessa lhe havia enviado na véspera: *"Vamos nos ver amanhã? Tenho assunto importante"*. Intrigada, quis formular hipóteses. Que tipo de "assunto importante" Vanessa poderia ter? Haviam estado juntas à tarde no dia da festa, Vanessa foi encontrá-la no casarão para ajudá-la com os últimos preparativos e retoques nas paredes. Conversaram sobre suas formaturas vindouras, a de Vanessa agendada para ocorrer no Rio Centro, e a de Raíssa, no Planetário. Vanessa lhe contou da separação dos pais. Raíssa fez gozações sobre as escassas perspectivas de emprego e sobre o plano de um estágio de pesquisa sobre "questões de gênero", um novo campo de estudos que surgia na área de políticas públicas. Vanessa lhe participou seu projeto de pós-graduação na Itália. Raíssa sugeriu irem a uma peça de teatro com direção do Abujamra, Vanessa confessou ter virado "noveleira", não perdendo um só capítulo de *Torre de Babel*, Raíssa admitiu que também assistia, Vanessa aceitou o convite para a peça de teatro. Raíssa mencionou suas aulas de ginástica, Vanessa deu gargalhadas ao dizer que precisava arrumar dinheiro para fazer uma lipoaspiração. À Raíssa pareceu que tudo corria bem com a amiga. O "assunto importante" não devia ser doença grave ou algo do tipo. Raíssa ficou sem palpite.

Vanessa tinha esperado no balcão; entretanto, ao divisar Raíssa caminhando através da porta de entrada, ergueu-se e foi a seu encontro. Apontou para a última mesa, perto dos banheiros. Sentaram-se ambas, pendurando suas bolsas no encosto das cadeiras.

— Preciso te contar uma coisa — disse Vanessa, com olhar contristado —, jura que não vai brigar comigo? Eu tô há duas semanas com isso entalado, eu não tive coragem de falar com Nicole, nem com você, nem com ninguém.

— O que foi? — perguntou Raíssa, olhando para a amiga com estupor. Girou a cabeça para o lado, captando o movimento à volta. A garçonete se aproximava. Vanessa pediu um café espresso. Raíssa optou por um suco e se indagou se era o caso de levá-la para um lugar mais reservado.

— Naquele dia que eu fui te ajudar com as cartolinas na casa lá da festa — iniciou Vanessa, que parecia escolher uma a uma as palavras certas —, eu subi no segundo andar onde tava a exposição e pendurei uma foto que eu tinha trazido na valise.

— Você pendurou uma foto? Junto das fotos do Fabian?

— Sim. Eu...

— Mas que foto? — atalhou Raíssa, mais curiosa do que decepcionada.

— Era uma foto que eu tirei uns dois anos atrás, quando fui no encontro de estudantes de arquitetura no Paraná.

Raíssa confundiu-se por um instante. Certamente a foto não tinha a ver consigo, já que não tinha ido àquele encontro. Nem sequer estudava arquitetura, fazia faculdade de desenho industrial. Não compreendeu a situação. Mesmo assim, ante o nervosismo da amiga, visivelmente atribulada, suspeitou de algum tipo de traquinagem contra si. A confiança constituía, no seu íntimo, o fundamento de uma amizade. Perder a confiança em Vanessa logo naquele momento em que reatava com a amiga seria uma frustração amarga.

— E o que tinha nessa foto? — perguntou Raíssa, difidente. — Eu não lembro daquelas fotos todas, o Fabian tinha instalado tudo pela manhã, enquanto eu trabalhava com o Nélio nas bebidas. Eu dei uma passada de olhos logo antes de você chegar, pra ver se tava tudo ok, e depois não subi mais lá.

— Era uma foto da Nicole — disse Vanessa. — Eu tirei sem ela saber, ela tava atrás de um vidro fosco, não dava pra ver quase nada.

Raíssa reclinou-se no encosto da cadeira, experimentando um certo alívio. Passou as mãos nos cabelos, tentando calcular onde quisera chegar Vanessa com aquela brincadeira de mau gosto. A garçonete trouxe o café e o suco, deixando um açucareiro na mesa.

— E a Nicole não viu a foto?

— O namorado dela que achou parecido e eles brigaram — disse Vanessa, rasgando um sachê de açúcar sobre o café.

— O Bruno, né? A Nicole me apresentou ele na festa. Ele ficou chateado?

— Foi mó confusão, eles ainda não fizeram as pazes.

Raíssa encolheu a cabeça entre os ombros, pensando no que dizer naquele confessionário. Por um instante, o sentimento de afronta bloqueou-lhe o raciocínio. Imaginou o que faria se as fotografias da exposição fossem de sua autoria.

— Meio bizarra essa sua história, né, amiga? — disse, levando o suco à boca. — Você avacalhou com a mostra do Fabian.

— Eu... eu fui ridí...

— Mas, bom, o Fabian nem soube de nada — atalhou Raíssa, contemporizando. — Eu e o Nélio fomos lá no domingo pra retirar e guardar as fotos. Quando o Fabian abrir o caixote e encontrar essa imagem da Nicole lá no meio, ele não vai entender nada.

— Só queria que me desculpasse, Raíssa — disse Vanessa, mexendo o café com a colher —, não tenho como explicar.

Raíssa bebeu um gole do suco e devolveu o copo à mesa, pensando que o perdão solicitado por Vanessa não era o único e nem o mais importante naquele imbróglio. Fabian também teria direito a desculpas e sobretudo Nicole, contra quem a ofensa fora mais grave. Que Vanessa ainda não a houvesse procurado fugia-lhe à compreensão, mas não quis insistir mais no assunto. Olhou para a amiga à frente e deu uma risada, gesticulando loucura com os indicadores das mãos na altura das orelhas. Vanessa sorriu, aliviada de todo o constrangimento. Raíssa se virou, abriu a bolsa, retirou uma filipeta e entregou à amiga:

— Mês que vem vamos fazer outra festa, dá uma olhada. Vai ser a última antes da demolição da casa.

À noite, deitada na cama, Raíssa recebeu uma ligação de Otacílio, o parceiro de empreendimentos festivos responsável pela parte financeira. Ele queria conversar sobre os preparativos para o próximo evento na casa do Catete. Ademais, explicou-lhe seu plano apenas esboçado de montar um minifestival de cultura *clubber* no próximo ano. Discutiram durante um bom tempo as vendas e os resultados positivos da parceria e a necessidade de incrementar a divulgação das festas. Depois, começaram a falar sobre assuntos pessoais e foi quando Raíssa cedeu à ânsia de contar a Otacílio o imbróglio da foto, apesar de Vanessa lhe ter rogado discrição. Entre jovens, a rota sinuosa que os segredos pessoais costumam percorrer constitui um tema da mais insondável complexidade, mas, em todo caso, raramente se impede que sejam revelados. Mais cedo do que tarde, toda confidência cria asas e acaba por encontrar um ouvido clandestino onde se possa aninhar. Raíssa acreditou que sua violação da privacidade alheia não teria maiores consequências, porque nem Vanessa nem Nicole conheciam Otacílio. Ocorre que Otacílio conhecia Nélio, também parceiro no empreendimento das festas, e, logo ao desligar o telefone com Raíssa, quis contar-lhe o ocorrido em tom de alerta, pois considerou tratar-se de uma falha de organização. Fez-lhe um relato sucinto, sem citar os nomes dos envolvidos, dos quais sequer guardara na memória, pois sua única preocupação era impedir que o erro se repetisse. Nélio, por sua vez, conhecia Xavier, a quem comunicou a notícia – em tom de fofoca apimentada – numa conversa casual dois dias depois ao encontrá-lo na loja de CDs no centro, onde ambos adquiriam seus discos. Nélio calculou que a revelação jamais causaria chateações para si, pois Xavier não conhecia Otacílio, e não suspeitou que pudesse causar chateações a terceiros, pois não havia mencionado os nomes dos envolvidos, que ele próprio desconhecia. Mas Xavier, a seu turno, ficou um tanto incomodado com o que escutou. Tinha estado na festa e ouvira rumores sobre a briga entre Bruno e Nicole. Ponderou as probabilidades e, após alguma hesitação, por dever de lealdade para com Bruno, decidiu contar-lhe a história logo à noite:

— Cara, preciso te dizer uma coisa — disse Xavier ao telefone, na poltrona de seu quarto, com um cigarro aceso entre os dedos. — Lembra do Nélio, aquele que você conheceu no churrasco aqui em casa?

— Claro! — disse Bruno, enquanto se servia de comida na mesa da cozinha. — Gente boa, que que tem ele?

— Encontrei ele hoje à tarde, ele me falou da festa lá no Catete que nós fomos semana retrasada...

— Sim, a festa — atalhou Bruno, cuja curiosidade agora se demudava em apreensão. — Ele tá organizando esses eventos, tô sabendo.

— Exato, ele me falou uma parada que achei importante te contar, ele ficou sabendo que alguém arrumou um jeito de pendurar uma foto de uma moça nua entre aquelas que estavam expostas lá no segundo andar, sem ninguém perceber. Ele não disse quem foi, nem quem era a pessoa na foto, mas escutei falar que você tinha brigado com Nicole por causa de uma foto e...

Bruno se quedou em silêncio, enquanto olhava para o prato de comida ainda quente, sentindo o peso daquelas palavras que Xavier acabara de dizer. O choque da notícia fê-lo perder a concentração. Não captava mais o sentido da conversa de Xavier, que lhe entrava pelo ouvido como sons aleatórios percutindo em seu tímpano, a que respondia "ahã" entre as pausas.

Despediram-se, Bruno desligou o telefone e se ergueu da mesa, deixando o jantar intocado no prato. Começou a andar pelo apartamento, com as mãos sobre a cabeça: entrou no quarto vazio de seus pais, logo saiu e entrou no banheiro, deu passos de ida e volta pelo corredor, depois foi até a varanda, fitou o panorama sobre a praia do Flamengo. Virou-se, aproximou-se da estante da sala e encheu um copo com uma dose dupla de vodka. Bebeu um gole, sentou-se no sofá e alcançou o telefone, com o ímpeto de ligar para Nicole. Mas que diria a ela? Bruno lhe tinha pedido desculpas por ter desconfiado de sua decência, de sua integridade, tinha feito penitência e reconhecido o próprio erro, e agora, depois de toda aquela humilhação, descobria que o motivo da desconfiança era real. Descobria que estivera certo desde o início quanto ao cerne da questão, pois a mulher nua naquela foto era de fato Nicole. O que dizer em face desta constatação? Bruno deu mais um gole na vodka, horrorizado com os pensamentos que ascendiam à sua mente. Centenas de pessoas haviam testemunhado a nudez de sua namorada numa exposição pública. Centenas de pessoas completamente desconhecidas foram admitidas ao espetáculo da intimidade que Bruno acreditava ser de sua fruição privativa. O compartilhamento forçado de um bem tão exclusivo feria seu senso de justiça.

Entretanto, questões emergiam e confundiam a mente de Bruno. Teria sido tudo aquilo intencional da parte de Nicole? Por um impulso irracional momentâneo, Bruno imaginou que fosse Nicole quem havia pendurado sua própria imagem na exposição, mas logo descartou a hipótese. Seria muita desfaçatez. Nem uma atriz de Hollywood com infinitos talentos mímicos conseguiria fingir de modo tão verossímil a tristeza lacrimejante que Nicole manifestara em seu último encontro. *Impossível*, pensou Bruno. Não poderia pôr dúvida alguma sobre a inocência de Nicole.

Mas se não fora Nicole, então quem? A Bruno só ocorria agora uma pessoa culpada: Vanessa. Provavelmente fora ela quem armou a cilada. Fotografara Nicole às escondidas, sem que ela percebesse, e concebeu o malévolo objetivo de expô-la, convicta de que ninguém reconheceria a pessoa atrás daquele vidro fosco.

Bruno considerou a raiva com que Nicole haveria de receber aquela notícia. Que Vanessa, a quem Nicole considerava uma amiga do peito, tivesse a audácia de tirar uma foto sem autorização já era em si uma deslealdade imensa. Mas que ela ainda por cima pretendesse fazer daquela imagem uma peça de arte para colocá-la à livre admiração do público, isso certamente ultrapassava todos os limites da indignidade e do mau--caratismo. Com o telefone na mão, Bruno sentia uma ânsia rábica de contar a história à sua namorada. Com certeza, ao conhecer os fatos, Nicole lhe daria razão em ter ficado tão transtornado. Com certeza ela o absolveria de seu comportamento insensato. E, com certeza, ela haveria de voltar imediatamente com o namoro.

Bruno sorveu mais um gole de vodka, colocou o copo na mesa lateral e digitou as teclas:

— Tenho um presente pra você — disse, cautelosamente —, e também tenho uma coisa muito séria pra te contar.

— O quê? — perguntou Nicole.

— Posso ir aí e a gente se fala com calma?

Combinaram de se encontrar logo à tarde do dia seguinte. Bruno se aprumou com uma das novas camisas adquiridas em sua ida ao shopping dias antes e pegou o embrulho com a blusa que havia comprado para Nicole como lembrança da reconciliação. Desceu à garagem, entrou no carro e foi dirigindo em direção ao túnel Rebouças, com um sentimento de alívio. Reconfortava-se na certeza de que sua atitude seria redimida. A ordem do mundo se refazia após um lapso de caos, tal como a estabilização da Terra após um violento abalo sísmico.

Entretanto, um pensamento lhe ocorreu, enquanto transitava pelo Rio Comprido, um pensamento misturado, algo confuso, mas que foi revertendo rapidamente sua resolução anterior. Talvez fosse melhor ocultar de Nicole tudo o que escutara de Xavier. Talvez fosse melhor que ela permanecesse em sua atual ignorância, caso contrário ficaria tremendamente alvoroçada com o fato de ter tido sua nudez exposta publicamente, ainda que numa imagem distorcida. Ademais, a decepção que antes ela tivera com Bruno agora se transferiria para Vanessa, com quem certamente haveria de romper relações. Destruir-se-ia uma amizade de infância, o preciosíssimo vínculo nutrido durante a inocência da vida que não se pode mais adquirir quando chega a maturidade. E a benefício de quem? *De ninguém*, pensou Bruno, pois ele próprio não teria vantagem alguma a auferir com a desavença. Seu relacionamento já se encaminhava para a reconciliação: pelo tom da voz de Nicole ao telefone, Bruno deduzira que ela o havia perdoado. Querer adicionar ao perdão já concedido a verdade dos fatos serviria apenas à vaidade humilhada de Bruno. E quem sabe Vanessa ainda se decidisse a contar tudo pessoalmente à amiga? Vanessa também poderia arrepender-se em boa hora, tal como Bruno o fizera. Seria o melhor desenlace de toda a situação. De resto, Bruno não poderia dizer que tinha certeza absoluta da culpabilidade de Vanessa naquele caso. Por mais provável que fosse sua autoria, ainda restava uma fímbria de margem para a dúvida. O melhor seria deixar que as coisas se amainassem e esperar que o tempo operasse sua misteriosa obra de justiça e pacificação.

Bruno estacionou à frente do prédio de Nicole, que já o aguardava na calçada. Ela abriu a porta do carro e se ajeitou no assento, olhando para Bruno com as mãos na bolsa, numa posição de recolhimento defensivo.

— Trouxe isso pra você — disse Bruno, entregando-lhe o presente. Nicole sorriu, desembrulhou o volume com delicadeza, abriu a caixa e ergueu a blusa, segurando-a pelas mangas.

— É muito linda, obrigada — disse Nicole, dobrando e guardando de volta a peça. Empertigou-se no assento e sua face voltou a ficar sisuda.

— Qual a coisa séria que você tem pra me contar?

Bruno olhou nos olhos de Nicole, escolhendo a melhor maneira de contornar aquela exigência. Por uns segundos, passaram-lhe pela mente pensamentos esparsos sobre o conceito de mentira. Recordou-se duma frase lida em algum lugar: "as palavras existem para que o homem esconda seu pensamento". Perfeitamente aplicável ao seu caso naquele momento. Recebera de Nicole o bem mais valioso – o perdão – e ganhara até mesmo um sorriso ao presenteá-la. Seu principal objetivo era não demovê-la de sua boa vontade misericordiosa. O ato de mentir, que consistia em dizer uma falsidade com plena consciência desta falsidade, certamente era um ato repreensível quando destinado a induzir ou causar o mal. Mas e se o mentiroso desejasse induzir ao bem?

— Eu queria só prometer que eu não vou mais ser grosseiro e que... — Bruno hesitou, reflexivo e cauteloso — que fiquei contente por você ter escutado o conselho da Vanessa, encontrei ela por acaso semana passada, ela me disse que te pediu pra esquecer o assunto, ela foi a amiga certa na hora certa — completou, aliviado por ter encontrado as palavras adequadas. Nicole se quedou imóvel no assento, olhando para as mãos sobre as coxas.

— E também queria dizer...

— O quê? — perguntou Nicole, erguendo o rosto ante a hesitação do outro.

— Que amanhã tem uma festaça pra gente ir, se você quiser sair.

— Tá, eu vou, desde que não seja festa de música eletrônica no Catete — disse Nicole, dando um beijo de estalo nos lábios de Bruno, antes de abrir a porta e sair ligeira com seu presente na mão.

— Não, meus pais estão viajando e a festa vai ser lá no meu quarto, só com as músicas que você escolhef Bruno disse, com uma piscadela. Girou a chave do motor e partiu.

QUIMERA

Noturnizante camada de álgida névoa cobrira o vale do Cosme Velho naquela manhã de inverno. Sentado na varanda, Murilo tomava um café. Recostou-se na poltrona para contemplar a paisagem. Lá do alto de Santa Teresa a visão era sombria: verdejantes longitudes sinuosas de morros se ocultavam sob a nuvem caliginosa que estacionara por cima. Murilo fixou a imagem por alguns instantes, fechou as pálpebras suavemente e acabou por sucumbir a uma ligeira sonolência, um torpor benigno que não lhe tolheu substancialmente a consciência, fazendo-a imergir, com muita suavidade, a menos de um palmo do estado de alerta, mantidos ainda firmes os comandos de seu pensamento. Naquele momento, aspergiram-se-lhe na memória versos esparsos de Álvares de Azevedo. Murilo os desdobrou, completando-os com algumas estrofes de sua própria invenção, cujo teor se lhe evaporava da mente com a mesma volubilidade com que as fabricava. Quedou-se naquele plectro por longo instante...

Não foi a primeira vez. O frequente exercício daquela faculdade onírica era para Murilo um deleite, e, como se não lhe bastasse a predisposição inata, o absoluto silêncio que imperava na casa convidava-o a tais transportes.

Murilo tinha vinte e cinco anos e jamais saíra de seu lar, no alto de Santa Teresa. À parte este aspecto, não se poderia dizer que a vida de Murilo fosse árida e minguada, de maneira alguma. Pois, desde a morte de seu pai, herdara não apenas aquela casa, no alto de Santa Teresa, mas com ela também a enorme biblioteca, constituída por estantes de mogno repleta de livros que lhe foram nutrindo os dias e os anos assim como a hóstia diária nutre o espírito aos crentes.

Murilo emergiu e olhou a vista, respirando fundo para sentir o frescor adstringente do ar que soprava leve de dentro da floresta virgem naquela manhã de inverno. Levantou-se e foi até uma estante próxima. Circunvagou os olhos pelos livros e retirou o tomo dos *Poemas Seletos*, de Keats, que sobressaía na prateleira mais alta; abriu-o, compulsou-lhe as páginas vagarosamente e, sentando-se na sua poltrona, entrou a pensar no destino de Endímion; e, de olhos fechados, pela vaporosidade duma visão sonâmbula, foi transpondo os feéricos umbrais do seu Elísio idílico, percorrendo as virgindades agrestes de suas coxilhas, a rórida relva de seus bosques, a uberdade das suas árvores de copas ciciantes, para então aninhar-se no cálido abraço de um leito de feno e dormir o eterno sono contemplativo sob o cúpido olhar de Selene, a deusa lunar...

Assim era o dia a dia de Murilo. Vivia num estado de assombro, num permanente arrebatamento diante da criatividade inesgotável dos livros da sua biblioteca de mogno.

Nos vinte e cinco anos em que permanecera em casa, Murilo jamais experimentara o tédio. Na sua concepção, a arte era tão vasta e tão generosa, que ele não podia encontrar sentido para aquela palavra e nunca chegara a compreender como puderam existir poetas de talento que cultivassem o *spleen* a ponto de transformá-lo em poesia.

No entanto, naquela cinzenta manhã de inverno – um inverno frio, infrequente no Rio – seu destino haveria de mudar. Pois Murilo foi até a cozinha com a intenção de fazer mais um café – do qual dependia sua restrita eternidade – e descobriu que não restava mais pó algum na despensa.

Achava-se agora entre Cila e Caríbdes. Sair de casa para comprar café lhe soava uma inconsequência. De outro lado, não podia ficar sem café, que integrava sua própria ecceidade. Essa situação o deixou profundamente exasperado.

Olhou de lado. Na parede ao fundo da sala, o retrato de corpo inteiro de seu pai o remeteu ao passado da sua juventude. Crescera numa redoma, vivera como príncipe naquele seu pequeno palácio, educado para a fruição da beleza e para o exercício da contemplação. Fora cercado de todos os cuidados, provido de todas as necessidades, de tal modo que pudesse dar livre curso a suas potencialidades e dedicar-se exclusivamente a sua vocação. Agoniado, Murilo se questionou: por que seu pai não o havia preparado para enfrentar a realidade exterior? Por que não o municiara dos meios próprios para debelar a vida lá fora? Naquele instante, Murilo quase o amaldiçoou.

Conteve-se, porém. *Não*, pensou Murilo, não fora puro desmazelo de seu pai. De alguma forma, quisera protegê-lo. Nas poucas ocasiões em que Murilo pudera entrever por estreitas frestas um outro universo, outros espaços para além das fronteiras de seu palacete, sentira uma presença malsã. Talvez tudo aquilo fosse uma quimera sua, mas, ainda que o fosse, entendia agora que seu pai o mantivera preservado de um mundo no qual, pensando bem, jamais seria bem-sucedido.

Sim, pensou Murilo, realmente fora melhor assim. Não podia imaginar para si um destino diferente daquele que lhe fora reservado. Parecia-lhe, ou melhor, ele *sabia* que sua vida fora amplamente conseguida, sabia-se plenamente realizado naquele seu domínio, onde exercia dons plenipotenciários.

E entretanto, naquele sábado, Murilo seria inexoravelmente forçado a sair de casa para comprar café.

Fechou as janelas e as portas dos cômodos, passando a vista pelos móveis e pelas estantes, trancou a porta, cruzou o pátio externo em direção ao portão.

Mas, ao abri-lo, Murilo não viu rua, nem calçada. Alguns passos à frente, barrava-lhe o caminho um cercado irregular, improvisado com tapumes apodrecidos de compensado. Murilo notou uma estreita passagem no canto esquerdo. Seguiu por ela e deu no quintal dum barraco. Um vira-lata esquálido, coberto de um pelo preto e ralo, machucado aqui e ali de cancros e bostelas, dormitava ao lado de um canil. Quando notou a presença de Murilo, levantou-se de golpe e pôs-se a vibrar um latido horroroso. Murilo retrocedeu aos tropeços pelo portão de casa.

Então se lembrou da portinhola lateral que, segundo seu pai dizia, levava ao pomar do vizinho. Cruzou diagonalmente o pátio externo, desceu os degraus que conduziam à lavanderia e abriu a portinhola, projetando-se mais uma vez para fora de casa.

Mas logo constatou que ali não havia pomar. Alguns metros à sua frente, um monte de entulho e lixo empecilhava sua passagem. Insetos zuniam sobre o monturo. Uma grande ratazana se ocultou freneticamente num buraco ao pé do muro. Murilo considerou a hipótese de escalar aquele obstáculo, mas, ao se aproximar dele, olfatou o violento choque dum fedor nauseante, que o fez recuar.

Foi andando rente ao muro de casa, pelo lado de fora, circundando-a até o lado oposto. Por todo o perímetro percorrido, paredes a tijolo nu e tapumes de compensado dividiam os fundos de uma série de barracos, erigidos compactamente ao derredor de sua morada. Não encontrou passagem que lhe ganhasse a rua. Logo à frente, agachou-se para evitar um varal de roupas esfarrapadas. De súbito, foi surpreendido na face com o bafejo duma fumaça gordurosa, que supôs ser de carne assada na brasa. Vozes de crianças ecoavam lá e cá. Massacrava ao longe a percussão de alguma música desmelódica. Gorjeavam pombos sobre as migalhas dum pão velho. Um gato espiava.

Chegando ao lado oposto, Murilo enxergou uma betesga que se abria entre duas fileiras de barracos, uns pintados de branco, outros de verde claro, e outros com paredes de tapumes ou de tijolo nu. Antes que pudesse seguir, viu surgir de um dos barracos, à direita, um homem, que olhava à volta como se procurasse alguém. Murilo retrocedeu alguns passos e se escondeu atrás dum tapume podre de compensado, enquanto o observava.

Era um mulato de seus vinte e poucos anos, média estatura, magricela, de rosto oblongo adornado de um fino bigode. Desagasalhado, vestia apenas uma camisa larga de mangas, encardida nas axilas com rasgos na barra, e que, aberta nos botões superiores, revelava a cabelugem negra do peito, por baixo da qual se podia notar um brilho hircoso de suor. Na mão esquerda trazia um radiocomunicador que emitia ruídos intermitentes. Na sua cintura, enfiado pelo cinto, via-se o cano cinza de um rojão. Do seu ombro esquerdo pendia um enorme fuzil, preso por uma alça. Com a mão direita segurava uma garrafa, por cujo gargalo engolia o líquido em movimentos bruscos.

De repente, o homem se virou e lançou longe a garrafa, que pousou no chão de terra batida e rolou, vindo parar inteiriça aos pés de Murilo. O rapaz permaneceu ali andando em círculos e vociferando palavras de ódio ou desespero.

Murilo recolheu a garrafa. Leu o rótulo: cachaça. Restavam ainda uns poucos dedos. Silenciosamente, levantou-se e voltou pelo caminho de onde viera. Fechou a portinhola lateral, subiu a escada da lavanderia, cruzou o pátio externo e entrou em casa, fechando a porta atrás de si.

Na cozinha, parou e escutou. A percussão da música ainda ressoava, agora um pouco abafada. Pôs a garrafa sobre a mesa. Abriu a tampa, aproximou o nariz e, fechando os olhos, inalou. A exalação etílica golpeou-lhe repentinamente a membrana pituitária e Murilo retraiu violentamente a cabeça, num ato reflexo.

Foi até a sala, olhou à volta. Encarou a linda biblioteca, com prateleiras de mogno, repletas de livros. Tentou lembrar de algum poeta, mas nenhum nome lhe ocorreu. Aproximou-se duma estante, puxou a esmo um volume qualquer, leu um verso da primeira estrofe, quedou-se indiferente. Tentou recordar outro verso daquele poema, nada veio. Concluiu que não havia lido aquele livro. Enquanto o folheava, foi andando até a varanda. Sentou-se na poltrona.

Neste instante, Murilo ergueu a vista do texto e contemplou a paisagem. Não havia névoa alguma no horizonte. Milhares de barracos revestiam as encostas de todo o vale do Cosme Velho, formando uma única e homogênea favela.

BIOGRAFIA

P. E. Coelho da Rocha nasceu no Rio de Janeiro em 1975. Formou-se em Ciências Jurídicas pela Pontifícia Universidade Católica do Rio de Janeiro (PUC-Rio) e pela Faculdade de Direito de Harvard (EUA). Atualmente mora na capital fluminense.

Fonte Adobe Garamond e Superior Title
Papel Pólen Natural 80g/m²
Impressão Paym

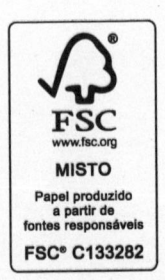